Sebastian Leikert, Susanne Bauer (Hg.)
Transformationsprozesse in Psychoanalyse und Musiktherapie

Eine Publikation der Deutschen Gesellschaft für Psychoanalyse und Musik e. V.

Deutsche Gesellschaft für
Psychoanalyse und Musik

Kontakt
Sebastian Leikert
Lindenstr. 8
66128 Saarbrücken
E-Mail: s.leikert@web.de

Jahrbuch für Psychoanalyse und Musik

Sebastian Leikert, Susanne Bauer (Hg.)

Transformationsprozesse in Psychoanalyse und Musiktherapie

Jahrbuch für Psychoanalyse und Musik
Band 3

Mit Beiträgen von Karl Heinz Brisch, Martin Ehl, Ingrid Erhardt, Steven Knoblauch, Sebastian Leikert, Karin Nohr, Reinhard Plassmann, Gabriele Poettgen-Havekost, Tonius Timmermann und Eckhard Weymann

Psychosozial-Verlag

Bibliografische Information der Deutschen Nationalbibliothek
Die Deutsche Nationalbibliothek verzeichnet diese Publikation
in der Deutschen Nationalbibliografie; detaillierte bibliografische Daten
sind im Internet über http://dnb.d-nb.de abrufbar.

Originalausgabe

E-Mail: info@psychosozial-verlag.de
www.psychosozial-verlag.de

Umschlagabbildung: Paul Klee, *Instrument für die neue Musik*, 1914
Umschlaggestaltung & Innenlayout nach Entwürfen von Hanspeter Ludwig, Wetzlar
Satz: metiTec-Software, me-ti GmbH, Berlin
www.me-ti.de
ISBN 978-3-8379-8259-6 (Print)
ISBN 978-3-8379-7478-2 (E-Book-PDF)
ISSN 2367-2498

Inhalt

Vorwort der Herausgeber

Jahrbuch für Psychoanalyse und Musik • Band 3 (2019), 7–10
https://doi.org/10.30820/9783837982596-7
www.psychosozial-verlag.de/pum

Musik verändert uns. Im Hören tauchen wir in andere Welten und verlassen die Musik in einer veränderten Emotionalität. Die kurzfristige Beeinflussung unserer emotionalen Welt wird jeder sofort zugestehen, ist sie aber mehr als Ablenkung von der realen Welt, mehr als Abtauchen in ein Paradies aus Klängen? Ist sie am Ende »politisch verdächtig«, wie Thomas Mann im *Zauberberg* formuliert (Mann, 1979, S. 121), da sie nur das »halb Artikulierte, das Zweifelhafte, das Unverantwortliche« ist (ebd., S. 120)? Oder kann Musik psychische Strukturen nachhaltig beeinflussen, sie umgestalten und zu bleibenden Veränderungen führen?

Die psychoanalytische Forschung zeigt, dass Hörerfahrungen in unserer Biografie gerade in Momenten der Transformation, in Schwellensituationen also, eine bedeutsame Rolle spielen und bereits in der Alltagswelt psychisches Wachstum unterstützen (Leikert, 2016c). Die Musiktherapie vertraut der transformativen Kraft der Musik den wesentlichen Teil des therapeutischen Wirkungsvorgangs an und hat ein Praxiswissen erarbeitet, das immer stärker auch wissenschaftlich erforscht wird. Auf diesem Weg gibt es fruchtbare Überschneidungen mit einer Entwicklung der psychoanalytischen Forschung, die sich umgekehrt von musikalischen Erfahrungen und Strukturen inspirieren lässt um zu neuen behandlungstechnischen Konzepten zu kommen.

Auf dem Hintergrund dieser Überschneidung der Forschungsfelder haben die *Deutsche Gesellschaft für Psychoanalyse und Musik* sowie die *Deutsche Musiktherapeutische Gesellschaft e. V.* und der Masterstudiengang Musiktherapie, UdK Berlin, gemeinsam ein Symposion veranstaltet, in dem die beiden Felder sich begegnen und in Diskussion kommen. Wir präsentieren stolz eine Reihe von Vorträgen und einige zusätzlich eingeworbene Beiträge, die musiktherapeutische und psychoanalytische Forschung repräsentieren.

Natürlich präsentieren wir einen Zwischenstand: In der Psychoanalyse hat die Würdigung sinnlicher Strukturen gegenüber den traditionellen sprachlich organisierten Strukturen noch einen klaren Nachholbedarf; in der Musiktherapie besteht eine noch nicht vollständig aufgelösten Lücke zwischen Praxiswissen und der Möglichkeit, dieses Praxiswissen innerhalb des universitären Diskurses oder innerhalb der psychoanalytischen Diskussion mit Klarheit zu artikulieren. Aber gerade darin besteht ja der wissenschaftliche Prozess: auf dem Stand des derzeitigen Wissens und im Bewusstsein dessen, was noch zu leisten ist, miteinander in Diskussion zu treten.

Wir beginnen unseren Band mit dem Beitrag eines Pioniers des Dialogs zwischen psychoanalytischer Behandlungstechnik und Musik, mit dem New Yorker Psychoanalytiker Steven Knoblauch. Mit seinem Buch *The Musical Edge of Therapeutic Dialogue* von 2000 hat Steven Knoblauch Maßstäbe darin gesetzt, Musik und psychoanalytische Prozessforschung miteinander ins Gespräch zu bringen. Wir sind stolz darauf, dass wir ihn für einen Vortrag in Berlin gewinnen konnten. Der hier publizierte Beitrag ist der erste Vortrag Steven Knoblauchs, der auf deutschem Boden gehalten wurde.

Martin Ehl entwirft seinen Beitrag im Kontext der postkleinianischen Psychoanalyse. Mit genauen kasuistischen Beschreibungen und detaillierten Formulierungen zu der Funktion der Musik im psychischen Leben und in der therapeutischen Kommunikation bietet er einen wertvollen Beitrag zu sinnlichen Aspekten des klinischen Geschehens in der psychoanalytischen Behandlung. Reinhard Plassmann ist als Psychoanalytiker bekannt, der seine reichhaltigen Erfahrungen aus der psychoanalytischen Traumabehandlung in eine Behandlungslehre weiterentwickelt hat, die in einzigartiger Weise das Prozesshafte des psychoanalytischen Geschehens in den Blick nimmt und von dort behandlungstechnische Überlegungen und Orientierungspunkte entwirft. Klarer als in bisherigen Publikationen zeigt Plassmann hier die Nähe seines Denkens zu musikalischen Strukturen und Vorgängen. Gabriele Poettgen-Havekost ist eine Psychoanalytikerin, die seit vielen Jahren die psychoanalytische Praxis in ihren körperorientierten Aspekten erforscht und entwickelt. Sie macht Erfahrungen mit Settingwechseln und bezieht leibnahe Interaktionen aktiv mit ein. In ihrem Beitrag betont sie die verschiedenen Ebenen der Interaktion innerhalb des psychoanalytischen Transformationsprozesses sowie deren Eigenständigkeit.

Eckhard Weymann ist Musiktherapeut, seine Leidenschaft ist die Improvisation. Wie kein anderer setzt er sich, nunmehr seit Jahrzehnten, mit dem improvisatorischen Geschehen zwischen PatientIn und MusiktherapeutIn im »musiktherapeutischen Alltag« auseinander. Das gemeinsame musikalische Handeln wird als ein sinnliches, körperliches, ästhetisches Ganzes verstanden, das Behandeln als ein kunstanaloger Prozess auf der Grundlage einer *dynamischen Spielverfassung*.

Ingrid Erhard und Karl Heinz Brisch bringen einen Beitrag, der in hervorragender Weise die Felder der Musiktherapie, der Psychoanalyse und der empirischen Psychotherapieforschung miteinander verbindet. Ingrid Erhard ist Musiktherapeutin, Psychoanalytikerin und Psychotherapieforscherin. Karl Heinz Brisch leitet das Institut *Early Life Care* an der PMU Salzburg. Er ist Facharzt für Kinder- und Jugendpsychiatrie Psychiatrie und Psychosomatische Medizin und Psychoanalytiker. Vorgestellt wird eine intensiv beforschte Einzelfallstudie zu einer musiktherapeutischen Arbeit mit einem traumatisierten Jungen. Nur selten werden die verschiedenen Wissensfelder so intensiv miteinander verknüpft.

Tonius Timmermann ist Musiktherapeut und Klangforscher par excellence. Die Zusammenhänge zwischen musikalischen Strukturen und innerseelischen Prozessen beschäftigen ihn seit jeher. Sein Erfahrungsschatz geht auf die jahrzehntelange Arbeit mit PatientInnen, Studierenden, TeilnehmerInnen aus Supervision und musiktherapeutischer Selbsterfahrung zurück. Wie das Unbewusste sich in und durch Musik inszeniert und »darstellt«, untersucht er in seinem Beitrag anhand der Lehre C. G. Jungs, dessen Einbettung künstlerischer Medien in den Psychotherapieprozess zudem als Pionierleistung präsentiert wird.

Einen kulturtheoretischen Beitrag leisten Sebastian Leikert und Karin Nohr. Sebastian Leikert ist Psychoanalytiker und beschäftigt sich mit ästhetischen Prozessen, insbesondere in der Musik, ein anderer Schwerpunkt ist die leiborientierte Behandlungstechnik in der Psychoanalyse. Karin Nohr ist Psychoanalytikerin und Schriftstellerin. Sie hat zur Bedeutung des Instruments für den Musiker gearbeitet und mehrere Romane veröffentlicht. Ihre psychoanalytische Studie zu Wagners *Parsifal* macht das Werk in verschiedenen Schichten sichtbar: Zunächst wird die dramatische Bühnenhandlung geschildert, die einen heroischen Individuations- und Transformationsprozess zeigt. Die psychoanalytische Interpretation hebt demgegenüber auf Vorgänge der Stagnation und Regression ab. Zusammenhänge zwischen der dramatischen Handlung und der musikalischen Struktur werden analysiert.

Mit dem vorliegenden Band des Jahrbuchs für Psychoanalyse und Musik wird der Dialog zwischen Musiktherapie und Psychoanalyse fortgesetzt. Erneut wird sichtbar, dass sich in dieser Begegnung sowohl klinisch als auch kulturtheoretisch inspirierende Perspektiven eröffnen.

Literatur

Knoblauch, S.H. (2000). *The Musical Edge of Therapeutic Dialogue.* New York: The Analytic Press.

Leikert, S. (2016c). Musik, Affektregulation und die Fähigkeit, für sich zu sein – Überlegungen zur Bedeutung der Musik in biographischen Schwellensituationen. *KJP, 170*, 185–203.

Mann, T. (1979). *Der Zauberberg.* Frankfurt a.M.: Fischer.

Der Herausgeber

Sebastian Leikert, Dr. en Psychanalyse (Paris), Dipl.-Psych., affiliiertes Mitglied der Deutschen Psychoanalytischen Vereinigung, arbeitet als Psychoanalytiker in eigener Praxis in Saarbrücken. Er ist Dozent und Lehranalytiker am Institut für Psychoanalyse und Psychotherapie Heidelberg sowie Vorsitzender der Deutschen Gesellschaft für Psychoanalyse und Musik. Er publiziert zu ästhetischen und klinischen Fragestellungen. Seine letzte Publikation ist *Das sinnliche Selbst – Das Körpergedächtnis in der psychoanalytischen Behandlungstechnik* (2019).
E-Mail: www.sebastian-leikert.de

Die Herausgeberin

Susanne Bauer, Prof. Dr., Dipl.-Psych., ist zertifizierte Musiktherapeutin und Professorin für Musiktherapie am Berlin Career College der Universität der Künste Berlin. Zu ihren wissenschaftlichen Schwerpunkten gehören die Konzeptentwicklung und Beforschung gruppenmusiktherapeutischer Prozesse in Psychiatrie, Psychotherapie und Psychosomatik sowie bei Erwachsenen mit Asperger-Syndrom.
E-Mail: sbauer@udk-berlin.de

Musik und psychoanalytische Behandlungstechnik

Die Spannungen zwischen Struktur und Fließen

Dem Rhythmus und dem Klang menschlicher Interaktion lauschen

Steven Knoblauch

Jahrbuch für Psychoanalyse und Musik • Band 3 (2019), 13–32
https://doi.org/10.30820/9783837982596-13
www.psychosozial-verlag.de/pum

Zusammenfassung: Der Autor erforscht eine Perspektive, die eine Dimension der Erfahrung betont, welche das Fließen innerhalb jeder psychoanalytischen Interaktion wahrnimmt und verarbeitet. Das Fließen wird mit der strukturellen Dimension der Erfahrung verglichen, welche die Grundlage der psychoanalytischen Konzeptbildung und Aktivität ist. Der Autor zeichnet nach, wie die Säuglingsforschung, ebenso wie seine Erfahrung des Spielens von Jazz, die Entwicklung seiner Perspektive beeinflusst haben. Diese Perspektive betont die nicht-lineare Interaktion zwischen Bedeutung, Affekt und der verkörperten rhythmisch organisierten Mikroszene, die sowohl vom Analytiker als auch vom Analysanden wahrgenommen und verarbeitet wird. Auf dem Hintergrund dieser Ideen wird eine sorgfältig beschriebene klinische Illustration angeboten, die klinisch hilfreich für die gelebte Begegnung ist.

Schlüsselwörter: Affekt, Gegenübertragung, Feld, Fließen, Orientierung, Soul

Einleitung

Mein Interesse an den rhythmischen, prosodischen oder melodischen Mustern des Dialoges erwachte in meiner Ausbildung, als meine Lehrerin, Mentorin und spätere Kollegin und Freundin, Beatrice Beebe, mich mit aufregenden aktuellen Forschungen an Säuglingen und ihren Bezugspersonen vertraut machte. Sie war bereits Mitarbeiterin ihrer Mentoren Joseph Jaffe und Daniel Stern und schrieb gerade an einem größeren Text mit dem Titel »Rhythms of Dialogue in Infancy« (Jaffe et al., 2001). Damals begann man in der Kleinkindforschung Videos in Zeitlupe zu nutzen, um Mikro-Momente der Interaktion zwischen Säuglingen und ihren Pflegepersonen zu beobachten. Stern und seine Kollegen hatten den Nutzen dieser Technik erkannt, als sie das Video eines Boxkampfes zwischen Muhamed Ali und Joe Frazier in Zeitlupe betrachteten. So ließen sich die in Mikro-Momenten sichtbaren körperlichen Signale beobachten, anhand derer sie die Schläge des anderen antizipierten. Unter Anwendung derselben Technik mit Säuglingen und Pflegepersonen entdeckten mehr und mehr Forscher, wie Kleinkinder und ihre Bezugspersonen die Handlungen und emotionalen Zustände des anderen antizipieren, wie sie Muster von Interaktion kreieren, die langsam, aber zuweilen auch rasch, generalisiert und als Gedächtnisinhalte gespeichert werden. Aber diesen Gedächtnisinhalten entsprechen nicht so sehr Objekte oder Kategorien, sondern Wellen und Felder von Möglichkeiten.

Was bedeutet mein letzter Satz, der einen wichtigen Akzent dieses Textes bildet? Unglücklicherweise hat sich im ersten Jahrhundert psychoanalytischer Theorie und Praxis ein strukturelles Verständnis herausgebildet, in dem Kategorien das Fundament der psychologischen Forschung bilden. Während strukturelle Modelle hilfreich sind, um Theorien sowohl über die Psychodynamik als auch über die sich entwickelnde Organisation subjektiver Erfahrung zu bilden, taucht die wichtigste Registrierung der Erfahrung, die für die praktische psychoanalytische Arbeit und für die Beurteilung von Handlungen innerhalb der gelebten Erfahrung relevant ist, außerhalb oder zwischen objektivierten Kategorien auf.

Kategorien und Objekte sind durch Konsens bestätigte Beschreibungen der sozialen »Realität«. Es sind geteilte und vereinbarte Bedeutungen. Unter, über und um diese Objekte und Kategorien, die wir benutzen, herum, existiert jedoch ein Erfahrungsmodus, der kontinuierlich, flüssig und vieldeutig ist. Beispiele hierfür kann man in der Musik, zum Beispiel in den unterschiedlichen Weisen, wie eine Note von verschiedenen Musikern oder von dem gleichen Solisten zu verschiedenen Zeiten gespielt wird, finden. Mit den unerforschten Dimensionen dieser Erfahrung wollen wir uns heute befassen.

In diesem Sinne betone ich, dass der Ort, an dem das auftaucht, was wir unbewusste Aktivität nennen, nicht notwendigerweise innerhalb des Gehirns oder des Kopfes oder innerhalb des Körpers ist, sondern an den beweglichen und flüchtigen Grenzen der interaktionellen Erfahrung, die im Gedächtnis nicht als Objekt oder Objektbeziehung niedergelegt wird, sondern als Welle oder Bereich von Möglichkeiten für Bedeutung und intentionale Aktivität, die noch nicht die Ebene einer Definition oder Formulierung erreicht haben. Zu dieser Idee werde ich später zurückkehren, wenn ich die Nützlichkeit des Begriffs RIG von Daniel Stern beschreibe. Sein Begriff RIG ist die Abkürzung für wiederholte generalisierte Interaktionen (Repeated Interactions Generalised). Zunächst aber möchte ich einige Überlegungen vorstellen, die die Grundlage für den klinischen Nutzen dieser Ideen bilden.

Zunächst schlage ich vor, dass wir weniger von Geist (mind) sprechen als von Aufmerksamkeit (minding) und damit einem intentionalen Fokus der Wahrnehmung bezeichnen, der aus der Begegnung mit der Welle einer Interaktion in einem Gegenüber hervorgeht. Solche Musterwahrnehmung (patterning) entsteht aus der Aufmerksamkeit auf interaktionell gebildete und in Mikro-Sekunden erlebte Registrierung der verkörperten Dimension von Kommunikation und Erfahrung. Aus zwei Gründen können diese Wahrnehmungen nicht in Worten abgebildet werden. Erstens enthalten sie eine zu dichte Komplexität, um in die symbolische Struktur eingefügt oder Teil einer Narration werden zu können. Zweitens sind es Wahrnehmungen innerhalb von Sekundenbruchteilen, d.h. sie tauchen auf und verschwinden in Zeiträumen, die kleiner sind als eine Sekunde. Es ist davon auszugehen, dass diese Erfahrung, sofern sie überhaupt bewusst wahrgenommen oder erkannt wird, flüssig bleibt und sich nicht in eine Struktur, eine Form oder in ein Objekt einschreibt.

Diese Unterscheidung zwischen Kategorien der Struktur und dem unformulierten Fließen ist entscheidend. Ich werde im Folgenden noch einige Male darauf zurückkommen, wenn wir uns bemühen – so wie sich Patient und Analytiker bemühen – eine symbolische Re-Präsentation dessen zu geben, was ansonsten eine gelebte Erfahrung ist, die ständig in Bewegung ist und zu komplex und verwoben für eine Übersetzung erscheint, da sie einen bedeutsamen Verlust mit sich brächte. Versuche, diese Erfahrungen zu repräsentieren, werden in ihrer Übersetzung in Worte reduktionistisch oder bedeutungslos. Dennoch sei angemerkt, dass das gesprochene Wort sowohl Symbolisierung und Organisation als auch eine poetisch-körperliche Dimension enthält, also den Reichtum an Möglichkeiten, auf den ich hinweise.

Dieser präverbale oder, noch genauer, nonverbale Bereich der Erfahrung, so schwierig er auch in Worte zu fassen ist, war mir, als jemand der als Jazzmusiker Erfahrung sammeln konnte, nicht unvertraut. So begann ich, angespornt und ermutigt von meinen Mentoren Muriel Dimen und Steven Mitchell, über meine spezifische klinische Aufmerksamkeit, die durch die musikalische Wahrnehmung geprägt und erweitert worden war, zu schreiben – insbesondere über die rhythmischen und tonalen Dimensionen der Interaktionen, die gemeinsam mit dem Patienten entstanden. Bevor ich jedoch zur metaphorischen Resonanz zwischen Jazz und Psychoanalyse gelange noch eine kurze Bemerkung dazu, wie fesselnd ich die Kinderbeobachtung fand.

Die bewegliche Ebene des Erfassens, die ich zu beschreiben versuche, habe ich ein polyrhythmisches Gewebe genannt, weil die Forschungen von Tronick und Cohen mit Säuglingen und Pflegepersonen (1989) zeigten, dass eine Mikro-Moment-Analyse der Interaktion komplexe Muster des Matching oder Missmatching aufdeckte, welche Stern früher bereits Attunement genannt hatte. Für Stern ist Attunement der Zustand des Feldes, der entsteht, wenn sich die wechselseitig rezeptive Erfahrung im Mittelbereich des Hedonistischen (Lust/Unlust) oder der Intensität (Erregung/Stress) einordnen lässt. In jedem Moment des Attunements gibt es die Möglichkeit, ihm einen positiven oder negativen Wert zuzuschreiben. Aber diese Erfahrung (des Attunements?) ist dichter und kann mehrere Bedeutungen gleichzeitig haben, da sie fortschreitet und beständig in Bewegung ist.

Stern unterschied die Rezeptivität des Attunement von dem, was Ghent (1990) als Haltung der Hingabe beschrieb, und von der Empathie, welche die Selbstpsychologen untersuchten. Für Stern ist Empathie ein intentionaler Akt. Empathie kann nur erreicht werden, wenn der emotionale Zustand des Analytikers nicht zu sehr unter Stress in dem Sinne steht, dass Dissoziation oder unbewusste Aggression ausgelöst werden. Kohut (1971) hat diesen Zusammenhang in seinem ersten Text – *The Analysis of the Self* – diskutiert. Attunement war also der Zustand des interaktiv hergestellten Feldes, der nicht notwendigerweise Wachstum fördert oder doch in sehr verschiedenen Weisen. Stern bevorzugte den Begriff der Interaffektivität gegenüber dem der Intersubjektivität, da er die Anerkennung und das Spiegeln von Emotionen als entscheidenden Vorteil der Kommunikation ohne notwendige Kategorisierung in Worten ansah. Wir alle kennen verkörperte Signale bei anderen, besonders bei Patienten, und hoffentlich auch in unserer eigenen verkörperten Erfahrung. Man erkennt intuitiv eine sich verknüpfende Welle von Information, die verkörpert/nonverbal und/oder symbolisch, d. h. durch Worte repräsentiert, sein kann. Dieses polyrhythmische Gewebe wird durch Muster gebildet, die oft schon durch eine einfache Verschiebung von Pausen oder Akzenten verändert werden. Hier nähern wir uns der Betrachtung der Macht des Rhythmus in einem komplexen Prozess des Attunements an.

Tronick und Cohen (1989) konnten anhand der Untersuchung von Säuglingen aufzeigen, dass solche Musterbildungen, die zwischen Kleinkindern und Pflegepersonen nach vier Monaten beobachtet wurden, die Sicherheit der Bindung mit zwölf Monaten vorhersagen konnte. Sie berichteten, dass die sicher gebundenen Dyaden nur ein Drittel der Zeit aufeinander bezogene Mikro-Momente aufweisen. Somit lässt sich annehmen, dass in emotional gut regulierten Interaktionen, wie wir sie auch mit unseren Patienten anstreben, etwa zwei Drittel der Zeit für psychisches Wachstum und Vertrauen darauf, dass etwas Neues auftauchen wird, verbleiben. Ebenfalls bedeutsam ist aber auch, dass der Säugling, wenn der Zustand der Nicht-Bezogenheit zwischen ihm und der Pflegeperson mehr als drei Sekunden andauert, Zeichen von Stress zeigt. Ich frage mich, ob dieser Stress auch von der Pflegeperson erlebt wird. Ich kann mir gut vorstellen, dass Kliniker von solchen Momenten, die Beebe und Lachmann (2002) Unterbrechung genannt haben, irritiert sein können.

Lassen Sie mich kurz beschreiben, wie ich einen solchen Moment erlebt und in meinem Text *The Musical Edge of Therapeutic Dialogue* (2000) veröffentlicht habe; ich würde heute von dem »musikalischen Feld des therapeutischen Dialogs« sprechen.

I. I.Ich weiß … nicht wie … ich … das … ausdrücken …

Lenny's Stimme begann und verstummte. Wie torkelnde Akzente markierten unvollendete Worte das Ende seiner Atmung und seiner Gedanken. Er keuchte und stammelte ein wirres Konglomerat halb formulierter Gefühle, schlecht zusammengeklebt, trotz seines verzweifelten Versuchs, sie zu ordnen. Meine Stimme war sonor und direkt gewesen. Mein Kommentar zur Erklärung seines aktuellen Zustands war eingebettet in Überlegungen zu seinem quälenden, idealisierten väterlichen Introjekt, einem Vater von beeindruckendem Format, mit der Figur eines olympischen Athleten und Trinkgewohnheiten, die japanische Geschäftspartner in die Knie zwang.

Seine Reaktion löste eine Reihe roter Signallampen und Stoppschilder in mir aus. Meine Schamgefühle brachten mich zu einem schnellen Rückspulen der vergangenen Augenblicke. Ich hörte die starken und abgewogenen Worte der Autorität, welche die inneren Zustände und die emotionale Geschichte meines Patienten klar und ohne jeden Zweifel und mit unerschütterlichem Selbstbewusstsein beurteilten, so dass ich jeden Ansatz von Selbstvertrauen und einem Raum zu atmen, der in unserem gemeinsamen emotionalen Feld gewesen war, erdrückt hatte.

Ich verlangsamte meine Gangart. Ich zögerte und begann von Konfusion überschwemmt zu werden. Ich wollte nicht dominieren oder auslöschen, aber ich wollte auch nicht zusammenbrechen. Ich konnte keinen Halt finden und fühlte mich, als würde ich fortgeschwemmt werden, bevor ich mich orientieren, beurteilen und formulieren konnte, was als nächstes zu tun sei. Also hielt ich kurz an. Ich schloss meine Augen. Ich beruhigte meinen Atem. Die Zeit verlangsamte sich. Halb spürte, halb lauschte ich einem auftauchenden Gefühl nach, meine Desorganisation könne das sein, was mein Patient mit seinem Vater, seiner Familie und mit mir erlebt hatte. Er wollte nicht so hart sein wie sein Vater es gewesen war, aber er wollte auch seinen Vater und die anderen in ihrem Wunsch nach einem starken und unterstützenden Sohn,

Führer, Partner, Freund und Ehemann nicht im Stich lassen. Und in seinem Versuch, für alle perfekt und stark zu sein, war er zusammengebrochen und überflutet worden, wie ich selbst« (Knoblauch, 2000, S. 1f.; Übersetzung Sebastian Leikert).

Hier können wir erkennen, wie die Aufmerksamkeit auf meine eigene verkörperte Erfahrung mit dem polyrhythmischen Gewebe unserer Interaktion mir gestattete, etwas von der Erfahrung meines Patienten zu spüren, das durch seinen emotionalen Kampf mit seiner Geschichte und mit mir geprägt war.

Indem ich einen Stil der klinischen Mikro-Beschreibung entwickelte, der von Säuglingsforschern beeinflusst war, wurde es mir möglich, meinen Wortschatz zu erweitern und auch meine Erfahrung aus dem (erlebten) Jazz einfließen zu lassen. Beim Spielen von Jazz wird über Klangfarben, Rhythmus und melodische Figuren kommuniziert, die sich zuweilen gegen ein vorgegebenes harmonisches Gerüst setzen, oft eine Folge von Variationen eines melodischen Musters bilden und eine emotionale Reise ohne Worte bedeuten, die aber gleichzeitig eine spezifische emotionale Bedeutung haben. Eine solche, sich verändernde Bedeutung kann die Evokation von Trauer, Freude, Konfusion, Reflexion, elektrisierender Aktivität (vor allem Tanz) und/oder jede Form von Vitalität und Leidenschaft sein. Beim Spielen eines Jazz-Solos ist das Gewebe von Tönen und Rhythmen entscheidend, das sich als fortwährend sich veränderndes Muster vitalisierender Erfahrung entfaltet.

Jazz

Dank meiner Erfahrung mit der Säuglingsforschung war es mir möglich, eine Verbindung zu der Art von Kommunikation und Aufmerksamkeit herzustellen, wie ich sie im Jazz gelernt und ausgeübt habe. Einer Sprache, die ich nutzen konnte um etwas zu kommunizieren, das bisher in der Psychoanalyse noch nicht beachtet worden war. Nun möchte ich einen kleinen Umweg über die Praxis des Jazz machen, um den Ursprung und die mögliche Bedeutung des Jazz für die klinische Arbeit aufzuzeigen.

Zunächst möchte ich mit einem Missverständnis beginnen. Dem Jazz, wie er in Musikhochschulen gelernt wird, fehlt ein Element, das die Einzigartigkeit und den Reichtum vermittelt, den er für seine früheren Musiker und Hörer hatte. Ich spreche über Soul (soul). Was ich hier mit Soul meine, ist eine spezifische emotionale Intensität, die aus der Erfahrung und dem Ausdruck eines Jazzmusikers und dem einmaligen soziopolitischen Kontext hervorgeht, der vom Musiker geformt wird und der gleichzeitig ihn selbst formt. Wenn man in einem akademischen Umfeld Jazz erlernt, liegt der Fokus auf Kenntnis und Technik. Man lernt, hochkomplexe Phrasen und Abstimmungen mit anderen Solisten zu erkennen und aufzuführen. Man lernt, ein Solo als Mikro-Komposition anzulegen. Man erlernt verschiedenste Stile und Ausdrucksweisen – vom Blues über Ragtime zum Swing, den Stil Louis Armstrongs und Earl Fatha Hines, Jelly Roll Mortons, Art Tatums und Count Basies – zu komponieren und zu arrangieren. Man lernt den Kansas City Sound, den Klang von Duke Ellington/Billy Strayhorn und den Solo-Stil von Coleman Hawkins, Lester Young, Ben Webster und Roy Eldridge. Man beschäftigt sich mit den technisch schwierigen Kompositionen und Stilen des Be-Bop, ihren Innovationen durch Charlie Parker, Dizzy Gillespie, Thelonious Monk, Bud Powell, Max Roach und später Clifford Brown, Sonny Rollins, Cannonball Adderly und anderen. Dann kommen die Technik und das Feeling der Periode des Cool-Jazz, die eine melodische und harmonische Verfeinerung des Be-Bop beinhalten und bei denen das Tempo verlangsamt wird, um eine größere emotionale Aussagekraft zu erreichen, zum Beispiel in den Werken von Ahmad Jamal, Miles Davis, Gil Evans, Bill Evans, Lee Konitz, Stan Getz, Paul Desmond, Gerry Mulligan, Chet Baker und vielen anderen. Dann wagt man sich weiter vor in die experimentellen Zonen der modalen und von der Melodie dominierten freien Form des Jazz, wie sie durch Ornette Coleman, Cecil Taylor, George Russell, John Coltrane, Eric Dolphy, Albert Ayler und Sun Ra gepflegt wurden, und gelangt zu den polyrhythmischen Erneuerungen eines Elvin Jones, Tony Williams und zu den fließenden Metren von Sunny Murray. Ich könnte weiter und weiter fortfahren, um Ihnen eine Idee der sich entwickelnden Stilistiken und Gruppen zu geben, die der Art gleicht, in der die Psychoanalyse aufblüht und sich in verschiedenen Formen der Praxis erweitert.

Um an den Punkt zurückzukehren, den ich entwickeln möchte: Jazz zu lernen und sich mit der Entwicklung seiner Technik zu beschäftigen zeigt etwas darüber, wie die komplexe Interaktion zwischen menschlichem Leid und der musikalischen Kreativität bzw. der persönlichen Lebenserfahrung funktioniert. Aber es ist nicht dasselbe, wie diese persönlichen und kollektiven Erfahrungen wirklich zu durchleben. Jede dieser Perioden der Stilentwicklung des Jazz und seiner Erneuerungen ging von einem sich wandelnden soziopolitischen Kontext aus, in dem diese bestimmte Form des musikalischen Ausdrucks geschaffen wurde und den Zeitgeist sowohl formte als auch von ihm beeinflusst wurde. Nicht zufällig blieb der Jazz, diese Kreuzung zwischen nordwestlichen Harmonie- und Melodietraditionen und den südlichen und östlichen melodischen Figuren und polyrhythmischen Geweben (für die Zeiträume des Wachstums und Wechsels), mit der kraftvollen afro-amerikanischen Erfahrung identifiziert. Dies gilt auch heute, wo er sich mit den Tradition des Hip Hop und der Weltmusik verbindet. Auch wenn viele Musiker keine Afroamerikaner sind, sind alle Musiker in der einen oder anderen Art mit dieser Tradition verbunden, die in hohem Ausmaß durch die koloniale Unterdrückung gekennzeichnet ist und sich tief in die afroamerikanische Erfahrung sowohl bei den schwarzen aber auch in vielen weißen sozialen Kontexten eingegraben hat. Es ist dieser Sinn für die sozial bedingte emotionale Konfliktspannung, die durch die Jazzmusiker ausgedrückt wird, die in den akademischen Kreisen des Jazz fehlt. Und ich könnte Ähnliches für den amerikanischen Blues, für Country und Western, Rock und die Soultraditionen ausführen. Jede dieser Traditionen ist mehr oder weniger von einer ähnlichen Spannung gezeichnet, die aus der konfliktreichen Vermischung von Traditionslinien hervorgeht, welche die persönliche Erfahrung derer bestimmt, die sich in dieser Tradition ausdrücken.

Aber was hat dieser Punkt, den ich Soul genannt habe, mit den Rhythmen und Klängen menschlicher Interaktion zu tun? Vielleicht ist das für Sie offensichtlich. Aber lassen Sie mich Ihnen eine vorsichtige Überlegung als Antwort auf diese Frage anbieten. Ich möchte mit einem Zusammenhang beginnen, die Joe Jaffe herausgearbeitet hat, der Mentor sowohl von Daniel Stern als auch, später, von Beatrice Beebe in der Gruppe der Säuglingsforscher, die in der Columbia University in den späten 1960er und 1970er Jahren gearbeitet haben. Jaffe arbeitete die folgende dynamische Beziehung aus, die in menschlichen Interaktionen auftaucht und die sowohl Säuglinge als auch Erwachsene betrifft. Hier ist sein Modell:

1. Rhythmus dient als Gerüst für den Affekt.
2. Der Affekt dient als Gerüst der Bedeutung.
3. Wir betrachten ein komplexes Gewebe von interagierenden Aufzeichnungen von Erfahrung, die folgende Konfiguration hat:
BEDEUTUNG/AFFEKT/RHYTHMUS

Heute würde ich diese Modell umformulieren, um es noch dynamischer zu gestalten. Wie Michael Buchholz bemerkte (Buchholz, persönliche Mitteilung, 11.04.2017) gibt es eine beständige Interaktion zwischen diesen Ebenen der Wahrnehmung. Es ist also weniger ein linearer Prozess, der vom Rhythmus zur Bedeutung fortschreitet, sondern wir können uns vorstellen, dass 1. Rhythmus und Bedeutung kontinuierlich interagieren, 2. Affekt und Bedeutung beständig interagieren und 3. Rhythmus und Affekt sich kontinuierlich beeinflussen. Diese erweiterte Perspektive enthüllt die nicht-lineare Komplexität der Interaktionsmöglichkeiten zwischen diesen Ebenen sowohl innerhalb eines Individuums wie auch zwischen zwei oder mehr Personen.

Dieses dynamische Modell orientiert sich in zwei bedeutende Richtungen hinsichtlich der Spannung zwischen der Struktur und dem Fließen, die durch die Muster von Rhythmus und Klang, d. h. dem musikalischen Feld menschlicher Interaktion, geformt wird. Die erste, die wir genauer betrachten wollen, ist diejenige – ich erwähnte es bereits –, die Daniel Stern Interaffektivität nannte. Die zweite betrifft die Art, wie Interaffektivität durch ein fortgesetztes rhythmisches Gewebe verschiedener Muster der verkörperten Erfahrung gebildet wird.

Vitalitätsaffekte – Die Mikro-Registrierung von Interaktivität

Soul zu beschreiben bedeutet, sich auf den vitalisierenden Prozess zu beziehen, in dem eine geteilte emotionale Erfahrung geschaffen wird, die uns hilft, durch intensive Gefühle des Leides, aber auch der Ekstase zu navigieren. Erinnern wir uns an das Verhältnis zwischen Attunement und Empathie, wie Stern es beschrieb. Empathie kann, als intentionaler Akt, nicht entstehen, wenn der Analytiker und/oder der Patient eine emotionale Erfahrung erleben, deren Intensität zu schwer zu ertragen oder zu gering ist, um mitempfunden zu werden. Jeder extreme emotionale Zustand kann Dissoziation oder sogar eine aggressive Gegenreaktion auslösen. Wir wissen, dass Dissoziation Spaltungen begünstigen kann und eine Diskontinuität zwischen der gelebten Erfahrung und ihrer emotionalen Auswirkung erzeugt und so den Vorgang der Mentalisierung, d. h. einer symbolischen Re-/Präsentation, erschweren kann. Die Abwesenheit von bezogener Emotionalität (Soul) ist ein Zustand der Depersonalisierung, d. h. der Anästhesierung des Gefühlslebens. Ohne authentische Emotionalität (Soul) zu sein bedeutet, ohne Interaffektivität zu sein, und die Verbindung zwischen dem Patient und dem Kliniker fällt in den Zustand, den Winnicott als den Bereich des falschen Selbst oder als das beschrieb, was ich eine devitalisierte Interaktion nennen würde. Deren Leblosigkeit zeigt sich darin, dass wir so handeln, als seien wir eine dritte Person, jemand anderer, eine körperloser Niemand (nobody… no body) und als sei unsere Handlung nicht von bezogener Emotion (Soul) getragen, die wir immer dann zeigen, wenn wir andere beeinflussen und von ihnen beeinflusst werden. Musik ohne Soul ist technisch korrekt und emotional tot.

Kehren wir zurück zu der Sprache der Säuglingsforscher und betrachten, was Daniel Stern über Vitalität und Leblosigkeit sagt. Um dies zu verstehen, führte Stern (1971, 2010) den Begriff des Vitalitätsaffektes ein. Später sprach Bucci

(1997) über die subsymbolische Dimension der Erfahrung, um etwas Ähnliches zu beschreiben. Sie schrieb:

> »Subsymbolische Verarbeitung nimmt feinste Veränderungen auf; diese Verarbeitung wird nicht durch ein standardisiertes metrisches System oder berechenbare Regeln repräsentiert. Wir erkennen Wechsel in den emotionalen Zuständen auf der Grundlage der Wahrnehmung minimaler Veränderungen des Gesichtsausdrucks, der Haltung oder wir erkennen Veränderung in unseren eigenen Zuständen durch somatische oder kinästhetische Signale« (Bucci, 1997, S. 194; Übersetzung Sebastian Leikert).

Diese Konzepte beschreiben Erfahrungsmuster, die als ein Feld von Rhythmen auftreten. Daniel Stern hat sich auf diese Muster als zeitliche Gefühlskurven oder zeitliche Konturen bezogen (1994, S. 18). Trotz der Schwierigkeit, diese Ebenen des Austauschs zu erkennen und verfolgen (ähnlich anderen Aktivitäten, die nicht bewusst wahrgenommen werden), sind diese interaktiven Muster von großer Wirkung auf beide interaktiven Teilnehmer, sowohl den Sender wie auch den Empfänger. Wir beginnen zu begreifen, wie verwoben die Wahrnehmung von Emotion und von Rhythmus ist. Wie ich im Kontext der Spannung zwischen Struktur und Fließen bereits sagte, sind diese interaktiv gebildeten Muster, die in Mikro-Sekunden wahrgenommen werden, verkörperte Dimensionen der Kommunikation und Aufmerksamkeit. Lassen Sie mich wiederholen: Diese Wahrnehmungen können aus zwei Gründen nicht mit Worten repräsentiert werden. Erstens legt das Zitat von Bucci nahe, dass sie oft auf einer zu dichten Komplexität beruhen, um in die Struktur sprachlicher Symbole als narrative Strategie eingefügt zu werden. Zweitens geschehen sie in Mikro-Sekunden, d.h. sie erscheinen und verlöschen in Zeiträumen, die geringer sind als eine Sekunde. Wenn sie überhaupt bewusst erlebt und/oder wahrgenommen werden, ist die Erfahrung fließend und fügt sich nicht in eine Struktur, eine Form oder ein Objekt. Nur durch eine Strategie der Prozessnarration können wir diese Muster, die sich durch Raum und Zeit mit kontingenten Beziehungen und größeren Mustern und Formen verbinden, erkennen und ihren Sinn entdecken (für eine Diskussion der Herausforderung, eine Narration für diese Ebene der Erfahrung zu schaffen, vgl. Knoblauch, 2011; Cornell, 2011; Markman, 2011). Wir sprechen hier über den Unterschied zwischen den Vitalitätsaffekten als ungeformte Erfahrung gelebter Ereignisse, verglichen mit den kategorialen Affekten, die momentan die Worte sind, mit denen wir emotionale Erfahrung re-präsentieren, d. h. in Kategorien von Freude, Lust, Schmerz oder Angst.

RIG – Ein re-präsentiertes polyrhythmisches Gewebe

Betrachten wir nun, wie das Gewebe der Vitalitätsaffekte in die klinische Interaktion eintritt und seine Beobachtung zum Ausgangspunkt für klinische Entscheidungen werden kann. Wenn wir die fließenden Mikro-Momente im Sinn behalten, können wir einen Blick auf eine entscheidende Idee werfen, die Stern entwickelt hat und der die Psychoanalyse zu wenig Aufmerksamkeit widmet. Sterns Vorstellung hilft uns zu verstehen, wie der Rhythmus ein Gerüst für den Affekt bildet, der seinerseits wieder der Bedeutung einen Rahmen gibt, und hilft, mit der Lücke zwischen dem Fließen der Erfahrung und den kategorialen Repräsentationen umzugehen.

Stern führte die Idee ein, dass sich Interaktionen in der Zeit wiederholen, generalisiert und als Gedächtnis niedergelegt werden (RIGs). Auf diese Weise entsteht eine spezifische Art der Re-Präsentation. Aber ein RIG ist kein kategoriales Objekt; es ist ein Muster, das durch seine Wiederholung erkannt werden kann und damit die Erwartung für ein kommendes Ereignis formt. Dies ist vergleichbar mit einer Objektbeziehung, aber ich würde behaupten, dass es subtiler und komplexer in seinen Verwobenheiten und seinen Freiheitsgraden ist, als man es generell von der Objektbeziehung erwartet. Mit anderen Worten: Ein RIG ist weniger eine Struktur als ein Bereich oder ein Kontinuum von Möglichkeiten voller Unsicherheiten. Stern betont, dass RIGs innere Repräsentationen dessen sind, was metaphorisch zum Bereich und Spielraum einer bestimmten relationalen Erfahrung zählt. Insofern bildet der RIG den Prototyp, der aus spezifischen Erfahrungen gebildet wurde, gleichzeitig aber deutlich verschieden von der Erfahrung ist, die es im Gedächtnis repräsentieren soll. Ein RIG ist also keine wahrheitsgetreue Wiedergabe einer spezifischen Erfahrung. In diesem Sinne ist es eine Fantasie, die sowohl von der vergangenen Erfahrung als auch von Hoffnungen und Ängsten gespeist wird. Ein RIG ist ein Prozess des Erinnerns, eine Fantasie, die von Hoffnung und Angst geprägt ist und die gleichzeitig von vergangenen und zukünftigen interaktionellen Möglichkeiten geformt wird und diese formt.

Hier ist eine bedeutende Verbindung, welche die Psychoanalyse anzuerkennen versäumt hat. Das wiederkehrende Muster eines RIG wird durch ein polyrhythmisches Gewebe von Vitalitätsaffekten gebildet. Es wird als Fließen und nicht als Teil der Struktur erfahren. Ein polyrhythmisches Gewebe entsteht, indem vitalisierende Aspekte des Affekt-Rhythmus durch Kontingenz verbunden und verwoben werden. Das Phänomen des RIG ist also der Prozess, durch den der Rhythmus das Gerüst für den Affekt bildet, der wiederum grundlegend für die

Entwicklung kategorialer Bedeutung ist. Diese Mikro-Rhythmen bilden größere Einheiten von erwartbaren Mustern. Diese Repräsentationen von Mustern, die sowohl Momente des Verfehlens als auch der Begegnung beinhalten, formen, mit wechselnder emotionalen Intensität, einen nicht linearen Tanz möglicher Formen der Verbundenheit. Wir können uns diesen Formprozess ähnlich wie ein Jazzsolo vorstellen, das mit seinen Mustern von Rhythmus und Klang, Soul oder Gefühle evoziert, die wir sofort mit Bedeutungen verknüpfen, die durch unsere individuellen und kollektiven Überzeugungen und Gewohnheiten geformt werden.

Da ein RIG einen Bereich von Möglichkeiten und einen weites Spektrum emotionaler Wirkungen impliziert, unterscheidet es sich deutlich von kategorialen Erwartungen, so etwa den Erwartungen von Schmerz oder Freude (obwohl es ein Vorläufer davon sein kann). Auf diese Weise können Vitalitätsdimensionen, die zusammengefügt wurden um Timing und Intensität zu beeinflussen, den emotionalen Tonfall von Mikro-Momenten der klinischen Interaktion beeinflussen. Schauen wir uns ein etwas längeres klinisches Beispiel eines solchen Mikro-Narrativs an.[1]

Eine klinische Episode

Die Augen zusammengekniffen, die Backen leicht aufgeblasen, Kinn und Stirn angespannt … die Lippen bewegen sich langsam, während die Silben immer stärker betont werden … die ruhigen Gesichtszüge entgleisen, suchen nach Einheit … und brechen in eine aufgeblähte Grimasse zusammen.

»Sieeee … höööört … niiiicht … aaauuff … miiich … zu-zu-texxxxxten … ich bin mitten bei der Arbeit … das halte ich nicht aus!!!«

In einem Legato rollen die Worte heraus, aber mit dem wachsenden Crescendo, das sich in acht, dann in fünf scharfen Akzenten niederschlägt … zusammen mit Tonys Gesicht und Worten, einem Stepptanz von fruchtlosen Versuchen, einen festen Grund zu finden, auf dem er sich sicher fühlen kann, einen Platz, an dem er vor der Lawine von Emotionen geschützt ist, die seine Freundin mit einem Staccato von Textnachrichten, die auf Tonys Smartphone ankommen, mitten an einem Arbeitstag lostritt. Ich kann noch nicht sortieren, was sich in Tonys mimischer und stimmlicher Eruption im Hier und Jetzt ereignet. Seine Worte sprechen von Gefühlen (von seinen und denen seiner Freundin). Ich spüre dies nicht als eine klare Ka-

1 Zuerst veröffentlicht in: Rolef Ben-Shahar, A., Lipkies, L. & Oster, N. (2016). *Speaking of Bodies: Embodied Therapeutic Dialogues.* Karnac: London.

tegorien, sondern eher als Wogen eines emotionalen Sturms, sowohl bei Tony als auch zwischen Tony und mir. Diese Turbulenzen formen sofort die Räume und Horizonte unserer Begegnung.

Ich bewege mich leicht in Richtung Stuhlkante. Meine Atmung scheint sich zu beschleunigen. Als ich jedoch meinen Fokus darauf richte, verlangsamt sich dieser Rhythmus, um meine mimische Anstrengung, auf Tony bezogen zu bleiben, zu begleiten. (Dies beschreibt meinen Versuch des empathischen »Mit-Seins« [being with].) Durch Gefühle, die nicht klar unterscheidbar sind, bin ich in eine Pause geschoben … an einen Ort der Unsicherheit … nicht wirklich zu wissen, was emotional für Tony und was zwischen uns geschieht. Nachträglich kann ich feststellen, dass meine mimische Anstrengung, seine (E)Motion im Raum zu erfassen, ein transmodaler Versuch war ein Gefühlsecho auf Tonys Worte und Mimik zu bilden (d.h. ein mittleres Attunement, das ein Gerüst für Empathie bildet). In einem Winkel meines Bewusstseins bemerke ich meine Anstrengung, seinen Gefühlssturm zu erfassen und zu halten. Gleichzeitig merke ich jedoch auch, wie festgefahren wir in dieser sich entfaltenden und nicht so unvertrauten Szene der Frustration sind. Tony scheint nach mir zu greifen und nach einer Stärke oder einem Zauberspruch dafür zu verlangen, wie er mit den ärgerlichen … nein, mehr noch … unverschämten … narzisstischen Ansprüchen seiner Freundin umgehen kann.

Verschiedene Ströme beginnen meine Reverie zu füllen und zu überfluten, während wir in einer dunklen Wolke der Stille sitzen … eine machtvolle Pause. Ich kann mich jetzt an eine Beschreibung von Tonys Vater erinnern, seine Unfähigkeit, die Gefühle seiner Frau und seines Sohnes zu erkennen. Ebenso kommen die Beschreibungen von Tonys Mutter in Erinnerung, ihrer intrusiven Einmischung, die jede Möglichkeit der Anerkennung oder des Ausdrucks der Wünsche, Ängste, Hoffnung und Träume ihres Kindes im Keim erstickt.

Tony ist oft unfähig, Wünsche, Ängste, Hoffnung oder Träume mit mir oder anderen zusammen zu erleben. Der Extremsport, den er treibt, scheint nach einer Schwelle für das Erleben von Ängsten zu suchen, als würden die inneren Ängste, die ihn ständig verfolgen, eine solche Anstrengung erfordern. Es ist oft schwierig, wenn nicht unmöglich für ihn, diese Selbstzustände zu erkennen. Und doch, während die Behandlung fortschreitet, erlaubt sich Tony von mehr Verantwortung, einem besseren Einkommen und einer aktiveren Lebensplanung in privater und beruflicher Hinsicht zu träumen; von einem nachhaltigen, lebendigen Rhythmus der Vorausschau, der sich von der Sprunghaftigkeit seiner Konversation am Beginn der Behandlung unterscheidet.

Aber jetzt, in diesem Moment der Begegnung ... nach vielen Versuchen, Sicherheit und Bezogenheit mit Gail zu finden, von der er oft zurückprallt, als würde er gegen eine Wand emotionaler Fühllosigkeit laufen ... ringt Tony ... erneut ... mit den Engeln der Intimität ... in seinen eigenen Bedürfnissen und Gefühlen anerkannt zu werden ... und die Gefühle und Bedürfnisse anderer, die er schätzt, anzuerkennen und zu beantworten. Wieder und wieder beschrieb er Szenen eines wachsenden Gefühls von Intimität und Vertrautheit mit Gail. Aber hier ist die andere Gail: Ein grauenhaftes »Gezeter«, welches die emotionalen Rückzüge Tonys auslöst. Was will Tony? ... eine Bestätigung seiner Gefühle? ... Hilfe dabei, die schwierigen Spannungen der Intimität zu regulieren? ... eine Exit-Strategie, um einmal mehr zu vermeiden, von einer Monstermutter kontrolliert und unterdrückt zu werden? Verwirrung und Zusammenbruch scheinen uns nun zu bedrohen. Werden wir Tonys Ärger überleben? ... diese Sorte von Ärger seines Vaters, die ihn verscheuchte ... die Sorte von Ärger, die in Tony die Angst davor auslöst, emotional zu zerstören oder zerstört zu werden? ... ein hilfloser Gefangener ... der niemals das Licht der Freiheit schauen wird, seine ureigenen Träume und Wünsche zu verfolgen. Könnte dies aber auch die Sorte von Sturm sein, die ihm hilft, sich aus seiner emotionalen Erstarrung zu befreien?

Werde ich durch Tonys Ärger zerstört werden? Während ich in meiner reflexiven Pause verharre, stelle ich unbeabsichtigt/unbewusst eine unerwartete Synkope im Rhythmus unseres Austauschs her. Wie wird Tony diesen unerwarteten Wechsel des Tempos erleben? Wie wird meine Unfähigkeit, Worte zu finden, die Sicherheit und Trost vermitteln, von Tony erlebt? Wird er meine Pause als Verwirrung erleben ... oder als Rückzug ... oder als Niederlage? Oder wird diese Pause, im anschwellenden Crescendo der Gefühle, eine Kluft öffnen, aber als einen Ort, an dem etwas Neues auftauchen kann?

Plötzlich klingelt Tonys Smartphone. Er zögert. Seine Blicke schweifen von seinem Smartphone zu mir und zurück zum Smartphone. Der kurze Moment, in dem sich unsere Blicke begegnen, ist überladen und chaotisch ... ich erlebe Verwirrung und Verzweiflung. Ich habe das Gefühl, dass Tony machtvoll gedrängt wird, den Anruf zu beantworten und gleichzeitig fürchtet, in einen masochistischen Moment der Niederlage gegenüber einem verschlingenden und monströsen Anderen zu geraten, der nicht den

Raum für die Arbeit und sein Bedürfnis, hier in einem sicheren therapeutischen Raum mit mir zu sein, respektieren kann.

Ich möchte zugleich helfen und spüre, dass ich schweigen sollte, wenn ich nicht auch zu jemandem werden möchte, von dem Nicht-Anerkennung und Missachtung ausgeht. (Mein Misstrauen in Tonys Fähigkeit, seine Gefühle zu regulieren, könnte zu seiner Unfähigkeit beitragen, seinen eigenen emotionalen Reaktionen und seiner Art, sie zu kommunizieren, zu vertrauen). Also halte ich den Raum offen für Tonys Erfahrung, sodass sie sich in etwas verwandeln kann, dass er anerkennen und in dem er sich anerkannt fühlen kann.

Tonys Gesicht verkrampfte sich erneut, die Muskeln geraten unter Dampf, er wird rot vor Zorn. Er sagt: »SIE ISSSSSST ESSSS!« Die Worte explodieren wie die Posaunen des jüngsten Gerichts. Ich frage mich nach dem Leid von Tonys Eltern und den Eltern der Eltern, frage nach der Brutalität und Unterdrückung, nach den kollektiv familiär und generationsübergreifend weitergegebenen Mustern, die Furcht vor Traumatisierung beinhalten. Ich frage mich nach den Gefühlen psychischer Vernichtung, die Tony heimsuchen. Wird er vor Ärger explodieren oder sich fühllos machen und in Dissoziation verkriechen? Kann er in Gail … in mir … in irgendjemandem Anerkennung und Responsivität für seine Gefühlszustände finden, sodass er sie erkennen und erleben kann und sich nicht mehr in Dissoziation auflösen muss?

Meine Konfusion … meine Pause … meine Unterbrechung unseres Rhythmus könnte für Tony so desorganisierend sein … so deutlich ein Gefühl der Nicht-Responsivität und Nicht-Anerkennung durch mich erzeugen. Aber meine Pause schien auch eine Synkopierung zu eröffnen, die eine emotionale Abstimmung mit Tony erzeugen könnte. Es ist, als ob sein Baritongebrüll eine Welle aus Energie erzeugt, eine Luftschwingung, einen Rhythmus, einen Ton und Akzent, die den Raum durchdringen. Wie durch einen Tsunami wird meine verkörperte Aufmerksamkeit durch diese vehemente Energie fortgeschwemmt und mit einer ängstlichen Erwartung, Verwirrung und Selbstunsicherheit angefüllt. Diese Welle aber, die sich mit Lichtgeschwindigkeit zwischen uns bewegt, schlägt sich auch als Verlagerung der Anerkennung in meiner Subjektivität, vor allem in meiner Mimik nieder. Ich bin berührt und nicht erschüttert. Dieser Schwall an Aktivität rüttelt mich paradoxerweise in einen ruhigen und rezeptiven Zustand. Obwohl immer noch unsicher, fühle ich mich nicht panisch zu irgendeiner Art von Handlung gedrängt, die sich wie eine Manipulation oder ein Angriff in einem Moment anfühlen, in dem Tony seine eigene Handlungsmacht finden muss. Ich kenne Tony nun seit Jahren. Ich habe tiefes Mitgefühl für ihn und sein Leiden und habe gesehen, wie er durch diese Krisen langsam wächst. In einer nachträglichen Betrachtung kann ich Folgendes erinnern: Meine Stirn war weniger gerunzelt als seine, meine Wangen weniger aufgeblasen und mein Mund leicht geöffnet. Der Atem fand in einen sich wiederholenden, sich beruhigenden und sich verlangsamenden Rhythmus. Ich sah direkt in Tonys Gesicht und wartete.

Tony ist jetzt ruhig. Er schaut auf das klingelnde Smartphone. Er antwortet nicht. Er schaut zu mir. Es gibt einen fragenden Blick mit weniger Verwirrung. Sein schneller wechselnder Rhythmus gehört zu keiner bekannten Kadenz, als würde er seinen Weg durch verschiedene emotionale Zustände finden, seine verschiedenen Möglichkeiten des Rückzugs, des Angriffs und anderer Dinge spüren und testen. Ich kann nicht genau sagen, was das Besondere war. Unsere Worte re-präsentieren nicht unsere Erfahrung. Sprechen ist eine unzutreffende Metapher für Abstraktion und Containment. Unser Dialog spielt sich mehr in den vitalisierenden Aspekten der Affektivität ab. Es ist ein Dialog von Blickwechseln, von sich koordinierenden oder diskoordinierenden Atemzügen, von Klang und/oder Akzent und den Pausen des Gesprächs. In diesen Bewegungen im Bereich des Impliziten bilden Vitalitätskonturen ein subtiles Muster der Kommunikation oder des »Mit-Seins«, die eine wechselseitige Resonanz bilden, die unformuliert, aber emotional lebhaft ist. Während unsere Pause sich ausdehnt, weicht die Farbe aus Tonys Gesicht. Der starre Blick wird weicher und geht nun nach unten. (Manchmal kann die Wand oder der Boden einen wirksamen Spiegel für innere Zustände bilden.) Tony scheint sich selbst zu besänftigen und ruhiger zu werden. Er wird nicht zerstören oder von Gail oder mir zerstört werden. Der Raum, der durch die Veränderung und Synkopierung unseres Rhythmus von den sich beschleunigenden Stakkato-Akzenten mit ihrer perkussiven Kraft in eine längere Pause hinein geschaffen wurde, scheint einen Moment der Anerkennung und Selbstwirksamkeit für Tony zu schaffen.

Das Auftauchen und die Wirkung von Polyrhythmen der Vitalität (Bedeutung durch Affekt als Rhythmus) zwischen Tony und mir

Die Mikro-Moment-Episode zwischen Tony und mir ermöglichte, die Veränderung in der musikalischen Dimension der Vitalität zu erkennen. Sie begann mit meinen Worten, die die mimischen Details des emotionalen

Kampfes meines Patienten reflektierten. Dann kamen Tonys Worte. Aber dieser Worte, die als Assoziationen gehört werden können, die ein vergangenes Trauma mit einem aktuellen Beziehungskonflikt verbinden, sind mehr als das. Hier haben die Worte auch eine rhythmische Form, teilweise eine transmodale Gleichzeitigkeit mit Mustern mimischer Veränderung. Diese Musterbildung legt die Kommunikation eines dramatischen emotionalen Kampfes auf der nonverbalen Ebene von Vitalitätskonturen nahe, der nicht vollständig in Worten beschrieben und repräsentiert werden kann.

Es ist wichtig festzuhalten, dass ich die emotionale Wirkung sofort als rhythmische Musterbildung auftauchen sehe, während ich immer noch lediglich fähig bin, einen Prozess zu initiieren, der zu fassen sucht, was diese emotionale Turbulenz als Bedeutung für den Patienten und mich kommunizieren möchte. Wir sehen, dass uns das Modell von Jaffe hilft, die fließenden Möglichkeiten zu organisieren, die sich auf eine kategoriale Bedeutung zubewegen könnten.

Um die heraufziehenden emotionalen Stürme zu verstehen, erweitere ich den Fokus meiner Aufmerksamkeit auf meine eigenen verkörperten emotionalen Zustände und Vitalitätskonturen. Ich bin aufmerksam auf den Klang und Rhythmus meiner eigenen Haltung, meiner Atmung und meines Blicks. Ich nehme meine Anstrengung und die Grenzen der Möglichkeit wahr, mich emotional mit Tony zu verbinden. Ich bemerke, dass sich dies vertraut anfühlt … (ein RIG?) … ein Moment unerträglicher Frustration. Dann verlagere ich meine Aufmerksamkeit von der verkörperten Erfahrung zur Reverie, die sich auf Tonys trianguläre Erfahrung mit Mutter und Vater bezieht, d. h. auf seine Erfahrung der Nicht-Anerkennung oder Missachtung durch seine Eltern. Mein Denken wandert zur Erinnerung an Tonys zwanghafte Ausübung von Extremsport als einer Art, sich mit schwierigen Emotionen sowohl in Verbindung zu setzen als auch sie abzuwehren. Ich versuche (letztlich um Verbindungen zu Tony herzustellen) in meinem Denken Beziehungen zwischen Tonys vergangenen Erfahrungen und seinen Erwartungen bezüglich der Interaktion mit Gail sowie mit Tonys Bemühungen, zu fühlen und nicht zu dissoziieren, herzustellen.

Dann ereignete sich, als Echo der destruktiven väterlichen und mütterlichen Ansprüche, das Eindringen von Gail, durch ihren Versuch, Tony und mich durch die Möglichkeit der virtuellen elektronischen Präsenz, wo auch immer er sich aufhält und was auch immer er tut, zu stören. Plötzliche werde ich gewahr, dass ich die gleichen Dinge bezüglich Tony fürchte, wie Tony sie bezüglich Gail fürchtet. Werde ich zerstört werden oder werde ich zerstören? Ich bin besorgt, dass meine Reverie einen Einfluss auf Tony hat oder haben könnte, weil unsere Rhythmen aus dem Tritt geraten. Ich bin paralysiert durch den emotionalen Konflikt, entweder zu intrusiv zu sein, wie Tonys Mutter, oder nicht einfühlsam genug, wie Tonys Vater. Ich fürchte mich zu sprechen und ich fürchte mich nicht zu sprechen. Aber ich handle, indem ich nicht handle. In diesem Sekundenbruchteil halte ich den Raum für unsere Bezogenheit offen und erlaube ihm so eine Art Anerkennung für das, was er ansonsten dissoziieren könnte: seinen eigenen Wunsch nach Selbstregulierung.

Tonys Reaktion auf das Eindringen durch das Smartphone markiert ein Gewitter, das die Energie eines Sturmes freisetzt. Wir verharren in einer aufgeladenen Atmosphäre, die gleichzeitig schweigend und hoch bedeutsam ist. Mein Blick und mein Atem begegnen Tonys Blick, als er – in diesem Augenblick des Umschwungs seiner Emotion – das Gefühl für Selbstbestimmung in sich festigt. Tonys Körper und Gesicht beginnen sich zu entspannen und er scheint sich selbst zu beruhigen. Meine Begleitung von Tony durch ein polyrhythmisches Gewebe von Begegnen und Verfehlen, von Rhythmen, die ein Gerüst für unsere Emotionen bilden, scheint für Tony eine Art von Präsenz und Anerkennung zu schaffen, die er in seine Beziehungserfahrungen, insbesondere mit Gail, bringen und auch empfangen möchte. Er ist fähig, aus diesem Wunsch heraus zu handeln. Er vermag sich nun eher selbst zu regulieren als in Rückzug oder wütendem Angriff zu dissoziieren.

Übersetzung aus dem Amerikanischen von Sebastian Leikert

Literatur

Beebe, B. & Lachmann, F. (2002). *Infant Research and Adult Treatment: Co-Constructing Interactions.* Hillsdale, NJ: The Analytic Press.

Bucci, W. (1997). *Psychoanalysis and Cognitive Science: A Multiple Code Theory.* New York: The Guilford Press.

Cornell, W. F. (2011). SAMBA, TANGO, PUNK: Commentary on Paper by Steven H. Knoblauch. *Psychoanalytic Dialogues, 21*(4), 428–436.

Ghent, E. (1990). Masochism, submission, surrender. *Comtemp. Psychoanal., 26*, 108–136.

Jaffe, J., Beebe, B., Feldstein, S., Crown, C. L. & Jasnow, M. D. (2001). Rhythms of Dialogue in Infancy. *Monographs of the Society For Research in Child Development, 66,* Serial No. 265(2).

Knoblauch, S. (2000). *The Musical Edge of Therapeutic Dialogue.* Hillsdale, NJ: The Analytic Press.

Knoblauch, S. (2011). Contextualizing attunement within the polyrhythmic weave: The psychoanalytic samba. *Psychoanalytic Dialogues, 21(4)*, 414–427.

Kohut, H. (1971). *The Analysis of The Self.* Madison, CT: International Universities Press.

Markman, H. (2011). Metaphors we live by: Commentary on paper by Steven H. Knoblauch. *Psychoanalytic Dialogues, 21(4)*, 437–445.

Rolef Ben-Shahar, A., Lipkies, L. & Oster, N. (2016). *Speaking of Bodies: Embodied Therapeutic Dialogues.* Karnac: London.

Stern, D.N. (1971). A microanalysis of mother-infant interactions. *Journal of the American Academy of Child Psychiatry, 19*, 501-517.

Stern, D.N. (1977). *The First Relationship.* Cambridge, MA: Harvard University Press.

Stern, D.N. (1985). *The Interpersonal World of the Infant: A View from Psychoanalysis and Developmental Psychology.* New York: Basic Books.

Stern, D.N. (1994). One way to build a clinical relevant baby. *Infant Mental Health Journal, 15*, 9–25.

Stern, D.N. (2010). *Forms of Vitality: Exploring Dynamic Experience in Psychology, The Arts, Psychotherapy, and Development.* New York: Oxford University Press.

Tronick, E. & Cohn, J. (1989). Infant-mother face-to-face interaction: age and gender differences in coordination and the occurrence of miscoordination. *Child Development, 60*, 85–92.

The tensions between structure an fluidity. Attending to the rhythm and tonality of human interaction

Abstract: With this paper, the author offers a review of his developing perspective elaborating a dimension of experience that registers fluidly within any psychoanalytic interaction. The dimension of fluidity is compared with the structural dimension of experience which has been the basic foundation of psychoanalytic conceptualization and activity. The author traces how the influence of infant research and his experience with the practice of jazz performance has helped him to develop this perspective. The perspective emphasizes a non-linear interaction between meaning, affect and micro-second-polyrhythmic, generally embodied, registrations in both analyst and analysand. A carefully narrated clinical illustration is offered to ground these ideas and their clinical utility in lived experience.

Keywords: affect, countertransference, field, fluidity, navigation, soul

Der Autor

Steven H. Knoblauch, Ph. D., ist niedergelassener Psychoanalytiker in New York. Als Dozent und Supervisor ist er tätig an der New York University Postdoctoral

Program in Psychotherapy and Psychoanalysis und im Institute for the Psychoanalytic Study of Subjectivity and The Institute for Contemporary Psychotherapy. Er ist Mitherausgeber der *Psychoanalytic Dialogues* und Redaktionsmitglied des *International Journal of Psychoanalytic Self Psychology and Psychoanalytic Perspectives*. Vor seiner psychoanalytischen Ausbildung verfolgte er eine doppelte Karriere: Er konzertierte als Jazzmusiker und arbeitete zugleich im psychosozialen Feld. Nach dem Terrorangriff 9/11 war er beteiligt am Programm »Feel the Music«, das betroffenen Familien mithilfe von Kunst- und Musikworkshops half, wieder in den Alltag zurückzufinden und Zuversicht zu entwickeln. Er hat gemeinsam mit Beatrice Beebe, Judith Rustin und Dorienne Sorter veröffentlicht und ist Autor des Buches *The Musical Edge of Therapeutic Dialogue*.
E-Mail: sknoblauch.phd@gmail.com

Musik, ihre Transformationsfunktionen und deren Übertragbarkeit auf psychoanalytische Prozesse

Wie können die unterschiedlichen Modi musikalischen Containments sinnliches und verbales Selbst integrieren zum Erleben eines psychischen Wahrheitsmoments?

Martin Ehl

Jahrbuch für Psychoanalyse und Musik • Band 3 (2019), 33–65
https://doi.org/10.30820/9783837982596-33
www.psychosozial-verlag.de/pum

Zusammenfassung: Vor dem Hintergrund der drei Modi der Erfahrungsbildung, der autistisch-berührenden, der paranoid-schizoiden und der depressiven Position, wird die Entwicklung musikbezogener psychischer Funktionen im autistisch-berührenden Modus skizziert. Früheste Resonanzvorgänge, Halt gebende Entwicklungen und deren Störungen, die zum Entstehen autistoider Einkapselungen führen können, werden benannt. Die in neueren Arbeiten von Erika Krejci und Bernd Nissen beschriebenen psychoanalytischen Ansätze, den autistoiden Einkapselungen näherzukommen und unter einer Halt gebenden psychotherapeutischen Beziehung zu deren Transformation beizutragen, werden in Zusammenhang gebracht mit Phänomenen, wie wir sie im Erleben musikästhetischer Prozesse erfahren sowohl beim Rezipieren von Musik, beim Komponieren, beim Musizieren als auch in der Auseinandersetzung mit musiktheoretischen Überlegungen.

Mit Wilfred Bions Sicht auf Transformationsprozesse kann musikästhetisches Erleben auf diskursiver Ebene mental verstanden werden im Sinne einer Transformation zu »K«, kann auf präsentativer Ebene aber auch den mitunter angstvollen Zugang zum »O«-Raum öffnen, dem präverbal encodierten sinnlichen Selbst. Diese Erfahrungen werden auch Einfluss haben auf unsere psychoanalytische Kompetenz.

Schlüsselwörter: Musik, diskursive und präsentative Ebene, Transformation, Protomentales, »K« bzw. »O« (Bion)

Einleitung

Musik in ihren unterschiedlichsten Erscheinungsformen kann uns Zugang verschaffen zum Erleben unserer inneren Welt bis hin zu einem Gefühl von etwas Unfassbarem, vielleicht Göttlichem, einem Bereich, den Wilfred Bion mit »O« bezeichnet, einer emotionalen Urerfahrung, deren Manifestationen sich in einem Empfinden von Wahrheit und Erleuchtung äußern können, aber auch in Todesangst.

Auf welchen Wegen kann das geschehen? Und wie können solche Vorgänge erfasst und beschrieben werden?

Das Zusammenspiel musikästhetischer Prozesse auf unterschiedlichen Wahrnehmungsebenen unserer Innenwelt kann intrapsychisch zu einer Begegnungserfahrung führen, die uns einem kaum fassbaren Urerleben nahekommen lässt; vergleichbar etwa Daniel Sterns »Now-Moment«. Dieses Gewahrwerden einer inneren Wahrheit sieht Stern beispielsweise in einer überraschend tiefen Mutter-Kind-Interaktion sowie in einem intensiven Berührtsein im Verlauf einer Analysand-Analytiker-Begegnung (Stern, 2005).

Solche persönlichen Begegnungen erleben wir, bei durchaus auch sinnlichem Mitempfinden, überwiegend auf der Basis sprachlich symbolischer Organisiertheit. In musikästhetischen Verläufen weisen transformative Prozesse dagegen eine andere Gestalt auf. Hier finden wir eine engere Verflechtung körperlich-kinetischer, sinnlich-wahrnehmender und diskursiv-abstrahierender Erfahrungsmodi und ein Überwiegen von körperlich-kinetischen Resonanzvorgängen.

Mittels dieser Eigenschaften kann Musikerleben in psychische Strukturen unserer Innenwelt eingreifen: Es kann intrapsychische Kontaktschranken durchbrechen und sogar »verkapselte Engramme« öffnen, und zwar schleichend oder ganz abrupt, je nach persönlicher bzw. musikalischer Struktur. Es kann aber auch auf Abwehrmechanismen einwirken, die vor der Unerträglichkeit psychischer Traumatisierungen schützen sollen, zum Beispiel durch Entkoppelung von körperlichen Innen- und ästhetischen Außenwahrnehmungen. Die Wiederverknüpfung dieser beiden Wahrnehmungmodi durch musikalische Prozesse kann Türen zur Gesamtkomplexität unseres Selbst öffnen (Leikert, pers. Mitteilung) und so zu einem plötzlichen Erleben von »Überhelle« führen, wie Wolfgang Rihm es für seine Kompositionserfahrungen beschreibt (Rihm, 2002). Das kann beglücken, aber auch irritieren und ängstigen.

Flüchtigkeit und Zerbrechlichkeit im Erleben akustischer Phänomene

Die Zerbrechlichkeit aller menschlichen Existenz können wir hinter einer oft sicher erscheinenden Ich-Struktur bisweilen beängstigend durchschimmern sehen; wir können aber auch ganz plötzlich erschreckend von ihr heimgesucht werden, als ob da eine Schutzschicht durchbrochen würde.

Ähnlich kann sich auch in der psychotherapeutischen Arbeit zwischen den analytischen Partnern eine plötzliche Ergriffenheit einstellen, ein überraschendes Offenbarwerden von etwas, was beide gleichzeitig erfasst und wie ein rätselhaftes Überwältigtwerden erlebt werden kann. Es sind Momente, über die wir uns nach dem Konzept der klassischen Psychoanalyse fragen können: »Was bedeutet das eben Erlebte?«, mit Blick auf früheste Erlebensmodi, wie der autistisch-berührenden Position, vielleicht aber eher: »Was ist hier eben vor sich gegangen?« Thomas Ogden nennt das, was sich hier in überwältigender Weise präsentiert, »die Musik des Geschehens« (Ogden, 2004 [2001], S. 73f.).

Wie kommt Ogden auf diese Formulierung? Weshalb verbindet er vorsymbolische Erlebnisformen mit dem Medium Musik?

Akustische Phänomene scheinen mitunter zum Erleben von Zerbrechlichkeit beizutragen: Entweder sind es Klangfolgen mit Brüchen, die bereits in der Kompositionsstruktur angelegt sind, oder es sind musikästhetische Eindrücke, die uns auf zunächst nicht bewusst erfassbaren Wegen psychische Fragmentierungen in uns selbst erleben lassen. So kann Musik ein hochwirksamer Spiegel sein für das Zerbrechliche in uns, ein Spiegel, in dessen musikalischem Bild wir uns selbst sehen und uns dadurch erst wirklich verstanden fühlen können. Wenn das Zerbrechliche in der Musik unsere eigene psychische Fragilität widerspiegelt, können wir Musik einerseits als uns ähnlich erleben, sie gleichzeitig aber auch mit ihrer Halt gebenden Struktur als ein uns an die Hand nehmendes Objekt erfahren. Andererseits können wir in diesen musikalischen Spiegel aber auch eintauchen wie in etwas Unendliches, vielleicht auch Beängstigendes, so wie wir uns auch vor unserem eigenen Inneren fürchten können. Ein Phänomen, wie es der Apostel Paulus so ausdrückt: »Wir sehen jetzt durch einen Spiegel ein dunkles Bild; dann aber von Angesicht zu Angesicht. Jetzt erkenne ich stückweise; dann aber werde ich erkennen, wie ich erkannt bin« (1. Brief des Paulus an die Korinther 13,12).

Der amerikanische Komponist John Cage – er lebte von 1912 bis 1992 – setzte sich 1942 auf der Suche nach neuen Hörerfahrungen in einem schalldichten

Raum der dort herrschenden Stille aus. Zu seiner Verwunderung wurde er dort aber mit rhythmischen Geräuschen konfrontiert, die ihm schließlich als akustische Äußerungen von eigenen Körpervorgängen erklärt wurden, dem Rauschen des Blutkreislaufs zum Beispiel und dem Schlagen des Herzens. Cage äußerte sich dazu folgendermaßen: »Ich hörte, dass Schweigen, dass Stille nicht die Abwesenheit von Geräuschen war ...dass die Stille nicht akustisch ist. Es ist eine Bewusstseinsänderung, eine Wandlung ...« (Sterneck, 1997, S. 1).

Cage lässt sich die Geräusche, die er im schalldichten Raum hört, als sensorische Wahrnehmung physikalischer Phänomene erklären. Gleichwohl scheint ihm diese sensorische Wahrnehmung eine Tür zu öffnen zur inneren psychischen Wahrnehmung, die nicht auditiv hörbar ist. Als ob die Körpergeräusche nur Nebengeräusche seien für das, was in der Stille verborgen ist.

Cage sagt: »Stille angstlos auszuhalten, ist ein Stück realisierter Utopie. Wir müssen diese Stille nicht fürchten – wir mögen sie lieben« (Lütkehaus, 2008, 27. Dezember, S. 5). In seinem Stück »4'33"« schreibt Cage den Musikern eine Performance vor, in der die Interpreten auf der Bühne auftauchen und schweigen, d.h. während des gesamten Stückes keine intendierten Töne produzieren. Das, was der Hörer auditiv wahrnehmen kann, sind lediglich die uns vertrauten Geräusche der Außenwelt, die wir aus Gewohnheit schon gar nicht mehr bewusst wahrnehmen. Der Philosoph Ludger Lütkehaus schreibt dazu in einem Essay über John Cage, dass der Komponist den Hörer konfrontiert mit dem »Hören des Hörens selber und, vor allem, der abwesend anwesenden Musik der Stille« (Lütkehaus, 2008, 27. Dezember, S. 3).

Was hat es mit dieser Musik der Stille auf sich? Mit Klängen und Geräuschen, die uns bei äußerer Stille innerlich erfüllen?

Erleben wir dieses Phänomen wie ein inneres Rauschen, das wir als ordnungsloses Chaos erfahren, angstmachend und bedrohlich, bis zum Empfinden, wir könnten unseren Halt verlieren und in einen Abgrund fallen?

Oder hören wir quasi halluzinatorisch in unserem Inneren strukturierte Klänge und Melodien, denen wir uns wie einem Sog hingeben möchten, weil wir darin geradezu sehnsüchtig einen Halt suchen, der uns sonst fehlt?

Beim Hören der Komposition *For Samuel Beckett* für 23 Spieler von Morton Feldman (Feldman, 1987) fühlte ich mich nach anfänglicher Irritation zunehmend hineingezogen in eine Klangwelt, die ich als fremd und vertraut gleichzeitig empfand. Aus meiner Haltung des kognitiven Bemühens, die Struktur zu identifizieren, geriet ich nach und nach in eine Verfassung des Loslassens, des mich der Wirkung dieser Musik Überlassens, ohne wissen zu wollen, was hier vor sich geht.

Die Art, wie ich die Beziehung zwischen dem Hören dieser Musik und mir als Subjekt empfinde, erinnert mich an mein Erleben, das mich in meiner psychoanalytischen Arbeit erfüllt, wenn ich mich mit meinem Unbewussten der Begegnung mit einem Patienten aussetze und mich diesem Prozess mit meinem eigenen Resonanzraum überlasse.

Auch hier kann ich, wie in Feldmans Musik, »Verdichtungen und Ausdünnungen erleben, Eintrübungen und Aufhellungen; auch ein Blick durch den Klangstoff hindurch scheint möglich zu sein, und gelegentlich auch ein Aufreißen des Gewebes« (Peter Niklas Wilson, Booklet zur CD: Morton Feldman, *For Samuel Beckett*, Kammermusikensemble Neue Musik Berlin, S. 4).

Eine Patientin mit einer paranoiden Depression – ich nenne sie Frau A – vermittelte mir in der Analyse über lange Zeit den Eindruck, dass sie sich von mir bedroht fühlte, und das auf eine Weise, die ich selbst als unheimlich empfand. Sie schien unbewusst von mir das Paradox zu fordern, dass ich, von dem sie sich bedroht fühlte, sie aus ihrem paranoiden Erleben herausholen möge und ihr mit beruhigenden Worten Halt vermittele.

Dabei versucht sie vordergründig, mich mit versteckt-verführerischem Blick zu erreichen. Gleichzeitig fühle ich mich von ihren bizarren abweisenden Hand- und Armbewegungen extrem irritiert: Möchte sie, dass ich sie halte? Oder zeigt sie mir, dass sie sich vor mir schützen will? Ich fühle mich dabei so insuffizient und hilflos, dass ich verstumme und erstarre.

Immer wieder vermittelt mir die Patientin, wie sehr sie unter der Begegnung mit mir leidet, wie schwer erträglich die Stunden mit dem, was sie in mir wahrnimmt, für sie sind. Einmal teilt sie mir mit, dass sie sich regelmäßig auf Autofahrten in Henry Purcells Musik aus *Dido und Aeneas* (Purcell, *Dido and Aeneas*, 1688/89) flüchte. Dort finde sie zumindest ein bisschen Ruhe. Und immer wieder tauche sie in diese Musik ein, diese Arie der Dido, »When I Am Laid in Earth«, nach der sie geradezu süchtig verlange.

Es brauchte lange, bis ich wagte, mir diese Musik anzuhören und mich näher damit zu befassen, als ob mir Frau A ihre Musik unter dem Mantel der Verschwiegenheit verraten hätte; als ob es ihr peinlich gewesen sei, mir Zutritt zu so etwas Intimem, wie es diese Musik wohl für sie darstellt, zu verschaffen.

Als ich dann aber diese Musik hörte, verstand ich meine Scheu, mich damit zu befassen, eher als Angst vor etwas Unheimlichem, Bedrohlichem, vor dem ich mich schützen wollte. Denn nun wurde mir klar, was die Patientin bei mir an Schmerzlichem erlebt und wofür sie mich unbewusst mit dem in der Arie der Dido verborgenen selbstmörderischen Affekt bestraft.

Ist diese unbewusste Kommunikation zwischen Patientin, Musik und mir Ausdruck davon, dass die Patientin ihre schmerzliche Beziehung mit mir als etwas geradezu Tödliches erlebt? Und kann die Beruhigung, die Frau A im Hören des Gesangs der Dido und im Halt der Instrumentalbegleitung, einer sich stetig wiederholenden Struktur, erlebt, als eine Transformation der verletzenden Beziehungserfahrung mit einem bedrohlichen Objekt in mir verstanden werden? Oder doch eher als eine Tröstung mittels dieser Musik, um mit ihr ihre seelische Wunde zu verschließen (Tustin, 1993)?

Im weiteren Verlauf der Analyse beginnt Frau A, die Begegnung mit ihrem Analytiker etwas besser zu ertragen. In einer Stunde, die erneut von Sehnsucht und Zurückweisung erfüllt ist und uns beide damit quält und erstarren lässt, greife ich ihre Äußerung auf, sich in Momenten des Niedergeschlagenseins und der Angst häufig Henry Purcells Musik zu *Dido und Aeneas* anzuvertrauen. Und urplötzlich wechselt ihr üblicherweise eher stockendes Sprechen zu einer ganz flüssigen Kommunikation. So kommt es im weiteren Verlauf der Stunde für uns beide zu einer Befreiung und einer emotionalen Annäherung.

In der Folgestunde erzählt sie, sie habe in und nach der letzten Stunde ein intensiv erlebtes körperlich-seelisches Befreiungsgefühl empfunden. Gleichwohl sei sie kurz darauf von einer Atemblockade ereilt worden, unter der sie auch noch jetzt in der Folgestunde leide und die sich nur sehr langsam löse.

Ich erlebe die Situation so, als ob die Klage der Dido mit ihrem schmerzlichen Ausdruck von Verzicht und Rache uns beide ergriffen hat und mir über meine Mitresonanz die auch für mich schwer erträgliche Verstrickung in der Übertragungsbeziehung bewusst gemacht hat.

Als ich dann den Mut habe, ihr beschämt gehütetes Geheimnis zu benennen, kann sich wohl aus dem Zusammenwirken der in ihr verborgenen Musik und einer auch in mir verborgenen Resonanz ein Beziehungserleben bilden, das vielleicht wie ein containendes Objekt verstanden werden kann. Denn die protomentale, unrepräsentierte Erstarrung zwischen Frau A und mir scheint durch unser beider Musikerleben zu etwas Verstehbarem geworden zu sein, einer Repräsentation von Sich-tödlich-getroffen-Fühlen und von Überwältigtsein von Racheimpulsen. Wirkte Musik hier wie eine Alphafunktion, wie eine Befreiung aus dem Gefangensein und wie eine Befähigung dazu, Schmerz und Wut zu erleben und zu verstehen und mit der eigenen Stimme dann in einem verbalen Diskurs zum Ausdruck zu bringen?

Wie kann Musik als sinnliches Objekt in diesem Beispiel eingreifen in eine psychosomatische Interaktion zwischen zwei Menschen, zwischen Frau A und mir? Ist es das Erleben von Halt in der ruhig dahinfließenden und sich kontinuierlich wiederholenden Struktur der Basslinie, aber auch das Konfrontiertwerden mit dem verzweiflungsvollen Schrei des »remember me!«, womit der protomental schmerzvollen Erstarrung eine Form angeboten wird? Kann so das in der äußeren Stille des erstarrten psychoanalytischen Dialogs verborgene innere Schreien transformiert werden und so zu einem verbalen Dialog in unserer Beziehung befähigen?

In unserer therapeutischen Arbeit machen wir oft die Erfahrung, dass wir zwischen einer stabil erscheinenden Objektbeziehung und dem plötzlichen Zerreißen einer Bindung hin- und hergeschleudert werden. Was kann uns helfen, solche hochkomplexen, in ihrer Dynamik oft unvorhersehbar ablaufenden und paradox strukturierten Vorgänge zu verstehen und womöglich darauf Einfluss zu nehmen? Nach Bion sind hierbei Transformationsprozesse beteiligt, in denen Protomentales über Containing zu etwas emotional Verstehbarem, zu »K« (»knowing«) entwickelt werden kann (Krejci, 2016). Entsprechend ist der »-K-Raum«, so Bion, »das Material, in, mit und auf dem (usw.) der ›Künstler‹ in projektiver Transformation arbeitet« (Bion, 2016 [1965], S. 150), in einem »Vorgang, durch den etwas dem ›endlos Ungestalten‹ abgewonnen wird« (Bion, 2016 [1965], S. 189; Milton, 1969 [1667], 3. Buch, Vers 14ff.).[1]

Gleichzeitig kann eine Transformation in der Gegenrichtung zum Erleben von »O« führen, eine Wandlung von »Wissen« zu »Werden« spürbar werden. Transformation in »O« drückt psychisches Wachstum aus, in dem »Unentdecktes und Unentwickeltes« (O) Gestalt gewinnt (Krejci, 2016, S. 228), auf einem oft angstvollen Weg zu einem nicht fassbaren Urgrund (Bion, 2016 [1965]).

Mit seinem sogenannten »Grid«, dem Raster, hat Bion eine tabellarische Auflistung wesentlicher Aspekte zusammengestellt, die in menschlichen Begegnungen und im psychoanalytischen Prozess zu beobachten sind (siehe Abb. 1).

Diesem Beobachtungsinstrument liegt das Modell der Interaktion zwischen Mutter und Kind zugrunde. Dabei illustrieren die Aspekte der Vertikalachse ein Schema psychischer Entwicklung, oben angefangen von frühesten protomentalen Phänomenen, den Beta-Elementen, bis hinunter zu komplexen Denkfähigkeiten. Ziel des Rasters ist es, Verbindungen zwischen einzelnen Entwicklungsschritten herzustellen.

Nun hat Bion das Raster aber um eine weitere Dimension ergänzt, die den Ursprung aller emotionalen Erfahrungen bezeichnet, die Urerfahrung, die sinnlich

1 »-K« steht dabei für »minus K«, also für das Gegenteil von »K«.

nicht greifbar ist, nicht wahrgenommen werden kann. Diese Dimension nennt Bion »O«, wie origin. Sie ist im Raster oben links, quasi als gedachte Wolke, zu verorten. Dieses »O« der emotionalen Erfahrung ist der unerkennbare Kern, von dem aus sich in einer menschlichen Beziehung Beta-Elemente und daraus Gedanken entwickeln, als Manifestationen von »O«.

Weil hierbei die emotionale Urerfahrung über sinnliches Erleben in Gedanken transformiert wird, spricht Bion von einer Transformation in »K«, in ein »knowing« von etwas wie sinnlicher Bedeutung.

Somit sind alle im Leben wahrnehmbaren Prozesse Manifestationen von einer Wirklichkeit »O«, die sinnlich nicht erfahrbar ist.

Bion zeigt mit seiner in diesem Raster dargestellten psychoanalytischen Erkenntnis also auf, in welch großem Spektrum emotionalen Erlebens wir uns in unseren menschlichen Begegnungen bewegen. Es kann reichen von Sicherheit gebender kognitiver Strukturiertheit einerseits über nonverbale, sensorisch-körperlich spürbare Interaktionen bis zum nicht fassbaren Ergriffensein, einem reinen Präsenzerleben andererseits.

Das Ausgespanntsein zwischen dem Erleben Halt gebender kognitiver Strukturen und dem Erschüttertwerden von einer Öffnung zu etwas nicht Fassbarem, Bodenlosem, das kennen wir auch von akustischen Erlebnissen und musikästhetischen Erfahrungen. Könnte die Auseinandersetzung mit dem Erleben von Musik dazu beitragen, uns für das Wesen des Psychischen zu öffnen, der Urmusik unseres Organismus?

Vor diesem Hintergrund möchte ich im Folgenden durch das Prisma der Bionschen Vorstellung von Transformationsprozessen auf musikalisches und psychisches Erleben blicken.

Psychische Transformationsprozesse gehören zu den grundlegenden Mechanismen, die psychische Entwicklungsschritte initiieren und auch ihre Fortentwicklung weiter bestimmen. So sind sie auch verantwortlich für strukturelle Wandlungen im Verlauf psychotherapeutischer Bemühungen.

Das Auftauchen psychischer Prozesse in der menschlichen Entwicklung basiert auf Interaktionen zwischen körperlichen Strukturen, die am ehesten in der autistisch-berührenden Position (Ogden, 2006 [1989]) zu verorten sind, einem vorsymbolischen, sensorisch dominierten Modus der Erfahrungsbildung. In ihr können am ehesten Prägungen aus frühesten Erfahrungen verstanden werden, neben der paranoid-schizoiden Position (nach Melanie Klein), die von Spaltungsmechanismen und »symbolischen Gleichsetzungen« geprägt ist, und der depressive Position mit ihren Integrationsleistungen und eigentlichen Symbolbildungen.

Das Raster

	Definitorische Hypothesen 1	Ψ 2	Notation 3	Aufmerksamkeit 4	Forschung 5	Handeln 6	… n
A Beta-Elemente	A_1	A_2				A_6	
B Alpha-Elemente	B_1	B_2	B_3	B_4	B_5	B_6	… Bn
C Traumgedanken, Träume, Mythen	C_1	C_2	C_3	C_4	C_5	C_6	… Cn
D Prä-Konzeption	D_1	D_2	D_3	D_4	D_5	D_6	… Dn
E Konzeption	E_1	E_2	E_3	E_4	E_5	E_6	… En
F Konzept	F_1	F_2	F_3	F_4	F_5	F_6	… Fn
G Wissenschaftliches deduktives System		G_2					
H Algebraisches Kalkül							

Abbildung 1: Bions Raster

Nun bestimmen aber alle drei Positionen gleichzeitig in quasi dialektischer Weise unser Leben. Allerdings ist aufgrund des menschlichen Bemühens, ein Halt vermittelndes autonomes Ich zu entwickeln, der Schwerpunkt dieser Dialektik eher zur kognitiven Strukturiertheit verschoben. Die Künste, und insbesondere die Musik, sind dagegen mehr mit der sensorischen Erfahrungsbildung verbunden. Und das hat mit den musikaffinen rhythmischen und haptischen Funktionen des autistisch-berührenden Modus zu tun.

Gleichwohl fungieren musikästhetische Prozesse in allen drei Modi und können in beiden Richtungen transformativ wirken, sowohl in Richtung des sensorisch-präsentativen Erlebens als auch des diskursiv-kognitiven Verstehens.

Heißt das aber auch, dass Musik wie ein eigenständiges Beziehungsobjekt verstanden werden kann, das in der Lage ist, mittels seiner »kinästhetischen Semantik« (Leikert, 2016) in psychische Strukturen von Menschen einzugreifen und Veränderungsprozesse zu initiieren? Dieser Frage möchte ich im Folgenden nachgehen.

Entwicklung musikbezogener Funktionen im autistisch-berührenden Modus

Das Leben beginnt mit biologisch-somatischen Berührungen und Durchdringungen zwischen körperlichen Strukturen: zwischen Eizelle und Gebärmutter, zwischen Embryo und Plazenta, zwischen Foetus und Fruchtblase und nach der Geburt zwischen Kind und Mutter. All diese Begegnungen verlaufen parallel zum Beginn erster Wahrnehmungen des Fötus im Mutterleib wie Lage-, Gleichgewichts- und Hörsinn mit den zugehörigen Resonanzerfahrungen.

Dabei ermöglichen örtliche und neuronale Verbindungen zwischen den Wahrnehmungsorganen bereits früh Empfindungen von transmodaler Qualität. So werden Schallwellen nicht nur gehört, sondern wirken auch auf das Gleichgewichtsorgan; von hier aus kann durch Mitresonanz beim Hören rhythmischer Klangverläufe die Muskulatur des kleinen Wesens zu motorischen Aktionen veranlasst werden. Wie ausgeprägt sich das postnatal zeigen kann, dürfte aus berührenden Erlebnissen mit Kleinkindern bekannt sein, die sich von rhythmischen Klängen wirklich unmittelbar zu Tanzbewegungen anstecken lassen.

Die ersten Begegnungen zwischen Mutter und Kind zeigen also, abgesehen von der biologisch-biochemischen Versorgung des Kindes durch die Mutter, eine rein körperlich-taktile Resonanz, ehe dann auch weitere sensorische, insbesondere akustische Resonanzerfahrungen hinzukommen.

Während der Fötus zunächst in einem relativ großen Flüssigkeitsraum schwimmt, schmiegt sich später durch die Größenzunahme des Kindes und die Abnahme der Flüssigkeitsmenge die Fruchtblasenhaut langsam an den kindlichen Körper an und führt zu einem ersten sensorischen Erleben von Berührt- und Gehaltenwerden. Esther Bick greift in ihrer Arbeit »Das Hauterleben in frühen Objektbeziehungen« (Bick, 1995 [1988]) diese früheste körperliche Erfahrung des Gehaltenwerdens auf als etwas, das nach der Geburt fortgesetzt werden muss durch einen bewusst vom Primärobjekt dargebotenen Halt.

Denn in dieser primitiven Form erlebt sich der Säugling in seiner unbewussten Fantasie als aus Einzelteilen bestehend, die noch einen konkreten Behälter brauchen, um sich als zusammengehalten erleben zu können. Dass dieses Erleben des Zusammenhalts aber auch später gewährleistet ist, dafür ist ein verlässliches Beziehungsobjekt ganz konkret erforderlich. Dann kann das Kind etwas erleben, was es schon aus dem Mutterleib durch das Anschmiegen der Fruchtblasenhaut erfahren hat, dass es also so etwas gibt wie Gehaltensein. Diese Urerfahrung und die Erwartung, dass sie wieder eintreten könnte, nennt Bion Prä-Konzeption.

Bick beschreibt eindrucksvoll, wie diese Erwartung des Kindes zu einer Sehnsucht nach einem bewahrenden Objekt werden kann und so zu einem ständigen Suchen führt nach »einer Lampe, einer Stimme, einem Geruch oder einem anderen sensuellen Objekt« (Bick, 1995 [1988], S. 237), um zu erleben, dass dieses Objekt seine Persönlichkeit wirklich konkret zusammenhält. »Das optimale Objekt ist, zusammen mit der haltenden, sprechenden und vertraut riechenden Mutter, die Brustwarze im Mund«, so Bick (ebd., S. 237). Sie beschreibt damit, dass das »konkrete« Objekt gleichzeitig eine erste Beziehungsaufnahme zum Ausdruck bringt, indem es liebevoll berührend auf das Kind zugeht.

Entsprechend den Begegnungserfahrungen zwischen Kind und Mutter in dieser Phase der Entwicklung spricht Thomas Ogden von der autistisch-berührenden Position, in der das Erleben des Kindes von sensorischen Wahrnehmungen dominiert wird.

Treten hier Störungen auf, dann kann es zu autistischen oder autistoiden Entwicklungen kommen. Dann bleibt das, was Bick als unintegrierten Zustand beschreibt, unverändert und lässt, wenn der äußere Halt verloren geht, ein inneres Chaos zurück, was mit Gefühlen des Zerfallens und des ins Bodenlose Fallens verbunden ist. Dieses Erleben muss, damit das Kind seelisch überleben kann, abgespalten, eingekapselt werden, wie »sicherheitsverwahrt«, damit der Zugang zu diesem Ort des namenlosen Grauens verhindert wird.

Versucht man aber, sich im psychoanalytischen Setting diesen »Sperrbezirken« zu nähern, können im »Entkapseln« namenlose Ängste hervorbrechen und sowohl Analysanden als auch Analytiker überschwemmen (Nissen, 2012, S. 229).

Um vor solchen »unheimlichen« Bereichen geschützt zu werden, können sich nach Bick sogenannte »Zweithäute« bilden, die zu einer Bannung des Zugangs zur inneren Katastrophe beitragen. Frances Tustin (Tustin, 1993) nennt eine Reihe von solchen autistischen Objekten, die zum Schutz vor Ängsten eingesetzt werden, wie zum Beispiel das uns allen geläufige Pfeifen im Walde oder stereotype, durch Wiederholung Halt gebende Verhaltensweisen oder ein sich Umgeben mit Gegenständen oder Atmosphären, die das Erleben einer perfekten Welt vorspiegeln sollen. Und natürlich kann Musik in unterschiedlichsten Formen die Funktion einer Schutzkapsel haben, im Sinne einer Zweithaut.

Zweithäute können aber auch dysfunktional wirken. So können »Charakterpanzerungen« oder stereotype Verhaltensweisen Beziehungsgestaltungen beeinträchtigen. Hieraus resultieren Bemühungen, solchen störenden »Zweithäuten« zu begegnen und sie überflüssig zu machen; dadurch, dass wir versuchen, die bedrohlichen und deshalb abgespaltenen Unintegriertheitserfahrungen zu transformieren.

Solche Transformationsbemühungen setzen wir aber nicht nur aus therapeutischen Erwägungen ein. Vielmehr gehört es zum Grundbedürfnis eines jeden Menschen, Zugang zu seinen im »wahren Selbst« (Winnicott, 1974) verorteten seelischen Kräften zu finden. Offenbar sehnen sich Menschen immer wieder nach seelischen Veränderungen, mit dem Ziel, in eine emotionale Verfassung zu kommen, die Bion als »Realwerden« bezeichnet. Gerade Verflachungen unseres Erlebens und Sinnlosigkeitsgefühle treiben unsere Suche nach einer Veränderungserfahrung an, die uns emotional erfasst, durchfährt, gar erleuchtet oder zu einem Gefühl des Aufgehobenseins bringt, zu einem Lebensgefühl, das über kognitives Wissen über uns und unsere Persönlichkeit hinausgeht.

Das versuchen wir vielfach mittels individueller Beziehungserfahrungen oder gesellschaftlicher, kultureller oder spiritueller Erlebnisse.

Transformationsprozesse auf der Basis präsentativer oder/und diskursiver Symbolik (nach Susanne Langer)

Das gleichzeitige Erleben eines Zugangs zu Bions »O«, im Sinne von Wahrheit, und von Transformationen in »K«, zu symbolischen Repräsentanzen, können wir in künstlerisch-ästhetischen Prozessen *eher* ganzheitlich erfahren als über die kognitive Qualität von Worten. Warum ist das so?

Die amerikanische Philosophin Susanne Langer (1992 [1942]) hat sich der Erforschung von »Bedeutung« in einem umfassenden Sinn gewidmet. Dazu äußert Dorothee Stoupel in ihrer Arbeit »Die präsentative Deutung« (Stoupel, 2012) die Überzeugung, dass das Erfassen von Bedeutung nicht nur über den Bereich kognitiv-emotionalen Wissens erfolgen kann, sondern gleichzeitig auch über das Wahrnehmen protomental präverbalen Erlebens. Sie unterscheidet also einen logischen von einem psychologischen Aspekt von Bedeutung oder, in Bions Sprache übersetzt, den Bereich von »K« und von »O«. Sie begründet dies damit, dass logische Erkenntnis und psychologische Erkenntnis auf unterschiedlichen Symbolformen beruhen. Während logisches Denken aus einer Beobachterperspektive geschehe und hier Erfahrungen als diskursive Aneinanderreihung von Objekten gesehen würden, werde protomental präverbales Erleben auf »psychologischer Ebene« sogenannt »präsentativ« erfasst, nicht denotativ, sondern konnotativ. Dabei meint »präsentativ« nach Langer eine Transformation mittels eines »präsentativen Symbolismus«, der unserem rein sensorischen Sinn für Formen entspringe.

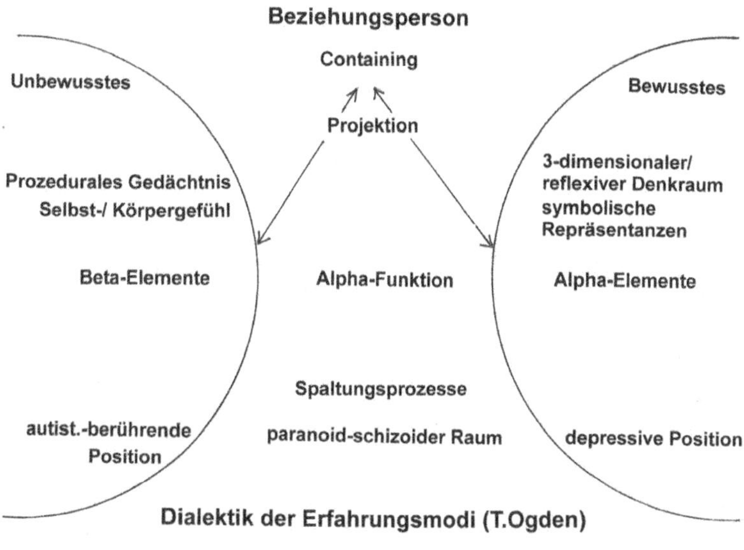

Abbildung 2: Dialektik der Erfahrungsmodi

Der Bereich, den Bion mit »O« bezeichnet, hat etwas mit Unmittelbarkeit zu tun. Nach Bion ist er »unerkennbar« und lässt sich nur in seinen Inkarnationen fassen, zum Beispiel in der Lyrik oder in der Musik. Unmittelbares, Unsagbares zu »vermitteln«, dafür brauche es eine besondere Darstellungsform, die nach Langer auf einer szenisch-präsentativen Symbolik beruhe. Eine »Sprache«, die nicht diskursiv und denotativ funktioniere, sondern konnotativ, wirke präsentativ unmittelbar.

Die Künste sind es vor allem, die diese »Sprache« sprechen, die sich ganz unmittelbar ausdrückt und uns sinnlich-körperlich erfasst. Und unter ihnen zeigt nach Langer die Musik den höchstentwickelten Typus einer konnotativen Semantik.

Wie ich das Einwirken von Musik auf das System unserer inneren Welt verstehe, habe ich bildlich skizziert. Als Grundlage verwende ich dafür Thomas Ogdens Vorstellung einer Dialektik der drei Erfahrungsmodi (siehe Abb. 2). Hier werden Aspekte eines Subjekts mit seiner Verbindung zu einer Beziehungsperson dargestellt. Diese fungiert als Container für die Projektionen, die von den verschiedenen Erfahrungsmodi des Subjekts kommen, und sendet auch wieder Projektionen zurück.

In einer weiteren Skizze (siehe Abb. 3) habe ich nun anstelle der Beziehungsperson das Objekt Musik eingesetzt. Darüber hinaus habe ich versucht, Grenzstrukturen darzustellen, die für eine Ordnung in der Komplexität unserer Psyche relevant sind. In seiner Arbeit »Die Funktion von Grenzen: Permeabilität und Abgrenzung. Die Kontaktschranke im psychoanalytischen Prozess« erläutert Martin Teising eine Funktion von Grenzen im Sinne von Abgrenzung einerseits und Durchlässigkeit und Verbindung andererseits, zum Beispiel zwischen Funktionen des Bewussten und solchen des Unbewussten (Teising, 2005, 2016).

So kann der Bereich von Bions »O«, einer psychischen Realität im Sinne von »absoluter Wahrheit« (Bion, 2009 [1970], S. 39), in der autistisch-berührenden Position mit einem Objekt, zum Beispiel dem Objekt Musik, über protomental körpernahes Erleben verbunden sein und so eine simultane Erfahrung von Einssein und Getrenntsein ermöglichen. Die Membran, die diesen Bereich abgrenzt, besitzt einen monadischen Funktionsmodus. In diesem Modus wird ein Objekt, das von außen kommend mit diesem Bereich über Resonanz und Synchronisation in Kontakt tritt, als berührendes, aber nicht getrennt erlebtes Gegenüber erfahren. Werden dadurch aber unintegrierte bedrohliche Fantasien im »O«-Bereich mobilisiert, so kann zur Angstvermeidung ein absolut autistischer Verschluss erfolgen. Da diese Membran aber auch brüchig sein kann, kann sich zum

Schutz vor Identitätsverlust eine Zweithaut entwickeln, die einerseits schützt, andererseits aber auch eine Kommunikation mit diesem Bereich verhindert.

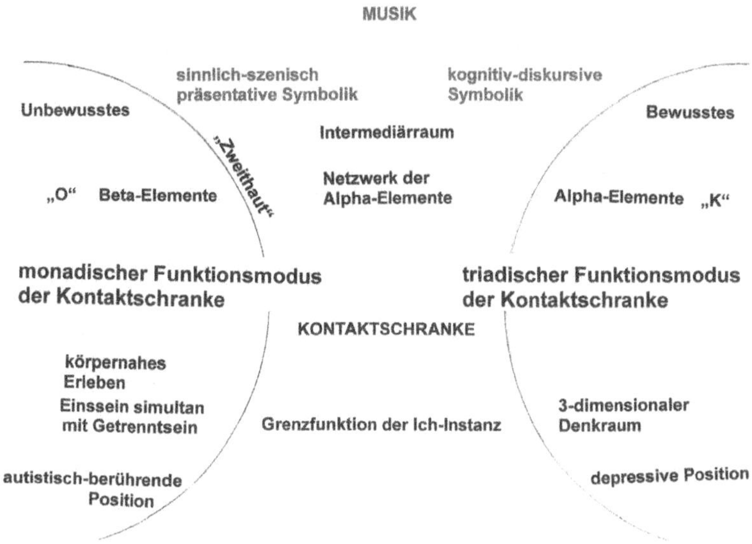

Abbildung 3: Kontaktschranke

Damit vergleichbar erlebe ich auch das Wirken von musikästhetischen Prozessen in ihrer präsentativen Symbolik: Über diesen Teil ihrer Containerfunktion kann sich Musik mit dem monadischen Funktionsmodus synchronisieren und damit unbewusste Urerfahrungen im Bereich von »O« zur Resonanz bringen.

Wenn aber die Angst vor der Resonanz mit diesem Objekt, in diesem Fall der Musik, zu groß ist, kann es zum hermetischen Verschluss kommen. So gibt es Menschen, die sich von vornherein, sozusagen prophylaktisch, Klängen, die zu Herzen gehen können, nicht aussetzen; aus Angst, dabei von unkontrollierbaren Affekten überschwemmt zu werden. Was geschehen kann, wenn diese Kontrolle unterlaufen wird, möchte ich an einer Vignette aufzeigen:

> In einem Kirchenkonzert zum Jahrestag der Zerstörung Würzburgs 1945, in dem Stücke von Schostakowitsch, Faure und Mauersberger zur Aufführung kamen, wurde ein im Kriegsjahr 1940 geborener Mann so sehr von einem Tränenausbruch geschüttelt, dass er die Kirche verließ und draußen in der Dunkelheit Schutz suchte. Bisher unbewusst gebliebene traumatische

> Kriegserfahrungen aus seinen ersten Lebensjahren waren hier mobilisiert worden, wie er später berichtete.

Wie kann es aber durch das Erleben musikalischer Phänomene zum Unterlaufen der kontrollierenden Ich-Instanz kommen? Gemeinsamkeiten musikalischer Strukturen mit frühesten unbewussten Beziehungserfahrungen scheinen hier zur Wirkung zu kommen: Körperrhythmen, Melodien als Bewegungs- und Begegnungsäquivalente, Spannung und Entspannung in Harmonieverläufen.

Und so, wie in unbewussten Körperfantasien des Kindes Prä-Konzeptionen existieren, zum Beispiel als Erwartungen an eine Mutter-Kind-Begegnung, die auf eine Realisierung warten, so scheint es in uns auch Prä-Konzeptionen für Hörerlebnisse zu geben. Und jedes Hörerlebnis kann Erinnerungen mobilisieren an die Musik des Mutterkörpers, die der Fötus intrauterin »gelernt« hat. Daraus haben sich bereits musikalische Erwartungshaltungen gebildet, die auf eine Realisierung von unbewussten Geborgenheitserlebnissen in der autistisch-berührenden Position warten. Sie sichert nach Ogden »dem menschlichen Erleben ein gutes Maß an Begrenzung sowie die Anfänge eines Gefühls für den Ort, an dem dieses Erleben stattfindet« (Ogden, 2006 [1989], S. 84). Und ich möchte ergänzen: ein Gefühl für Klänge, die diesen Ort des Aufgehobenseins fühlbar werden lassen.

Ein gutes Aufgehobensein in dieser Position ermöglicht im weiteren Leben Entwicklungen zu einem sich dyadisch strukturierenden Beziehungserleben in der paranoid-schizoiden Position mit dem Abwehrmechanismus der Spaltung. Illustrieren möchte ich dies mit einer Vignette:

> Ein 50-jähriger Musiker, Klavierlehrer und Pianist, der bei mir in Analyse ist wegen Näheängsten und schweren Schlafstörungen, hat sich auf eine Beziehung zu mir einlassen können, in der er sich gehalten und getragen fühlt, wenn er den Kontakt zwischen uns als harmonisch und konsonant erlebt. An diesem Erleben kann er dann auch in der Zeit bis zur nächsten Stunde festhalten und quasi halluzinatorisch die Trennung überbrücken. Begegnet er mir dann aber in der nächsten Stunde wieder, verhält er sich distanziert und deckt mich mit seinem Monolog zu. Später wird deutlich, dass er bei der Wiederbegegnung schmerzliche Dissonanzen erlebt hat und deshalb eine intensivere Kontaktaufnahme mit mir vermeiden musste. Erst nach längerer Stabilisierung im monadischen Funktionsmodus kann er sich mit dem Misstrauen zu mir auseinandersetzen und in den triadischen Modus eintreten. In diesem Zusammenhang schildert er, dass er seit einiger Zeit in seinen eigenen Klavierkompositionen zunehmend Gefallen

> findet an Verläufen, die reich sind an Reibungen und stabilen Dissonanzen.

Solche dissonanten Prozesse in der Dyade sind es wohl, die über aggressive Auseinandersetzungen mit dem Objekt den Schritt aus der Enge der Dyade erleichtern.

Bildet sich dann ein triadischer Funktionsmodus der Kontaktschranke aus, so entstehen Denkfähigkeiten, die vor einer Überflutung durch Affekte schützen können und Kontakte zu getrennt erlebten Objekten möglich machen. Getrenntheit und Unterschiedlichkeit von Selbst und Objekt können hier anerkannt werden.

Mir hilft die Vorstellung einer Kontaktschranke beim Verstehen von analytischen Prozessen, wenn ich in der Abbildung dort, wo ich jetzt die Funktion der Musik eingesetzt habe, den Analytiker positioniere: So, wie ich mit dem Analysanden in der autistisch-berührenden Position in fast verschmelzende Resonanz kommen kann, kann dieser sich in der weiteren Verarbeitung dieses Erlebens dann mit dem von mir Getrenntsein auseinandersetzen und zum triadischen Funktionsmodus der Kontaktschranke gelangen.

Die weitere Verarbeitung des nun eingetretenen Getrenntheitserlebens kann zum triadischen Funktionsmodus der Kontaktschranke in der depressiven Position führen. Erst in dieser depressiven Position ist es dem Individuum möglich, sich mit dem hinter ihm liegenden schmerzlichen Entwicklungsprozess auseinanderzusetzen. Erst dann kann in der Fantasie der Hass auf die bedrohlich erlebten Bezugspersonen bedauert und das, was an Geborgenheitserleben verlorengegangen ist, betrauert werden. Erst dann kann diese Beziehung verinnerlicht und zu einem Symbol in uns werden (Segal, 1992 [1981]).

Auch wenn ich soeben Beziehungserfahrungen in den drei genannten Positionen quasi chronologisch dargestellt habe, behalten sie lebenslang auf dialektische Weise ihre Gesamtwirkung. Diesen vielfältigen Erlebensmodi mit ihren unterschiedlichen Symbolformen können wir nun im Erleben von musikästhetischen Prozessen wiederbegegnen.

So kann Musik mit ihren unterschiedlichen Symbolisierungen die vielfältigen und widersprüchlichen Aspekte früher Lebenserfahrungen in *einer* Form darstellen, die uns deshalb aufgrund ihrer Komplexität beim ersten Hören selten direkt verständlich wird. Zeigen möchte ich dies am Beispiel der Kantate Nr. 127 »Herr Jesu Christ, wahr' Mensch und Gott« von Johann Sebastian Bach (1725):

> In der Sopranarie dieser Kantate zum Sonntag Estomihi kann ein musikalisches Element, die Staccato-Klänge, in seiner diskursiven Symbolik anders erlebt werden als in seiner präsentativen Symbolik:

> So kann man den langsamen Rhythmus dieser Klangimpulse vielleicht wie ein Wiegen hören, wie ein Sich-geborgen-Fühlen im absolut zuverlässigen Rhythmus des Herzschlages, als ob wir hingeführt würden in das Aufgehobensein an unserem Lebensbeginn; im Text wörtlich ausgedrückt als »Ruhen in Jesu Armen«.
>
> Im Mittelteil wird die Frequenz der Klangimpulse gesteigert, als Symbol für die im Text genannten Sterbeglocken. Überlässt man sich hier aber eher dem unbewussten Mitträumen dieser Musik, können wir ein plötzliches angstvolles Aufgeregtsein erleben in dem Äquivalent eines beschleunigten Herzschlages; als ob sich nun doch Panik vor dem drohenden Tod meldet, ehe dann in dem Da-capo-Teil wieder Ruhe einkehrt.

Diesem Oszillieren zwischen hautnahem präsentativem Musikerleben einerseits und kognitiv-diskursivem Musikverstehen andererseits sind wir ja beim Musikhören ständig ausgeliefert. Der Moment des Kippens von einer Symbolik in die andere kann uns besonders spürbar werden, wenn wir selbst musizieren oder singen: In Momenten emotionalen Ergriffenseins kann es passieren, dass wir die Kontrolle verlieren; dann müssen wir uns unserer Ich-Funktionen ganz bewusst wieder vergewissern, um zu unserer diskursiven Musizierfunktion zurückzufinden.

Ein bewusstes freies Oszillieren zwischen präsentativer und diskursiver Musikrezeption ist uns Menschen, insbesondere wenn wir darin ungeübt sind, nicht gegeben. Zu sehr ist der intermediäre Bereich zwischen protomentalen und explizit diskursiven Prozessen durch die Kontaktschranke verschlossen. Darüber hinaus trennt sich die Selbstrepräsentanz auf dem Weg zur depressiven Position und im Prozess der Sprachentwicklung von der Objektrepräsentanz ab, um zu einem »autonomen Subjekt« werden zu können. Denn dieses hat erfahren, dass Getrenntheitserleben zu ertragen ist und dass es Halt in sich selbst finden kann.

Liegt auf der frühesten Ebene aber ausgeprägte Unintegriertheit vor mit schwer kontrollierbaren Ängsten, kann dieses Erleben mit einer Zweithaut verschlossen werden, um den Zugang zu den ersten chaotischen und angstvollen Lebens- und Hörerfahrungen des Kindes zu versperren. Gleichzeitig kann dadurch die Seele aber auch emotional verflachen und verarmen.

Hier scheint eine Schaltstelle zu liegen, die mitverantwortlich dafür ist, dass nicht nur der emotionale Zugang zu frühesten protomentalen Erfahrungen verschlossen wird, sondern damit gleichzeitig auch ästhetische Prozesse durch die Priorität unseres diskursiv-symbolischen Denkens an Tiefgang verlieren können. An dieser Stelle ist meines Erachtens so etwas wie eine »zweifache Containerfunktion« von Musik zu verorten, die einmal den Weg zum Ich-funktional quasi ungefährlicheren intellektuellen Musikerleben bereiten kann und gleichzeitig in der Gegenrichtung zu einem emotional tiefer gehenden Präsenzerleben von Musik:

- So können im Erlebensmodus der paranoid-schizoiden und der depressiven Position Beta-Elemente über Alpha-Funktionen weiteren kognitiv-diskursiven Erkenntnisprozessen zugeführt werden. Dabei kann die diskursive Symbolik das denkende Ich in uns ansprechen und darüber Halt und Stabilität vermitteln.
- Gleichzeitig können auf der Ebene der autistisch-berührenden Position szenisch-präsentative Begegnungen, wie wir sie in musikästhetischen Erfahrungen erleben, den Bereich der psychischen Kernexistenz, Bions »O«, erreichen. Hier kann Musikrezeption über leibliche Resonanz in tiefere unbewusste Schichten vordringen, dabei die Zweithaut, wie sie sich zum Beispiel in narzisstischen Panzerungen zeigt, durchbrechen und abgekapselte bedrohliche Sperrbezirke, zum Beispiel auch eingeschlossene Traumaerfahrungen, mitunter auf erschreckende Weise zum Bewusstsein bringen. Das Ich kann in solchen Momenten seine Funktion verlieren und von Angst und Schmerz überwältigt werden.
- Über einen längeren Verlauf wiederholter musikästhetischer Erfahrungsprozesse können wohl aber auch behutsame Binnendifferenzierungen im »O«-Bereich erfolgen und zum Erleben von so etwas wie Winnicotts »wahrem Selbst« beitragen (Winnicott, 1974).

Konnte es indes durch Erleben eines Halt gebenden Objekts zu einem erträglichen Kern-Selbst und zu einer »gesunden« Kontaktschranke kommen und konnten traumatische Erfahrungen ausreichend contained und verarbeitet werden, dann kann der Zugang zu den ursprünglichen Lebenserfahrungen erhalten bleiben. Dieses Erleben bezeichnet Bernd Nissen als »ein Wahr-und Wirklichwerden, ohne reflexiv gebrochen und transformiert zu sein; es ist vielleicht – in Anlehnung an Langer – als ein präsentatives Ergriffensein ohne diskursive Ordnung zu umschreiben« (Nissen, 2012, S. 231). Dieses Präsenzerleben meint wohl auch Mendelssohn, wenn er schreibt: »Das, was mir die Musik ausspricht, die ich liebe, sind mir nicht zu unbestimmte Gedanken, um sie in Worte zu fassen, sondern zu bestimmte« (Eichhorn, 2008, S. 57; Gülke, 2017, S. 80)

Hier scheinen Momente wiedererlebt zu werden, in denen das Kind die Halt gebende Mutter so introjiziert, dass Mutter und Kind »eins sind«, ohne zu verschmelzen. Bion spricht von »at-one-ment« (Wiedemann, 2007, S. 297). Ein Bild, das wohl auch ein Musiker erleben kann, wenn er mit seinem Instrument

»eins ist«, und ein Musikhörer, wenn er von einem Musikstück so berührt wird, dass er mit dieser »Klanghaut« eins wird.

Musik als präsentative und diskursive Fassung des Protomentalen

Musik scheint zunächst einmal »verwendet« zu werden, vielleicht wie eine Art Nahrung, derer wir uns bedienen, um etwas von ihrer Wirkung zu erleben, ohne aber wirklich genauer zu wissen, was sie mit uns macht und über welche transformativen Prozesse sie in uns wirkt. Widmen wir uns jedoch der Komplexität musikästhetischer Prozesse, so meine ich, drei wesentliche Wirkaspekte unterscheiden zu können:

- Mit ihrer diskursiven Struktur kann Musik wie eine Objektrepräsentanz wirken und über ihre Spiegelfunktion Halt geben und Ich-Funktionen stärken; gleichzeitig kann sie als Symbol erlebt werden, wenn das zu Symbolisierende mit seiner unbewussten schmerzlichen Geschichte von Verlust, Zerstörung und Wiedergutmachungsversuchen, zu »K« transformiert, emotional verstanden wird (Segal, 1992 [1981]; Bion, 2016 [1965]).
- Mit ihrer präsentativen Struktur kann Musik wie ein »autistisches Objekt« fungieren, oder, wie Tustin es nennt, wie »amorph/autosensuelle Formen«, die als dem eigenen Körper zugehörig erlebt werden, »like a self-induced warm bath« (Tustin, 1984, S. 283); als ob man sich in der Musik »spiegelt« und über sensorisch wahrgenommene Imitation sich selbst im Bild der Musik erschafft (Nissen, 2015, S. 117). Sie kann aber auch über eine Art von Verschmelzung mit der monadischen Kontaktschranke die Zweithaut durchbrechen und den dahinter liegenden Bereich von »O« zur Resonanz bringen und so ein erleuchtendes Erleben von Wahrheit und Präsenz ermöglichen. Hierbei kann es zu spirituellen Erfahrungen mit dem Erleben von »Überhelle« kommen, wie der Komponist Wolfgang Rihm (Rihm, 2002, S. 276) es nennt. Gleichzeitig kann Musik im Durchbrechen der Kontaktschranke angstvolle Innenräume wirksam und die Todesangst im »O« spürbar werden lassen.
- Über den Abwehrmechanismus der »adhäsiven Identifizierung« kann Musik aber auch vor Fragmentationsängsten schützen: Hierbei verklebt das Subjekt mit dem autistischen Objekt Musik zu einer flachen, raumlosen, zweidimensionalen Organisation; in dieser Form kann Musik auch suchtartig benutzt werden.

Dabei sind die Formen, derer wir uns beim Einverleiben von Musik als akustische Phänomene und als musikästhetische Prozesse bedienen, vielfältig.

Das Hören von Musik und die Verarbeitung von Rezeptionsprozessen

Zur Rezeption von Klangphänomenen und künstlerischen Musikschöpfungen und ihrer Verarbeitung auf bewusster und unbewusster Ebene ist aus verschiedensten Fachgebieten veröffentlicht worden.

Hier soll nun unter dem Blickwinkel der »zweifachen Containerfunktion« die gleichzeitige Wirkung von präsentativ- und diskursiv-symbolischen Aspekten der Musik in ihrem Einfluss auf den Hörer betrachtet werden. Nach Thomas Ogden baut sich die Organisationsstruktur der Psyche auf drei Erfahrungsmodi auf: der autistisch-berührenden Position, der paranoid-schizoiden und der depressiven Position.

Die Mischung aus unterschiedlichen Klangaspekten, die auf die komplexe Organisationsstruktur der Psyche trifft, scheint in den drei Kompartimenten aufgenommen (contained) und je nach Qualität des Inputs und der Struktur der psychischen Organisation in Präsentations- und Repräsentationsformen transformiert zu werden.

Dabei unterscheiden sich Individuen vielfach erheblich in der Koordination ihrer Erfahrungsmodi und daher auch im Erleben der Rezeption von Musik:

- Ein Hörer kann Musik eher beruhigend und kognitive Prozesse dämpfend erleben – zum Beispiel über so etwas wie eine adhäsive Identifizierung.
- Ein anderer empfindet Musik als spirituelle Erfahrung, wenn er, durch die diskursiven Strukturen der Musik ausreichend gehalten, sich dem Erleben angstvoller Innenräume jenseits der Kontaktschranke widmen kann.
- Wieder ein anderer ist fasziniert von den diskursiven konflikthaften Kompositionsstrukturen, die ihn mit bewusst nicht immer gleich erkennbaren paranoid-schizoiden oder depressiven Konfliktverarbeitungsmodi konfrontieren.

Auf der Tagung der DGPM im Jahr 2014 »Zum Phänomen der Rührung in der Musik« (Nohr &Leikert, 2016) haben mich unter dem Blickwinkel der »zweifachen Containerfunktion« besonders folgende Aspekte angeregt:

Von Ergriffenheit und Überwältigung wurde da gesprochen, von Trennung und Risiken im Erleben von Transformation, von der dezentrierenden Kraft der Kunst und davon, dass die Kunst die Gesellschaft von den Rändern her anfrisst und verändert. Auch davon, dass das Auftauchen von Rührung und Ergriffenheit auf absolut plötzliche Weise geschieht.

Es scheint, als ob sich Kunst, Musik insbesondere, gleichzeitig in präsentativ- und diskursiv-symbolischer Form zeigt. Sie gelangt zunächst auf vertrauten kognitiv-emotionalen Bahnen in unser psychisches Bewusstsein, das Bions K-Bereich zuzuordnen ist. Unterschwellig findet sie aber den Weg zur autistisch-berührenden Position, wo sie unbemerkt die Zweithaut durchbrechen und ein überraschendes Präsenzerleben bewirken kann. Wer so etwas erfährt, ist urplötzlich mit seinem Kern-Inneren konfrontiert und dort möglicherweise auch mit traumatischen Inhalten. So ist das Erschrecken zu verstehen, das Überwältigtsein von Musik, wenn sie seelisches und körperliches Fragmentationserleben bewirken kann: So können wir die Kontrolle über unsere Gesichtsmuskulatur verlieren, sodass unsere Mimik von unseren Affekten beherrscht wird. Oder vegetativ-autonome Funktionen brechen durch in Form von Tränenausbruch oder Aufgehen der Hautbarriere im Erleben von Gänsehaut oder Kälteschauer.

Das Erleben eines Zugangs zu unseren Urerfahrungen, der inneren Wahrheit, zu »O«, das eben auch mit Todesängsten verbunden sein kann, warum sehnen sich Menschen immer wieder danach? Offenbar gibt es Kompositionen, die mit präsentativ-bedrohlichem Aufzeigen einer inneren Welt von Angst und Schrecken etwas von unserem eigenen Inneren spiegeln und uns so ein intensives Verstandensein vermitteln. So ist wohl die Wirkung von Olivier Messiaens »Quatuor pour la fin du temps« für Klarinette, Violine, Violoncello und Klavier (Messiaen, 1940) auf Menschen in schwerst traumatisierender Lebenssituation zu verstehen. Diese Komposition schrieb Messiaen in den Kriegsjahren 1940/41. Er lebte damals in einem Lager in Görlitz, als Sanitätssoldat von den Deutschen gefangengenommen. Die Aufführung seines Quartetts in einer Baracke unter erbärmlichsten Bedingungen, bei Kälte, Hunger, Zwangsarbeit und Krankheit, war für die meisten Hörer zunächst befremdend. Dann aber suchten viele Messiaens Nähe auf, um mit ihm sprechen zu können. In dem 3. Satz für Klarinette solo mit dem Titel »Abgrund der Vögel« kann dem Hörer vor allem das schrille Schreien der Klarinette unter die Haut gehen, worauf die dann auftauchenden befremdlich klingenden Vogelstimmen uns wie eine Botschaft aus einer anderen Welt zu erreichen scheinen (Mätzler, 2002).

Das kreative Erschaffen von Musik (Komponieren)

Freud war der Meinung, dass Künstler ein weniger starres Abwehrsystem besitzen und dadurch eher in der Lage zu sein scheinen, Ahnungen ihres persönlichen

Unbewussten, aber auch des kollektiven Unbewussten einer Gesellschaft in sich zuzulassen und in einem Kunstwerk neu zu erschaffen. Der Komponist Hauke Jasper Berheide erlebt den Prozess seines Komponierens als »der Kontrolle des Bewusstseins entzogenes Klangergebnis sowohl von körperlichen Spannungszuständen als auch von deren mehr oder weniger vollzogenen Entladungen« (Berheide, 2013, S. 179). Offenbar können durch unbewusste Fantasien generierte Körperspannungen selbst zur Resonanz führen, als direkte Wirkung der Beta-Elemente, die wie in einer Entladung ausgeworfen werden. Sind sie dann aber zu Alpha-Elementen transformiert worden, zu »Konzeptionen« (Bion), dann können sie auf träumerische Weise in Kompositionsprozesse einfließen.

Wolfgang Rihm (Rihm, 2002, S. 274–277) greift das Bild der von einer Hülle umgebenen Einkapselung für seinen Kompositionsprozess auf: Er meint, komponieren heißt, »Musik da … zu fangen, wo sie ohne Hülle ist … Also weniger Musikstücke komponieren, als vielmehr Zustände von Musik.« Rihm erlebt sein Musikschaffen als »vegetatives Komponieren«, was wohl so viel bedeutet wie ein Schaffen aus dem körperlichen Unbewussten. Wenn er komponiere, sei er etwas »ausgeliefert, das mir auch seinen Zustand aufzwingt.« In diesen Zuständen erlebe er so etwas wie »Überhelle«.

Dann aber beginne er aus dem Aufgefangenen etwas zu machen, diesen »Zustand dinghaft darzustellen«. Denn der Klang habe zu tun mit einer »realen Körperlichkeit, einer haptischen Seite, sei etwas Greif-… Modellierbares.« Aber dieses Material setze dem gestaltenden Tun einen Widerstand entgegen.

Hier kann es also zu einem Streit der beiden Symbolformen von Musik kommen. Denn wenn der Komponist das, was er in seiner inneren Welt erlebt und vielleicht auch schon hört, in eine für sein Gegenüber objektiv fassbare Form zu bringen versucht, ist die Übersetzung in eine Struktur erforderlich, mit der eine diskursive Verständigung möglich ist, gehalten von einem Rahmen mit Gesetzmäßigkeiten, denen sich der Komponist und der ausübende Musiker zu stellen haben.

Das, was Musik ausmache, sei das Klima der ersten Begegnung, auch der darin steckenden Unsicherheiten, zum Beispiel das völlig Sprunghafte, wie wir es bei Mozart erleben. Rihm meint, Mozart habe sich von inneren Kräften leiten lassen, die er so genial mit den Musikgesetzen zusammenbringen konnte, als sei das Endergebnis gar nicht anders möglich. Es ist bei Mozart also eine so vollkommene Einheit zwischen innerer Welt und musiklogischer Gesetzmäßigkeit entstanden, vielleicht zu vergleichen mit dem ursprünglichen Einssein zwischen Kind und Mutter.

Das Material, das Komponisten aus ihrem Unbewussten dem kreativen Kompositionsprozess zuführen, besitzt vielfach noch das ganz Ursprüngliche, Brisante, Sprunghafte, Unsichere und Unheimliche aus der autistisch-berührenden Position. Robert Schumann beschreibt dieses beängstigende Abtauchen in die verborgenen Einkapselungen beim Komponieren von Liedern in folgenden ergreifenden Worten: »Lange freilich kann ich diese Aufregung nicht tragen. Nun, dann bin ich mir bewusst, gewirkt zu haben, was in so kurzer Zeit möglich war« (Wasielewski, 1972 [1906], S. 282).

Und an anderer Stelle beschreibt Schumann den Zusammenhang zwischen verschleierter Oberfläche und ursprünglichsten Persönlichkeitsfragmenten: »Töne sind verschleierte Venusformen, wir sehen sie durch den Schleier lächeln; aber wir dürfen den Schleier nicht heben; darum stillt die Musik nicht etwa den Streit der Gefühle, sondern regt sie auf und lässt jenes verworrene, unnennbare Etwas zurück« (Schumann, 1971 [1827–1838]).

Das Brisante und oft Bedrohliche vieler Kompositionen aus der Epoche der Romantik war offenbar sowohl für Musiker als auch für Hörer oft schwer auszuhalten und wurde, um diese Musik gefälliger zu machen, mitunter einer Nivellierung und Verwässerung zugeführt. So hat auch Mendelssohns Musik Ende des 19. Jahrhunderts bis hinein in die 70er und 80er Jahre des 20. Jahrhunderts Glättungen und Sentimentalisierungen erfahren, die ihm dann sogar als mangelnde Gefühlstiefe und oberflächliche formalistische Glätte vorgeworfen wurden. Dass Mendelssohn seine Musik aber eigentlich viel irritierender und vitaler gemeint hat, vermittelt eine Äußerung von Hans von Bülow, der meinte, dass, bevor man Mendelssohn spiele, zum Beispiel seine Orchesterkompositionen, man Mozart spielen müsse, um dadurch offen zu sein für die Brisanz und die Widersprüche in Mendelssohns Musik (Eichhorn, 2008, S. 108).

Mit welcher Sicherheit manche Komponisten aus ihrem Inneren schöpfen, hat Mendelssohn eindrucksvoll in folgender Äußerung verstehbar gemacht: »Es wird so viel über Musik gesprochen, und zu wenig gesagt. Ich glaube überhaupt, die Worte reichen nicht hin dazu, und fände ich, dass sie hin reichten, so würde ich am Ende gar keine Musik mehr machen … Das, was mir die Musik ausspricht, die ich liebe, sind mir nicht zu unbestimmte Gedanken, um sie in Worte zu fassen, sondern zu bestimmte« (Eichhorn, 2008, S. 57). Hier kommt wohl deutlich das Präsenzerleben zum Ausdruck, zu dem Mendelssohn offenbar Zugang hatte. Das Erleben von »Wahrheit« in ihrem tiefsten Kern ist so ergreifend, gleichzeitig auch so klar für ihn, dass nach seiner Meinung nur Musik davon etwas ausdrücken kann.

Die Kombination aus präsentativen und diskursiven Symbolaspekten kann aber auch zu einer ausgeprägten Polarisierung der Hörerschaft führen, wenn Kompositionsinhalte fragmentierter und dadurch bedrohlich wirkender Teilaspekte aus der autistisch-berührenden Position mit Kompositionsstrukturen von euphorisierend-manischer Abwehrqualität (aus der PS-Position) überdeckt werden. So können sie den Hörer zum Erleben eines Klangrauschs verführen, während die bedrohlichen Aspekte wie ein Kassiber unbewusst in ihn eindringen. Solche Wirkung zeigen manche Kompositionen Richard Wagners, die dann mittels dieser manischen Abwehrstruktur sogar zur »Musik als Waffe« funktionalisiert werden können. Insbesondere das Orchestervorspiel »Walkürenritt« aus dem *Ring des Nibelungen* wurde im Film *Apocalypse Now* zur Darstellung psychologischer Kriegsführung verwendet; es soll aber auch real im Irakkrieg angewandt worden sein (Ehl, 2015).

Versuche, Musik und ihre Strukturen mittels musiktheoretischer Überlegungen zu verstehen

So, wie der Musiker im Prozess der Musikausübung gehalten ist, sich theoretisch und praktisch mit den Strukturen seines Instruments auseinanderzusetzen, um die Klänge zu erzeugen, die er erwartet, so zeigt auch die Grundlage der Harmonik, auf der unsere klassische europäische Musik aufgebaut ist, Gesetzmäßigkeiten, denen sich der ausübende Musiker und insbesondere auch der Komponist zu stellen hat. Für viele stellt die Funktionsharmonik, wie sie auf der Basis des Generalbasses dann Ende des 19. Jahrhunderts von Hugo Riemann entwickelt wurde, ein selbstverständliches Handwerk dar, das genutzt wird, um unbewussten seelischen Prozessen eine nachvollziehbare musikalische Form zu geben (Dahlhaus & Eggebrecht, 1996). Es scheint, als handele es sich hier um einen klar definierten Halt gebenden Rahmen, in dem sich die künstlerisch-kreativen Kompositionsprozesse entfalten können. Befassen wir uns aber näher mit der Struktur und der Wirkung dieser Gesetzmäßigkeiten, müssen wir erleben, dass wir uns nicht nur in einer Halt gebenden Ordnung aufgehoben fühlen, sondern auch Sogwirkungen ausgesetzt sind, die in verschiedene Richtungen wirkenden. Auch hier scheinen wir es mit einer zweifachen Containerfunktion zu tun zu haben: Einerseits sind wir konfrontiert mit einem unbestechlich abstrakten Rahmen, der helfen soll, präsymbolisch-sensorische Prozesse in eine handhabbare Form zu bringen; andererseits besitzt aber dieser Rahmen selbst, zum Beispiel im Falle der Funktionsharmonik, spannungsgeladene Strukturen, die entsprechend unserer Hörgewohnheiten bestimmte Harmonieverläufe emotional geradezu erzwingen. So fordert die Kadenzharmonik eine zur tonalen Ruhe führende Schlussformel, im Gegensatz zur Progressionsharmonik, die sich »in die Weite öffnend« vom Grundton entfernt. In ein und demselben Regelwerk befinden sich also ein unbestechlich klarer äußerer Rahmen, der die Erarbeitung einer Musikstruktur auf einer kognitiv-diskursiven Symbolik erfordert, und eine gleichzeitig vorliegende Eigendynamik, die sich die Komposition in eine manchmal schwer nachvollziehbare Richtung entwickeln lässt.

Die Komplexität eines solchen Regelwerks kann zu der Idee führen, es handele sich auch in der Begegnung der aus dem Komponisten auftauchenden kinästhetischen Matrix mit dem Container des Regelwerks um so etwas wie eine »interpenetrativ-komplementäre«, sich gegenseitig durchdringende Einflussnahme (Nissen, 2012, S. 229; Luhmann, 1987, S. 290).

Die darin kämpfenden Konflikte können dann dazu beitragen, dass gegen Hörgewohnheiten ankomponiert wird und Harmoniezwänge aufgegeben werden bis zur Unabhängigkeit von Tonbedeutungen in der Seriellen Musik oder der Konzentration auf Monoklänge bei John Cage.

Zur Beziehung des Musikers zu seinem Instrument

Die Einstellung eines Musikers seinem Instrument gegenüber möchte ich betrachten unter dem Blickwinkel von Bions These der Prä-Konzeptionen, zu der Grotstein (2007, S. 63, 87) Folgendes schreibt: Es seien »apriorische, nicht denkbare Kerne des Unbewussten […], die sich im Seelischen aber als Erwartung bemerkbar machen.«

Nun sind Musikern in der Regel ihre Erwartungen an die Klänge, die sie ihrem Instrument entlocken wollen, und die Reaktion ihres Instruments auf das Spiel sehr bewusst. Ganz gezielt nimmt ein Klavierspieler zunächst rein körperlich über seine Finger Kontakt auf mit den Tasten des Klaviers und lässt auf seine Erwartungen an das Erklingen bestimmter Töne eine Realisierung folgen, die je nach musikalischem Wissen und technischer Fertigkeit unterschiedlich ausfallen kann. Dabei kann es zwischen den Fingern des Spielers und den Tasten des Klaviers zu einer Begegnung kommen, die mich an Bernd Nissens »interpenetrativ-komplementäre Erwartung an eine Mutter-Kind-Begegnung« erinnert (Nissen, 2012, S. 229).

Auch wenn es nicht gerechtfertigt scheint, ein Musikinstrument mit einer menschlichen Person zu vergleichen, so treten in der Begegnung zwischen Musiker und Instrument doch oft solche wechselseitigen Resonanzphänomene auf, sodass der Musiker zu seinem Instrument eine nahezu liebende, wenn nicht gar erotische Beziehung erleben kann. Vielleicht kommt es mit anderen Instrumenten zu einer noch intensiveren Verbindung zwischen beiden Beteiligten, zum Beispiel bei einem Cellospieler und seinem Instrument. Hier kann der Spieler in der Fantasie mit dem Bogen in sein Instrument geradezu eindringen, vielleicht sogar mit einer sexuellen Konnotation. Dass eine solche Konnotation auf einer präsymbolischen Ebene konkretistisch erlebt werden kann, zeigt Hanna Segal (1995 [1957], S. 202) an einem Beispiel in ihrer Arbeit »Bemerkungen zur Symbolbildung«: Ein junger schizophrener Geiger habe auf die Frage seines Arztes, woran es läge, dass er seit seiner Krankheit aufgehört habe, Geige zu spielen, ziemlich heftig geantwortet: »Warum? Soll ich vielleicht öffentlich masturbieren?« Aber nicht nur bei einem psychotischen Patienten, der sich auf der Stufe der symbolischen Gleichsetzung befindet – die Geige repräsentiert das männliche Geschlechtsteil und das Geigenspiel die Masturbation –, kann es zu einer so engen Verbindung zwischen Musiker und Instrument kommen. So wie Winnicott sagt, dass es so etwas wie einen Säugling nicht gebe (»There is no such thing as a baby«, Winnicott, 1997 [1971]), weil er nur in Verbindung mit seiner Mutter existiere, so ist auf der Ebene dieser Betrachtung auch die Mutter nicht als isoliertes Wesen denkbar. So sind auch Musiker und Instrument nicht isoliert zu betrachten. Zwischen Säugling und Mutter kommt es, durch die Realisierung der in beiden Beteiligten vorhandenen Prä-Konzeptionen, zu einem Präsenzerleben, das Nissen als »ein Wahr- und Wirklich werden, ohne reflexiv gebrochen und transformiert zu sein«, beschreibt:

> »Es ist vielleicht – in Anlehnung an Langer – als ein präsentatives Ergriffensein ohne diskursive Ordnung zu umschreiben. Solche Zustände sind weder Verschmelzung noch Vermischung von Subjekt und Objekt, sondern eine Einheit, in der Mutter und Kind eins sind, es also die Dichotomie Mutter-Kind nicht gibt, zugleich ist dieses Einssein die klarste Teilung« (Nissen, 2012, S. 231).

Wie könnte man jetzt diese Konstruktion auf die Beziehung zwischen Musiker und Instrument übertragen? Während sich das Subjekt Musiker mit dem Objekt Instrument in eine künstlerische kognitiv und technisch-logische Auseinandersetzung begibt, kann sich der Musiker gleichzeitig wie ein Kind der großen Mutter Cello gegenüber erleben: Hier kann die Erwartung, vom Cello mit singenden Melodien genährt zu werden, durch das Streichen des Cellos realisiert werden. Dabei geschieht in beiden Beteiligten eine wechselseitige Resonanz.

Während Musiker im Umgang mit ihrem Instrument vielfach Über-Ich-gesteuert und von Perfektionsstreben getrieben sind, scheint dieser bewusste Umgang des Instrumentalisten mit seinem Instrument von unbewussten Prozessen überlagert zu sein. Unbewusste Beziehungsfantasien und ein präsentatives Ergriffensein sind hier von der unbewussten Erwartung des Musikers an sein Instrument bestimmt.

Entwicklung transformativer Fähigkeiten beim Erleben der »zweifachen Containerfunktion« von Musik

Das Erleben von Musik kann über die »zweifache Containerfunktion« Entwicklungen transformativer Fähigkeiten initiieren und so unsere Kompetenzen in Psychotherapie und Psychoanalyse bereichern. Denn musikästhetische Prozesse ermöglichen uns über unser Gegenübertragungserleben »K«-Erfahrungen. Gleichzeitig können wir sie aber auch als Eintrittspforte zum »O«-Raum erleben. Und wenn wir »Nichtwissen« zulassen, dann können wir unserem Kernselbst und einer archaischen Wahrheit begegnen.

Das Betreten dieses Raumes ist aber vielfach mit großen Ängsten verbunden. Nach Wiedemann (persönliche Mitteilung) vermittelt Bion die Überzeugung: »Wer mit »O« in Berührung kommt, muss sterben.« Er spricht damit etwas an, was wir aus religiösen Kontexten kennen, wo es um die Angst davor geht, Gott zu sehen: ein existenzielles Bedrohtsein, ein namenloses, ein formloses Grauen. Bion meint, diesem Bereich könne man sich nur mit Ehrfurcht nähern (Wiedemann, 2007).

Meine Patientin, Frau A, hat auf dem weiteren Weg der Analyse mehr Zutrauen zu dem Bedrohlichen gefunden, das sie in mir und auch in sich selbst erlebte. So konnte sie mehr Vertrauen zu mir gewinnen und dadurch Zugang finden zu dem Mechanismus der projektiven Identifizierung; sie konnte ihre Gefühle von Sich-bedroht-und-ohnmächtig-Fühlen mehr in mir unterbringen, und ich war nun eher in der Lage, das in mich Projizierte aufzunehmen, zu verstehen und in träumbaren Alpha-Elementen zurückzugeben.

Im analytischen Prozess schützen wir uns in der Regel mit unseren Abwehrmechanismen vor solchem bedrohlichen Erleben. Wir wissen aber, dass gerade das Zulassen einer Resonanz des Analytikers auf den abgekapselten »O«-Bereich des Analysanden weiterführen kann, wenn sich beide mit ihrem jeweiligen Unbewussten auf ein musikalisches und kognitiv noch unverständliches Duett einlassen.

Resümee

Als »die Musik des Geschehens« beschreibt Thomas Ogden das, was uns in einem psychoanalytischen Prozess erfassen und berühren kann. Auch hörbare Musik in ihren unterschiedlichen akustischen Erscheinungsformen kann uns ergreifen. Die Parallelität, die in diesen beiden Abläufen zu erleben ist, regt dazu an, den Wirkungsmechanismen solcher Erfahrungen näher kommen zu wollen.

Im psychoanalytischen Erfahrungsprozess wie auch beim Musizieren und Musikhören können fast bildhafte Vorstellungen von Berührungen, Verbindungen und Beziehungen auftauchen, die als oft überwältigende nonverbale Ereignisse beiden Prozessen zu eigen sind und wie Brücken zwischen diesen beiden Welten wirken. Es liegt nahe, dass die dadurch mobilisierten Kräfte in der inneren Welt nach psychoanalytischen Konzepten suchen lassen, um mit ihnen dem Verstehen der Komplexität dieser Vorstellungen näher zu kommen.

Die mir zur Verfügung stehenden Konzepte, die dazu beitragen können, die inneren Bewegungen beim Erleben psychoanalytischer Prozesse und von Musikverläufen zu verstehen, habe ich in dieser Arbeit versucht, miteinander zu verknüpfen. Sie sind aber auf unterschiedlichen psychologischen, philosophischen und psychoanalytischen Ebenen angesiedelt und erscheinen daher zunächst wenig kompatibel. Dennoch habe ich in meiner Auseinandersetzung damit versucht, sie zu einer Gesamtsicht zusammenzuführen. Dadurch war es aber kaum vermeidbar, dass es in der Darstellung der Überlegungen zu Brüchen, Inkonsistenzen und Widersprüchen gekommen ist, die über eine dialektische Betrachtung der parallel angewandten Konzepte hinausgehen. Ich betrachte meine hier vorgestellte Untersuchung als Beginn einer Auseinandersetzung mit der Ähnlichkeit von Transformationsprozessen, wie sie uns in psychoanalytischen und in musikästhetischen Verläufen begegnen, und als Chance, den in ihnen verborgenen Wirkmechanismen in weiteren Untersuchungen näher zu kommen.

Im Verlauf der dargestellten Überlegungen hat sich mir ein weit gefächertes Feld von konkreten musikästhetischen Prozessen eröffnet. Deren Wahrnehmung fordert zu erneuten Betrachtungen von Transformationsprozessen, die musikalischen und psychoanalytischen Erfahrungen gemeinsam sind, heraus.

Literatur

Abraham, N. & Torok, M. (2001). Trauer *oder* Melancholie. Introjizieren – inkorporieren. *Psyche – Z Psychoanal, 55*, 545-559.

Angeloch, D. (2017). »Sub-Thalamic Fear«. Über Wilfred Bions »War Memoirs 1917–1919«. *Psyche – Z Psychoanal, 71*, 586–616.

Bach, J.S. (1725). Kantate Nr. 127 »Herr Jesu Christ, wahr' Mensch und Gott«. Wiesbaden, Leipzig, Paris: Breitkopf & Härtel.

Berheide, J.K. (2013). Komponist und Psychoanalytikerin im Gespräch. Von der Prämotion bis zum Werk. In J. Picht (Hrsg.), *Musik und Psychoanalyse hören voneinander* (S. 177–184). Gießen: Psychosozial-Verlag.

Bick, E. (1995 [1988]). Das Hauterleben in frühen Objektbeziehungen. In E. Bott Spillius (Hrsg.), *Melanie Klein Heute.* Stuttgart: Verlag Internationale Psychoanalyse.

Bion, W. R. (1992 [1962]). *Lernen durch Erfahrung.* Frankfurt a. M.: Suhrkamp.

Bion, W. R. (2009 [1970]). *Aufmerksamkeit und Deutung.* Frankfurt a. M.: Brandes & Apsel.

Bion, W. R. (2016 [1965]). *Transformationen.* Gießen: Psychosozial-Verlag.

Bohleber, W. (2013). Das Unbewusste. Metamorphosen eines Kernkonzepts. *Psyche – Z Psychoanal, 67.*

Bohleber, W. (2014). Suche nach Repräsentanz. Neuere Arbeiten zu seelischen Transformationsprozessen. *Psyche – Z Psychoanal, 68.*

Cage, J. & Jandl, E. (1995). *Silence.* Frankfurt a. M.: Edition Suhrkamp.

Crepaldi, G. (2013). Bion und Kant. Psychoanalytisch-philosophische Überlegungen zu »O« als »Ding an sich«. *Psyche – Z Psychoanal, 67,* 432–457.

Dahlhaus, C. & Eggebrecht, H. H. (1996). *Was ist Musik?* Wilhelmshaven: Florian Noetzel Verlag.

Ehl, M. (2012). Gedanken zum Film »Gerhard Richter Painting«. In M. Ehl & G. Frink (Hg.), *Psychoanalyse. Teil der Kultur.* Tagung zum 25-jährigen Bestehen des Instituts für Psychoanalyse (DPG) Nürnberg-Regensburg. Neues Museum Nürnberg, 26.–27. Oktober 2012. Nürnberg: IPNR.

Ehl, M. (2015, Mai). *Machtphänomene in Richard Wagners Kompositionsstrukturen – Basis für Polarisierung und Spaltung?* Vortrag auf der DPG-Jahrestagung Berlin.

Ehl, M. (2016). Jenseits von Harmonie und Chaos. Revolte und Wiedergutmachung in Robert Schumanns Düsseldorfer Spätwerk. In I. Focke, E. Horn & W. Pohlmann (Hrsg.), *Erregter Stillstand. Narzissmus zwischen Wahn und Wirklichkeit.* Stuttgart: Klett-Cotta.

Ehl, M. (2017). »Schläft ein Lied in allen Dingen…«. In Resonanz und Personanz zeigt sich der Mensch. In G. Wenz (Hrsg.), *Wer sind wir? Aspekte einer Menschheitsfrage.* Münsterschwarzach: Vier-Türme-Verlag.

Eichhorn, A. (2008). *Felix Mendelssohn Bartholdy.* München: Verlag C. H. Beck.

Feldman, M. (1987). *For Samuel Beckett.* Wien: Universal Edition.

Freud, S. (1908e [1907]). Der Dichter und das Phantasieren. Studienausgabe, Band X (S. 169–179). Frankfurt a. M.: Fischer.

Grotstein, J. S. (2007). *A Beam of Intense Darkness. Wilfred Bion's Legacy to Psychoanalysis.* London: Karnac Books.

Grotstein, J. S. (Hrsg.). (1981). *Do I Dare Disturb the Universe? A Memorial to Wilfred Bion.* Beverly Hills: Caesura Press.

Gülke, P. (2017). *Felix Mendelssohn Bartholdy. »Der die Widersprüche der Zeit am klarsten durchschaut«.* Kassel: Bärenreiter.

Klein, M. (1995 [1929]). Frühkindliche Angstsituationen im Spiegel künstlerischer Darstellungen. In: Gesammelte Schriften, Band I, Teil 1 (S. 329–341). Stuttgart: frommann-holzboog.

Krejci, E. (2015). *Vertiefung in die Oberfläche. Ausgewählte Schriften.* Gießen: Psychosozial-Verlag.

Krejci, E. (2016).Vorwort und Glossar. In W. R. Bion, *Transformationen*. Gießen: Psychosozial-Verlag.

Langer, S. (1992 [1942]). *Philosophie auf neuem Wege. Das Symbol im Denken, im Ritus und in der Kunst.* Frankfurt a. M.: Fischer.

Leikert, S. (2013). Das kinästhetische Unbewusste. *Psyche – Z Psychoanal, 67*, 962–990.

Leikert, S. (2016). Musik, Affektregulation und die Fähigkeit, für sich zu sein – Überlegungen zur Bedeutung der Musik in biographischen Schwellensituationen. *KJP, 170*, 185–203.

Lorenzer, A. (1972). *Kritik des psychoanalytischen Symbolbegriffs*. Frankfurt a. M.: edition suhrkamp.

Lütkehaus, L. (2008, 27. Dezember). Am Nullpunkt der Stille. *Neue Zürcher Zeitung*.

Luhmann, N. (1987). *Soziale Systeme*. Frankfurt a. M.: Suhrkamp.

Mätzler, R. (2002). Perspektiven einer Psychoanalyse der Musikrezeption. In B. Oberhoff (Hrsg.) (2002), *Psychoanalyse und Musik. Eine Bestandsaufnahme* (S. 471–494). Gießen: Psychosozial-Verlag.

Maiello, S. (2001). Das Klangobjekt. Über den pränatalen Ursprung auditiver Gedächtnisspuren. *Psyche – Z Psychoanal, 55*, 961.

Messiaen, O. (1940). *Quatuor pour la fin du temps*. Paris: Durand Editions musicales.

Niedecken, D. (2010). Musik als ungesättigte Deutung. *Psyche – Z Psychoanal, 64*, 505–525.

Milton, J. (1969 [1667]). *Das verlorene Paradies* (übertragen von H. H. Meier). Stuttgart: Reclam.

Nissen, B. (2009). *Die Entstehung des Seelischen. Psychoanalytische Perspektiven*. Gießen: Psychosozial-Verlag.

Nissen, B. (Hrsg.). (2012). *Wendepunkte. Zur Theorie und Klinik psychoanalytischer Veränderungsprozesse*. Gießen: Psychosozial-Verlag.

Nissen, B. (2015). Zur psychoanalytischen Konzeptualisierung und Behandlung von Störungen aus dem autistischen und autistoiden Spektrum. *Psychotherapeutenjournal, 2*, 110–119.

Nohr, K. & Leikert, S. (Hrsg.). (2016). *Zum Phänomen der Rührung in Psychoanalyse und Musik*. Gießen: Psychosozial-Verlag.

Oberhoff, B. (Hrsg.). (2002). *Psychoanalyse und Musik. Eine Bestandsaufnahme*. Gießen: Psychosozial-Verlag.

Ogden, T. H. (2006 [1989]). *Frühe Formen des Erlebens*. Gießen: Psychosozial-Verlag.

Ogden, T. H. (2004 [2001]). *Gespräche im Zwischenreich des Träumens. Der analytische Dritte in Träumen, Dichtung und analytischer Literatur*. Gießen: Psychosozial-Verlag.

Picht, J. (Hrsg.). (2013). *Musik und Psychoanalyse hören voneinander*, Band 1. Gießen: Psychosozial-Verlag.

Purcell, H. (1688/89). *Dido and Aeneas. An Opera in Three Acts* [Gesangspartitur]. Kalmus.

Rihm, W. (2002). *Offene Enden. Denkbewegungen um und durch Musik*. München/Wien: Edition Akzente Hanser.

Rothbart, S. (2017). »Uncertainty clouds«. Wilfred R. Bions psychoanalytische Ästhetik als Poetik der Unsicherheit. *Psyche – Z Psychoanal, 71*, 189–213.

Schneider, G. (2012). Die Transformation einer autistoiden Organisation. In B. Nissen (Hrsg.), *Wendepunkte. Zur Theorie und Klinik psychoanalytischer Veränderungsprozesse* (S. 247–270). Gießen: Psychosozial-Verlag.

Schumann, R. (1971 [1827–1838]). *Tagebücher*, Bd. 1 (hrsg. von G. Eismann und G. Nauhaus). Leipzig: VEB Deutscher Verlag für Musik

Segal, H. (1995 [1957]). Bemerkungen zur Symbolbildung. In E. Bott Spillius (Hrsg.), *Melanie Klein heute*. Stuttgart: Verlag Internationale Psychoanalyse.

Segal, H. (1992 [1981]). *Wahnvorstellungen und künstlerische Kreativität.* Stuttgart: Klett-Cotta.
Segal, H. (1996 [1991]). *Traum, Phantasie und Kunst.* Stuttgart: Klett-Cotta.
Stern, D. (2010 [1985]). *Die Lebenserfahrung des Säuglings.* Stuttgart: Klett-Cotta.
Stern, D. (2005). *Der Gegenwartsmoment. Veränderungsprozesse in Psychoanalyse, Psychotherapie und Alltag.* Frankfurt a. M.: Brandes & Apsel.
Sterneck, W. (1997). John Cage und die Musik der Veränderung. http://www.sterneck.net/john-cage/sterneck/index.php (07.01.2019).
Stoupel, D. (2012). Die präsentative Deutung. Ein Beitrag zur Psychoanalyse existentieller Veränderungsprozesse. In B. Nissen (Hrsg.), *Wendepunkte. Zur Theorie und Klinik psychoanalytischer Veränderungsprozesse* (S. 331–362). Gießen: Psychosozial-Verlag.
Teising, M. (2005). Permeability and demarcation in the psychoanalytic process. Funktions of the contact-barrier. *Int J Psychoanal, 86*, 1627–44.
Teising, M. (2016). Die Funktion von Grenzen: Permeabilität und Abgrenzung. Die Kontaktschranke im psychoanalytischen Prozess. *FIS Newsletter, 9.*
Tenbrink, D. (2000). Musik als Möglichkeit zum Ausdruck und zur Transformation präverbaler Erlebnismuster. In B. Oberhoff (Hrsg.) (2002), *Psychoanalyse und Musik. Eine Bestandsaufnahme* (S. 453–470). Gießen: Psychosozial-Verlag.
Tustin, F. (1984). Autistic shapes. *International Review of Psycho-Analysis, 11*(3), 279–290.
Tustin, F. (1993). Anmerkungen zum psychogenen Autismus. *Psyche – Z Psychoanal, 47*, 1172–1183.
Wasielewski, J. W. (1972 [1906]). *Robert Schumann. Eine Biographie.* Dresden: Kunze.
Wiedemann, W. (2007). *Wilfred Bion. Biografie, Theorie und klinische Praxis des »Mystikers der Psychoanalyse«.* Gießen: Psychosozial-Verlag.
Winnicott, D. W. (1997 [1971]). *Vom Spiel zur Kreativität.* Stuttgart: Klett-Cotta.
Winnicott, D. W. (1974). *Reifungsprozesse und fördernde Umwelt.* Frankfurt a. M.: Fischer.

Music – its transformational capacities and their meaning for the psychoanalytical process. How can different ways of musical containment link the sensual and the verbal self and be integrated in a moment of psychic truth?

Abstract: Mental capacities in experiencing, comprehending, practising and creating musical phenomena and their development in infancy and in utero are investigated in this paper.

Based on the idea of three modes of mental experience, the autistic-contiguous, paranoid-schizoid and depressive positions, earliest processes of resonance between foetus and prenatal environment, between child and mother, and later between the individuum and his internal and external worlds are described. This is compared with the experience of resonance in listening to musical sounds and performances.

Wilfred Bion's conception of psychic transformation processes may help to understand how reception, compositing and practising of music and thinking about music theory can influence mental processes of perceiving, experiencing and working through the experience. And vice versa, how experiencing music may influence our mental capacities in transformation processes.

Keywords: Music, discoursive and presentative symbol, transformation, protomental, »K« and »O« (Bion)

Der Autor
Martin Ehl, Dr. med., ist Internist, Facharzt für Psychosomatische Medizin und Psychotherapie und niedergelassen als Psychoanalytiker (DGPT, DPG, IPA) in Würzburg. Veröffentlicht hat er zur stationären psychoanalytischen Behandlung, zur Epidemiologie psychischer Erkrankungen, zur Ethik in der Psychotherapie und zum psychoanalytischen Verstehen künstlerischer Kreativität, insbesondere im Bereich der Musik.
E-Mail: martin.ehl@dpg-psa.de

Die Musik der Emotionen und die Technik der Prozessdeutung[1]

Reinhard Plassmann

Jahrbuch für Psychoanalyse und Musik • Band 3 (2019), 67–86
https://doi.org/10.30820/9783837982596-67
www.psychosozial-verlag.de/pum

Zusammenfassung: Je mehr sich die Aufmerksamkeit in der Wissenschaft und in der Praxis der Psychotherapie den emotionalen Vorgängen zuwendet, desto deutlicher werden die Eigenschaften und Gesetzmäßigkeiten, mit denen Emotionen an der Entstehung und Behandlung von Krankheiten beteiligt sind. Hierzu zählen einige Phänomene, die fast nur mit musikalischen Metaphern beschrieben werden können: Emotionen werden intersubjektiv auf dem Wege der Resonanz wahrgenommen, die Regulationsvorgänge von Emotionen – von höchster Bedeutung für die Krankheitsentstehung – verlaufen rhythmisch mit einem ständigen Schwingen der Emotionsstärke um einen für die Verarbeitung optimalen Mittelbereich, das Gleichgewicht zwischen positiven und negativen Emotionen bildet sich in einer rhythmischen Schwingung von einigen Minuten Dauer, die Gefühlskonturen haben den Charakter kurzer Melodien mit einem Anklingen, Aufsteigen und Verklingen.

Aus diesen Erkenntnissen ergeben sich Konsequenzen für die Krankheitsmodelle und die Behandlungsmethodik. Zahlreiche psychosomatische Erkrankungen werden als provisorische, gescheiterte Versuche der Emotionsregulation verständlich. Zur Aufgabe von Psychotherapie wird es dann, Störungen der emotionalen Regulationsprozesse zu erkennen und die Emotionsregulation in den Gegenwartsmomenten der Therapiestunde zu fördern. Dazu wird behandlungstechnisch die Unterscheidung zwischen Prozess und Inhalt benötigt und die Technik der Prozessdeutung. Musikwissenschaftlich

1 Teile des Textes sind enthalten in R. Plassmann (2019), *Psychotherapie der Emotionen*. Gießen: Psychosozial-Verlag.

liegt die Annahme nahe, dass Musik auf kunstvolle Weise unsere emotionalen Vorgänge repräsentiert.

Schlüsselwörter: Emotion, Transformation, Prozessdeutung, Regulationsvorgänge, Psychoanalyse, Rhythmus

Die moderne Emotionsforschung und ihre Folgen

Im Bereich der Psychoanalyse gab und gibt es Entwürfe psychoanalytischer Affekttheorien, die aber lange Zeit den Emotionen eher eine Randposition zuwiesen als etwas, das die eigentlich wichtigen Kräfte der menschlichen Seele begleitet. Wilfred Bions Ideen bilden hier eine Ausnahme, sie waren ihrer Zeit weit voraus.

Mittlerweile gibt es aber eine umfangreiche moderne Emotionsforschung, die überzeugende Befunde über die Bedeutung der Emotionen hervorgebracht hat und an der die Psychoanalyse großen Anteil hat. Die stärksten Impulse für die moderne Emotionsforschung sind von der *Säuglingsforschung*, der *Gehirnforschung* und von der *Traumatherapie* ausgegangen und auf dieser Grundlage bekam auch auch die *Bindungsforschung* die große Bedeutung, die sie heute hat.

Emotionen gelten mittlerweile in Übereinstimmung auch mit der neurobiologischen Grundlagenforschung als jene Kräfte, von denen das seelische Geschehen bewegt und organisiert wird; vom Schicksal der Emotionen hängt ab, ob Gesundheit oder Krankheit entsteht. Diese veränderte Sichtweise, die den Emotionen wohlbegründet einen völlig anderen Platz im seelischen Geschehen einräumt, vom Rande in den Mittelpunkt, kann man als *emotiozentrische Wende* bezeichnen (Plassmann, 2016).

Auch das Beziehungsmodell hat sich damit im Zusammenhang gewandelt. Die Arbeit in der Therapiestunde geschah in den Anfängen der Psychoanalyse, also am Übergang zum 20. Jahrhundert, mit der Vorstellung, der Behandler nehme eine neutrale Beobachterposition ein, aus der heraus der Analytiker/die Analytikerin, dem Patienten/der Patientin beschreiben könne, was dessen/deren Träume, Symptome, Fehlleistungen, Inszenierungen usw. für unbewusste Bedeutungen enthielten. Diese Annahme, eine neutrale Beobachterposition einnehmen zu können, ist mittlerweile in großem Umfang weiterentwickelt und durch die Annahme ersetzt worden, dass an den Wahrnehmungs- und Verarbeitungsvorgängen jeder Therapiestunde sowohl Patient/Patientin wie Therapeut/Therapeutin aktiven Anteil haben. Diese Veränderung der Sichtweise, die *intersubjektive Wende* (Altmeyer & Thomä, 2006; Ermann, 2016), wird bestätigt durch zahlreiche

Ergebnisse der Grundlagenforschung; und die genaue Betrachtung der Vorgänge in Therapiestunden legt es auch zwingend nahe, von einer Wechselseitigkeit des Fühlens und Denkens in der Therapiestunde auszugehen.

In einer emotionspsychologisch fundierten Psychotherapie ist das grundlegende Wahrnehmungsinstrument deshalb die *emotionale Resonanz*, mit der ein Therapeut/eine Therapeutin wahrnehmen kann, welche emotionalen Themen in der Therapiestunde aktiv sind. Am Anfang steht nicht der distanziert beobachtende Verstand, sondern die *Affektresonanz*, wie man das kurz nennen kann.

Der Therapeut/die Therapeutin, nimmt während der Stunde auf dem Wege der Affektresonanz kontinuierlich die bewussten und unbewussten emotionalen Themen wahr und darüber hinaus auch die *emotionalen Regulationsvorgänge*, die eigenen so gut wie die des Patienten/der Patientin. Wahrgenommen wird die Stärke der emotionalen Belastung, das Gleichgewicht von negativen und positiven emotionalen Zuständen, Momente von Kreativität und Wachstum oder von Stagnation. Diese Form der Resonanz kann *Prozessresonanz* genannt werden (Plassmann 2017).

All diese Regulationsvorgänge bilden die Ebene der *Prozesse*, die den jeweiligen *Inhalten* übergeordnet ist, und die Aufgabe des Therapeuten/der Therapeutin ist es, diese Prozesse, die zum seelischen Wachstum notwendig sind, zu fördern.

Nur ein kleiner Teil der Emotionen überschreitet allerdings die Schwelle zum Bewusstsein und erst dann wird die Emotion zum Gefühl, wird bemerkt, kann benannt werden. Keineswegs sind aber die unbewussten, impliziten Emotionen die schwächeren, eher im Gegenteil. Man könnte das vielleicht mit dem Zusammenspiel von Bildschirm und Prozessor vergleichen. Der Bildschirm ist wie das Bewusstsein, er steht im Vordergrund, was dort zu sehen ist, fällt dem Betrachter auf, bildet aber nur einen kleinen Teil dessen ab, was in den Prozessoren erzeugt wird. Die Verarbeitungsvorgänge der menschlichen Psyche erzeugen in der Tiefe weit mehr als nur die Bildschirmoberfläche des Bewussten.

Vitalitätsaffekte und die Musik der Emotionen

Gerade die Psychoanalyse und die moderne Emotionsforschung haben es sich zur Aufgabe gemacht, unbewusste seelische Vorgänge zu entmystifizieren und Unbewusstes wissenschaftlich zu erforschen. Dazu gehört auch, jene Ausdrucksformen zu kennen, in denen sich unbewusste Emotion ausdrückt, mitteilt, Resonanz erzeugt: die Vitalitätsaffekte, die Musik der Emotionen (Jaffe & Feldstein, 1970; Stern, 2005; Leikert, 2016; Knoblauch, 2000).

Ein Affekt ist etwas Lebendiges, das kommt und geht und sich bewegt, keine digitale Information und auch kein Ding. Diese lebendigen Eigenschaften eines Affektes werden umso deutlicher, je genauer auf das Geschehen im Gegenwartsmoment der Stunde geachtet wird. Dann wird spürbar, dass ein Affekt, der durch die Stunde geht, eine zeitliche Kontur hat, vielleicht wie ein Ton oder eine Welle. Die Zeitkonturen im Erscheinen, Ansteigen und Abklingen eines Affektes, die Gefühlsformen (Stern, 2005), sind so variantenreich wie das Leben selbst. Sie sind keine Produkte eines äußeren Anlasses, sondern werden von den emotionalen Systemen geschaffen. Es sind die emotionalen Systeme, die dem Affekt seine Zeitgestalt geben, noch genauer: Es sind die emotionalen Systeme von Patient/Patientin und Therapeut/Therapeutin, weil Emotionsregulation ein intersubjektives Geschehen ist. Die emotionalen Systeme von Patient/Patientin und Therapeut/Therapeutin schaffen die Zeitkonturen, die Vitalitätsaffekte, die das emotionale Material in der Stunde annimmt. Therapiestunden haben deshalb den Charakter von Spontankunstwerken, zu denen beide Mitspieler/Mitspielerinnen ihre Beiträge geben.

Affekte bestehen aber nicht nur wie Musik aus Hörbarem, sondern enthalten auch Bewegung, Körpergefühl und oft auch Bilder. Meist wird man sich in der Stunde aber auf das Gehörte beschränken und nur ausgewählte Momente genauer betrachten. Immer gilt aber, dass die Zeitkontur, in der ein Affekt durch die Stunde geht, ausdrückt, wie die Begegnung mit diesem Affekt im jeweiligen Moment der Stunde empfunden wird, als bedrohlich und überwältigend oder mit Erstaunen und Neugier oder vielleicht auch als etwas Normales, der eigenen Person selbstverständlich Zugehöriges. Der Vitalitätsaffekt drückt also unter anderem aus, wie regulierbar und integrierbar dieser Affekt ist. Vitalitätsaffekte sind darüber hinaus auch Erzählungen. Die Zeitkontur wiederholt vielleicht den Ablauf einer traumatischen Situation, in der sich dieses emotionale Material erstmals gebildet hat und niemals auflösen konnte. Hierzu ein Beispiel:

> Die 58-jährige Frau U. gerät seit Jahren mehrfach am Tage in Zustände, die sie »Abstürze« nennt. Diese Bezeichnung gefunden zu haben ist für sie bereits ein Fortschritt, ursprünglich waren diese Zustände etwas Namenloses, Grauenhaftes und Unheimliches, mit dem sie sich kaum zu beschäftigen gewagt hatte. Sie hatte immer versucht, diese Zustände so schnell wie möglich zu überwinden, nicht darüber nachzudenken und sich wieder in jene Verfassung zu versetzen, die sie als normal ansah. Diese Alltagsverfassung war aber insofern nicht normal, als große emotionale Bereiche und damit zusammenhängende gegenwärtige und frühere Lebensbereiche unzugänglich waren. Es bestand also das Krankheitsbild einer dissoziativen Störung.

Die Patientin ist herzlich, kreativ, und ihr Heilungswille hat mich von Anfang an beeindruckt. Sie hat mehrere mehrjährige ambulante Therapien absolviert mit sehr geringem Erfolg und hatte dann in einer stationären Psychotherapie das Malen von Bildern als Möglichkeit entdeckt, unklare, Furcht erregende innere Bilder, von denen sie nicht wusste, woher sie stammten, aufs Papier zu bringen.

In den ersten Stunden, die ich mit ihr hatte, kam ihr Zweifel sehr stark zum Ausdruck, ob diese inneren Bilder und gemalten Bilder Fantasieprodukte seien oder irgendwie doch so etwas wie Erinnerungsbilder. Wenn sie von diesen gemalten Bildern sprach, die sie in großer Zahl zu Hause aufbewahrte, dann war allerdings ein enormer Anstieg der emotionalen Belastung zu spüren. Ich habe ihr damals geantwortet, ob und was sich in ihrer Kindheit tatsächlich ereignet habe, sei noch nicht deutlich. Vollkommen klar sei mir aber, dass es stark wirksames emotionales Belastungsmaterial gebe, das ich in solchen Momenten in der Stunde spüren könne. Darin sei ich mir sicher. Diese Deutung bezog sich also auf etwas in der Gegenwart Wahrgenommenes, und zwar einen Vitalitätsaffekt: ein sehr starker und schneller Anstieg von etwas Belastendem, Gefährlichem, in der Stunde aufgetreten, in der Stunde wahrgenommen und mit dem Begriff des emotionalen Belastungsmaterials benannt. Die Zeitkontur teilte also die Heftigkeit und Bedrohlichkeit mit, während unklar war, woraus diese Belastung bestand. Ich konnte allerdings schon damals ahnen, dass zu diesen Zuständen die Angst gehörte, ihren eigenen Wahrnehmungen, Gefühlen und Beobachtungen nicht trauen zu dürfen. Sie war erleichtert, dass ihre Frage mit einem Anerkennen und Bestätigen dessen beantwortet worden war, was sie in diesem Moment selbst wahrgenommen hatte: eine sehr hohe Belastung.

Ich will nun in diesem Fallbeispiel einen Zeitsprung von etwa einem Jahr machen und versuchen, die Veränderung in der Zeitkontur, mit der dieses Belastungsmaterial in die Stunde kam, darzustellen. Das scheint mir nicht einfach, weil Vitalitätsaffekte sehr komplexe Gebilde sind, die sich mit Worten nur begrenzt wiedergeben lassen; es ist eine ähnliche Schwierigkeit wie der Versuch, ein Musikstück oder ein Bild in Worten zu erzählen.

In diesem Jahr therapeutischer Arbeit hat es sich bewährt, das der Patientin verloren gegangene Vertrauen in die eigenen Wahrnehmungen dadurch zu fördern, dass die Art und Weise, wie Belastungsmaterial in die Stunde kam, viel Raum und Aufmerksamkeit bekam und dabei die Wahrnehmungen der Patientin und meine eigenen vielfältig abgeglichen wurden, bis Körperreaktionen, Bilder, Gedanken, Worte sich zu einem Ganzen zusammenfügten und sich stimmig anfühlten. Die Patientin brachte mehrfach von den in der stationären Therapie gemalten Bildern ein Ausgewähltes mit in die Stunde, breitete es auf dem Boden aus, was heftige Auswirkungen hatte. Es war, wie wenn die Patientin am Rande eines Abgrunds stünde, dann in diese Bilder gleichsam hineinfiel, einen rasenden Sturz in innere Bildern erlebte, alle ohne Ordnung, ohne Sinn und ohne Zusammenhang, in diesem Sturz wie losgerissen von sich selbst, ohne Gefühl für ihren Körper und ihre Person. Dies waren die Abstürze, unter denen sie seit Jahren gelitten hatte. Die Bedrohlichkeit eines solchen Absturzes, der sich innerhalb von Sekunden aufbaute, war unmittelbar spürbar. Es hat sich dann bewährt, für den Absturz, der sich gerade eben ereignet hatte, Worte zu finden und den Kontakt zu sich und ihren Wahrnehmungen, zum Behandlungsraum und zum therapeutischen Dialog wiederherzustellen. Sie fand heraus, dass ihr half, aufzustehen und ein wenig umherzugehen, sie schaute aus dem Fenster, auf Fluss und Bäume und bemerkte dann, wie sie ihren Körper wieder spürte, den Raum wieder wahrnahm; sie kehrte langsam zu ihrem Sessel zurück, um mit mir über das eben stattgefundene Geschehen zu sprechen.

Die Affektkontur war nach meinem Eindruck ein plötzlicher Sturz in ein Nichts aus Grauen und ohne Kontakt zu sich selbst, dann langsame Wiederkehr.

Solche Zustände sind nicht nur außerhalb, sondern auch innerhalb der Therapiestunde traumatisch, deshalb bewährte es sich sehr, die Intensität des Belastungsmaterials aktiv so zu regulieren, dass keine Abstürze auftraten. Sie erkannte dann, dass die früher gemalten Bilder immer offen gelassen hatten, ob sie Phantasmen, Träume oder Wirkliches abbildeten war, während es andererseits Erinnerungsbilder gab, an denen sie nicht zweifelte und die sie eindeutig als etwas Eigenes und Stimmiges einschätzte. Auch diese Erinnerungsbilder waren mit hoher Belastung verbunden und es brauchte sorgfältige Regulation der Belastung, diesen Erinnerungen so viel Raum in der Stunde zu geben, dass keine Abstürze eintraten, sondern sich vielmehr mit der Zeit ein weitgehend geschlossenes Bild einer traumatischen Episode in ihrer Kindheit zusammenfügte. Der männliche Täter, ein Verwandter, hatte es auf perfide Weise verstanden, das Kind für seine pädophilen sexuellen Vorlieben so zu missbrauchen, dass das Kind in den Missbrauchsituationen den Kontakt zu sich selbst und den eigenen Wahrnehmungen von Ekel, Angst, Scham verloren hatte, in ein inneres Nichts der Dissoziation gestürzt war, und danach wiederauftauchte in die Leere des Glaubens an die Familienlegende von scheinbar harmlosen Spielszenen.

Die Zeitkontur, in dem solches Belastungsmaterial nun durch die Stunden ging, hatte sich sehr verändert. Die Patientin ging in der Stunde gleichsam langsam darauf zu und überprüfte in diesem kontrollierten Herangehen, ob und wie sie sich mit diesem Material in dieser Stunde beschäftigen wolle. Aus dem Absturz war also ein Andante geworden, ein darauf Zugehen. Dann wurde antizipiert, wie es ihr wohl ergehen würde, wenn sie sich mit diesem Belastungsmaterial näher beschäftigen würde. Das konnte inhaltlich beispielsweise ein Schuldgefühl sein, das im Alltag aufgetaucht war und seine Gefährlichkeit aus seinen Verbindungen zur traumatischen Situation bezog. Dieses Antizipieren stellte also einen Probekontakt zum Traumamaterial her. Sie konnte dann beispielsweise entscheiden, eine bestimmte Alltagsgeschichte zu erzählen und die Beschäftigung mit dieser Geschichte zu beenden, sollte die Belastung grenzwertig hoch werden. Die Anzeichen für kritisch hohe Belastungsstärke wurden jeweils noch kurz durchgegangen. Der kritische Punkt wäre stets der Kontaktverlust zur eigenen Person gewesen. Die Affektkontur hatte sich sehr verändert vom plötzlichen Sturz und mühsamster Rückkehr hin zu etwas Langsamem, Schwingendem, in sich Geschlossenem, in dem nichts zerriss.

Die Vorgänge der Resonanz zwischen Patient/Patientin und Therapeut/Therapeutin sind die Basis für alles Weitere, und Resonanz umfasst auch die Vorgänge der Gefühlskontur, die Vitalitätsaffekte. Der Therapeut/die Therapeutin ist dabei nicht unbeteiligter Beobachter/unbeteiligte Beobachterin, sondern stellt gleichsam Resonanz nach innen zu sich selbst her, indem er/sie überprüft, ob die Gefühlskontur, mit der ein Thema durch die Stunde und durch ihn/sie selbst geht, etwas Traumatisches oder etwas Reguliertes hat. Diese Wahrnehmungen werden mit dem Patienten/der Patientin abgestimmt. Die Resonanz für Vitalitätsaffekte schafft das Fundament für alle darauf aufbauenden Schritte der *Regulation und Transformation*. Hier wird auch der Unterschied zwischen Resonanz und Empathie deutlich. Empathie fühlt mit, was der Patient/die Patientin fühlt, Resonanz nutzt den gesamten inneren Wahrnehmungsapparat von Patient/Patientin und Therapeut/Therapeutin, um zu beurteilen, inwiefern die Begegnung mit emotionalem Material in der Stunde zu seelischem Wachstum führt.

Resonanz, Regulation und Transformation

In die Psychotherapiestunde kommen jene emotionalen Themen des Patienten/der Patientin, die sich mitteilen wollen. Dies geschieht wie beschrieben auf dem Wege der *Resonanz*. Resonanz ist also ein Prozess, ein Vorgang, der es dem Therapeuten/der Therapeutin ermöglicht, emotionale Themen wahrzunehmen und der es auch dem Patienten/der Patientin ermöglicht, emotionale Reaktionen seines Therapeuten/seiner Therapeutin wahrzunehmen.

Nachdem die emotionalen Themen wahrgenommen worden sind, ist die Beschäftigung mit ihnen natürlich nicht abgeschlossen. Eine zentrale Erkenntnis der modernen Emotionsforschung, die völlig in Einklang mit den Behandlungserfahrungen steht, ist, dass Emotionen der *Regulation* bedürfen, um verarbeitet und integriert werden zu können. Auch diese Regulationsvorgänge sind Prozesse, die wir unabhängig von ihren Inhalten betrachten können.

Wenn nun Regulation gelingt, dann wird man die faszinierende Erfahrung machen, wie etwas beginnt, das wir *Transformationsprozess* nennen können: Worte und Bilder entstehen, neue Perspektiven, Zusammenhänge werden klar, die Geschichte verbindet sich mit der Gegenwart. Auch der Transformationsprozess kann unabhängig von seinen Inhalten verstanden, betrachtet und gedeutet werden.

Resonanz, Regulation und Transformation sind Prozesse und die Deutungstätigkeit des Analytikers, der Analytikerin kann sich sowohl mit den Inhalten beschäftigen, also den Emotionen und allen ihren Ausdrucksformen, wie auch mit diesen Prozessen. Die behandlungstechnische Notwendigkeit, sich mit diesen Prozessen zu beschäftigen, rührt daher, dass die Arbeit mit den Inhalten nur dann Fortschritte machen wird, wenn die Prozesse ungestört ablaufen. Nur dann kommt es zu seelischem Wachstum, also zu Transformation. Zunehmend wird deshalb in Psychotherapie und Psychoanalyse systematisch unterschieden zwischen *Prozess* und *Inhalt*, in den theoretischen Modellen wie auch in der therapeutischen Praxis. Um die Vorgänge von Resonanz und Regulation in der Stunde so zu reflektieren und zu deuten, benötigen wir deshalb eine Technik der Prozessdeutung (Plassmann, 2016a).

Der Gegenwartsmoment

Unbewusste Emotionen bilden Narrative, Erzählungen, sind Bestandteil von Erzählungen. Das Geschehen in der Therapiestunde ist also gleichsam eine Schichtung von Erzählungen über emotionale Themen und diese Geschichten sind kunstvoll in einer intersubjektiven Matrix verwoben. Emotionale Resonanz beginnt, indem der Therapeut/die Therapeutin die eigene Aufmerksamkeit auf diese Erscheinungsformen unbewusster Emotionen richtet, beispielsweise auf die Vitalitätsaffekte wie oben beschrieben.

Fundamental wichtig ist die Erkenntnis, dass emotionale Resonanz zwischen Kind und Eltern, ebenso zwischen Patient/Patientin und Therapeut/Therapeutin ein Geschehen ist, das sich in kleinen, kurzen Sequenzen geteilter Wahrnehmung bildet. Eine im Moment der Stunde aktive Emotion erzeugt nicht nur im Patienten/in der Patientin ein Gefühl, verbunden mit körperlichen Reaktionen, Gedanken und Impulsen, sondern eben auch zwischen Patient/Patientin und Therapeut/Therapeutin Momente der Resonanz, also der geteilten emotionalen Wahrnehmung. Das gilt für unbewusste Emotionen so gut wie für bewusste.

Für solche Momente hat Stern (2005) die Bezeichnung *Gegenwartsmoment* vorgeschlagen. Nach den Ergebnissen der Säuglingsforschung haben Gegenwartsmomente eine Dauer von ca. vier bis zehn Sekunden und sie sind nach Sterns Überzeugung einem chemischen Element vergleichbar, eine Grundeinheit menschlicher Wahrnehmung für Lebensvorgänge. Ich halte es allerdings für sinnvoll, den Begriff des Gegenwartsmomentes auch für etwas längere Sequenzen von einigen Minuten Dauer zu verwenden.

Gegenwartsmomente sind ein intersubjektives Geschehen. Sie entstehen nicht allein durch emotionale Vorgänge im Patienten/in der Patientin, sondern auch ebenso durch emotionale Vorgänge im Therapeuten/in der Therapeutin. Sehr häufig erlebt man beispielsweise einem bestimmten Moment in der Stunde als bedeutungsvoll, ein bestimmtes vom Patienten/von der Patientin gesprochenes Wort. Dies liegt am emotionalen Gehalt des Momentes oder des Wortes, der sich in subtilen Zeichen mitteilt, zum Beispiel an leichten Veränderungen des Sprachflusses, der Sprachmelodie, verbunden mit kleinen Veränderungen in der Körpersprache. Hierzu ein Beispiel:

> Die 54-jährige Frau R. wurde seit vielen Jahren wegen schwerer Depressionen fast jedes Jahr stationär psychiatrisch behandelt und ist deshalb pensioniert. Während einer Verhaltenstherapie wurde ihr und der Therapeutin klarer, dass die Depressionen mit einer traumatischen Kindheit zusammenhängen könnten, die Therapeutin fühlte sich auf diesem Gebiet allerdings nicht sicher genug und bat mich, die Behandlung fortzuführen.
>
> Zur Stunde, aus der ich berichten möchte, kommt sie an einem heißen Tag im August in dunklem, langem Kleid, es ist die erste Stunde nach einer urlaubsbedingten Unterbrechung. Das Kleid fiel mir auf, ohne dass ich zunächst hätte sagen können, warum.

Sie fühle sich stärker depressiv als vor drei Wochen, das Morgentief dauere länger, sie beobachte Antriebsmangel und eine Tendenz zu negativen Gedanken, so beschrieb sie ihre Verfassung ganz psychiatrisch. Ob das die Jahreszeit sein könne? Ihre Depressionen seien meistens im August aufgetreten, eine jahreszeitlich bedingte Depression vielleicht.

Mir war, als wenn ich einen subtilen Spannungsanstieg in diesem Moment spüren könnte, ein kurzes angespanntes Verharren, wie ein Warten vielleicht, ob ich mich mit einer psychiatrischen Erklärung zufrieden geben würde, ein Moment, der ein Innehalten und Aufmerken auch bei mir induzierte. Erwartete sie von mir die Haltung, sie oder ihr Organismus hätten selbst die Verantwortung für ihre Depression, es sei eben etwas Organisches und nach anderem müsse man nicht suchen? Irgendwie schien mir dieser Moment, in dem sie mir eine biologische Erklärung für die Depression anbot und sich dabei minimal anspannte, emotional bedeutungsvoll. Ein Gegenwartsmoment.

Die in mir bereits entstandene Suche nach anderen denkbaren Zusammenhängen sprach ich aus: Ob sie etwas über eine besondere Bedeutung dieser Jahreszeit, dieses Monats wisse? Ich wisse von ihr, dass sie dann depressiv reagiere, wenn sie das Gefühl habe, Belastendes komme auf sie zu, ohne dass sie sich davor schützen könne. Wenn also der August eine belastende Bedeutung hätte, so wäre es immerhin denkbar, so überlegte ich, dass die unverhinderbare jährliche Wiederkehr dieses Monats eine Depression auslöse.

Noch bevor sie zu sprechen begann, schien sich etwas zu verändern, das ich wahrnehmen konnte. Hatte sie gespürt, dass mein innerer Suchvorgang nicht mit einer psychiatrischen Erklärung endete, gab es also eine Resonanz der Patientin auf mein Berührtsein?

Sie blickte mich direkt an: Was ihr sofort einfalle, seien die Sommerferien als Kind, eben im August, die Freibadbesuche und die ekelhaften Berührungen des Täters und seine widerwärtigen schamlosen Blicke auf das sich umziehende Mädchen. Sie erzählte geordnet, detailreich, dabei innerlich bewegt vom erinnerten und gefühlten Ekel, von der Scham, dem Zorn, der Empörung, der Hilflosigkeit.

In diesem kurzen Ausschnitt aus einer Psychotherapie wird erkennbar, dass die Patientin gewohnt war, als nunmehr Erwachsene ihre traumatischen Kindheitserlebnisse innerlich zu übergehen, möglichst nicht daran zu denken, keine Verbindungen zwischen dem damals Gewesenen und dem Heutigen herzustellen und sie erwartete diese Haltung auch von mir als Gegenüber. Etwas in ihr schien aber darauf zu warten, dass diese immer verschwiegenen, niemals erzählten Erlebnisse zur Sprache kommen konnten und die seither unterdrückten Gefühle gefühlt werden konnten. Die Erinnerungen und Emotionen lagen gleichsam bereit, gefühlt und integriert zu werden, und führten zu kleinen bedeutungsvollen Momenten in der Stunde, Gegenwartsmomenten.

Der Gegenwartsmoment ist die Grundform der emotionalen Resonanz mit der charakteristischen kurzen Zeitdauer von wenigen Sekunden. Genauere Untersuchung zeigt allerdings, dass der von Stern beschriebene Gegenwartsmoment nicht die einzige Erscheinungsform emotionaler Resonanz sind. Die menschliche Psyche bildet narrative Einheiten von sehr unterschiedlicher Länge, die ebenfalls der Kommunikation mit dem Gegenüber dienen und Resonanz auslösen. Immer gilt, dass solche Narrative Subjektives, Emotionales, mitteilen, nicht etwa Sachinformation, Faktisches.

Ohne Frage sind diese Gestalten, die der Mensch seiner emotionalen Welt gibt, um sie zu erzählen, eine Kunstform, jede Therapiestunde ist deshalb ein Spontankunstwerk. Sie sind Darstellungsformen, Erzählformen und sie sind Heilungsaktivitäten, weil sie geschaffen sind, Resonanz auszulösen und Kommunikation mit dem Ziel von Regulation und Transformation, kurz seelischem Wachstum.

Emotionale Regulation

Emotionen sind nicht sentimentale Begleiterscheinungen unsrer Denkprozesse, sie sind starke, mit großer Macht ausgestattete Energien. Sie steuern in ihren unbewussten Vorformen, den Protoemotionen, das körperliche Geschehen, sie wirken direkt auf alle körperlichen Vorgänge ein, sie steuern den Energiehaushalt, die Aufmerksamkeit, bilden die Basis von Handlungsimpulsen und Denken. Dieses ganze hochkomplexe System, an dem Emotionen auf entscheidende Weise mitwirken, wird beim Menschen durch die evolutionäre Neuentwicklung von Bewusstsein und Sprache ergänzt, mit denen sich der Mensch und nur der Mensch neue Möglichkeiten zur Selbstregulation geschaffen hat. Bewusstsein und Sprache eröffnen erweiterte Möglichkeiten zur Entscheidungsbildung. Gedanken, von einem emotionalen Impuls ausgelöst, sind immer Suchprozesse, ein Abbilden, Abwägen, ein Wählen zwischen Sichtweisen und Handlungsoptionen.

Welche Formen der Emotionsregulation lassen sich unterscheiden? Die wichtigsten dieser emotionalen Regulationsvorgänge, ich halte die Bezeichnung *Kern-*

prozesse für sinnvoll, sind die Regulation der Emotionsstärke und die Regulation des Gleichgewichts zwischen negativen und positiven Emotionen, also die bipolare Emotionsregulation (Plassmann, 2014a).

Die Regulation der Emotionsstärke ist deshalb erforderlich, weil die Verarbeitungsvorgänge bei zu hoher Emotionsstärke blockiert sind. In der Beschäftigung mit emotional bedeutsamem Material verlangt der Transformationsprozess deshalb eine Regulation der Emotionsstärke hin zu einem zur Verarbeitung geeigneten Mittelbereich (»Balancemodell des Mittelbereichs«, Beebe & Lachmann, 2004). Im eben beschriebenen Fallbeispiel setzte sich die Stunde auf folgende Weise fort:

> War es, so überlegte ich, als die Augustereignisse zur Sprache kamen, jetzt im Moment gut für die Patientin, zu erinnern, zu fühlen, zu sprechen? Half ihr das? Wie war der aktuelle Verarbeitungsprozess des traumatischen Materials zu beurteilen?
>
> Ich fragte deshalb die Patientin, wie sie das Geschehen der letzten Minuten beurteile, ob es nur belastend gewesen sei oder ob sie das Gefühl habe, das Berühren der Geschichte habe für sie einen Nutzen, etwas löse sich innerlich. Diese als Frage geäußerte Überlegung kann man als Prozessdeutung bezeichnen.
>
> Sie sei aufgeregt, antwortete sie, aber der vorher noch sehr stark spürbare Kloß im Leib sei dabei, sich zu verkleinern, das sei gut so.
>
> Weil ich das Gefühl hatte, die Geschichte von der traumatischen Bedeutung des Augusts erkläre vielleicht auch das dunkle Kleid, fragte ich, ob zu dieser Augustgeschichte auch irgendwie Kleidung dazu gehöre, ob sie vielleicht bei sich derzeit eine besondere Sorgfalt bei der Auswahl ihrer Kleidung beobachte oder irgendwie auf die sommerliche Kleidung der Menschen reagiere? Das von ihr aktuell getragene Kleid, welches mich auf den Gedanken gebracht hatte, ließ ich bewusst unerwähnt, um sie nicht zu beschämen. Dieser wieder als Frage geäußerte Gedanke war also eine Inhaltsdeutung nach einem bestimmten inhaltlichen Element, der Kleidung. Wäre die Patientin in einem emotional überlasteten Zustand gewesen, hätte ich diese Frage nicht stellen dürfen. Die Prozessdeutung geht deshalb der Inhaltsdeutung voraus.
>
> Meine Überlegung, meine Frage nach der Kleidung erhöhte die Spannung anscheinend nicht, sondern war gefolgt von vielen Erinnerungen daran, wie Mutter und Täter ihr als Kind die Kleidung ausgewählt und aufgezwungen hatten, im Sommer oft zu eng und zu kurz, zu wenig bedeckend, und sie war selbst der Meinung, dass ihr bevorzugter Kleidungsstil

als Erwachsene die Folge davon sei, sie möge keine tiefen Ausschnitte oder kurzen Röcke. Auch bei dieser Erzählung war sie nach meinem Prozessgefühl in gutem Zustand, nicht traumatisch überflutet.

Am Ende dieser Therapiestunde bilanzierte sie: Sie sei sehr erstaunt, wie die Gedanken und Erinnerungen gleichsam gesprudelt seien, sie sei noch etwas aufgeregt, fühlte sich aber wach und lebendig, nicht depressiv.

In diesem Fallbeispiel ist enthalten, dass die berührten Emotionen in der Stunde der Regulation bedürfen, weil zu starke Emotionen seelische Wachstumsprozesse nicht anregen. Deshalb muss für die gegenwärtige Situation des Sprechens und Erinnerns genau überprüft werden, ob die momentane Belastung im erträglichen Bereich ist und ob das Erinnern und Fühlen etwas Klärendes, Lösendes, etwas Ordnendes hat, also zu seelischem Wachstum, zur Transformation beiträgt.

Die Regulation der Emotionsstärke scheint von großem Einfluss auf die transformativen Prozesse zu sein, also ein Kernprozess und somit Gegenstand von Prozessdeutungen.

In der Arbeit mit traumatisierten Patientinnen/Patienten ist es eher die Regel als die Ausnahme, dass bei Berührung der Traumaschemata die emotionale Belastung sehr stark ansteigt und die Patientinnen/Patienten nicht über die Fähigkeit verfügen, diese emotionale Belastung zu regulieren, sodass es in der Analysestunde zu Affektüberflutung und zum Stillstand der transformativen Prozesse kommt.

Wollte man in dieser Situation nur mit Inhaltsdeutungen arbeiten, so würde man den emotionalen Kontakt zum Traumaschema noch verstärken und die Affektüberflutung nähme zu.

Viele Patientinnen/Patienten, die bereits Erfahrung mit Psychotherapie haben, kennen diese Gefahr der Überflutung durch negative Affekte in der Therapiestunde und leiten daraus eine phobische Haltung der Beschäftigung mit dem Traumaschema ab.

Die Erfahrung eines in Bezug auf die Affektstärke regulierten Umgangs mit dem traumatischen Material, also die Aktivierung jeweils eines »kleinen Quantum«, wie Strachey (1935) nachdrücklich forderte, trägt dazu bei, dass das traumatische Material nicht nur erinnert und gespürt, sondern auch transformiert werden kann, die Emotionsstärke bleibt im sogenannten Mittelbereich (Beebe & Lachmann, 2004), also dem Bereich, in dem Transformationsprozesse weder durch eine zu hohe noch durch eine zu niedrige Emotionsstärke blockiert werden.

Die phobische Haltung dem emotionalen Material gegenüber kann nicht nur zur Überflutung sondern auch zu einem intellektualisierenden, überdistanzierten Umgang mit den eigenen Themen führen. Die Gedanken über die eigene Problematik werden dann klug und differenziert sein, der Patient/die Patientin bezieht vielleicht in der psychoanalytischen Literatur Gelesenes ein und auch die Deutungen des Analytikers/der Analytikerin werden reflektierend aufgegriffen. Der ganze intellektuelle Diskurs behält aber stets etwas Lebloses, weil der emotionale Gehalt fehlt, die Emotionsstärke ist für transformative Vorgänge zu gering.

Solche Stagnationen, sei es in der einzelnen Stunde oder sei es über längere Episoden, können zum Gegenstand von Prozessdeutungen werden, indem mit dem Patienten/der Patientin reflektiert wird, an welchen Stellen, mit welchen Formen der Abwehr und auch warum der Patient/die Patientin den Kontakt mit den eigenen Emotionen unterbrach, in welchen Momenten der Stunde der Patient/die Patientin sich hingegen berührt und lebendig fühlte.

Zur Emotionsverarbeitung in der Therapiestunde ist auch ein balanciertes Verhältnis im inneren Kontakt zu sowohl negativen wie positiven Emotionen erforderlich, die *bipolare Emotionsregulation*. Meist geschieht das in einem spontanen rhythmischen Wechsel. Der Fokus der Aufmerksamkeit des Analytikers/der Analytikerin ruht nicht nur auf dem pathologischen, emotional negativen, untransformierten Material, sondern auch auf Einfällen, die dem positiven emotionalen Pol angehören, beispielsweise in der Stunde fühlbare Fähigkeiten. Diesem Regulationsvorgang wird in der Forschung bislang vergleichsweise wenig Aufmerksamkeit geschenkt.

Teilt man die Auffassung, dass für seelische Wachstumsvorgänge Kontakt zu beiden emotionalen Polen notwendig ist, dann wird klar, dass Prozessdeutungen von diesem Typ das Ziel haben, Stockungen im Transformationsprozess, die durch Störungen der bipolaren Emotionsregulation entstanden sind, zu benennen und zu beheben helfen. Sie versuchen nicht, das Problemmaterial zu bagatellisieren, sondern in Bewegung zu halten. Die deutende Aufmerksamkeit des Analytikers richtet sich nicht nur auf negatives Material, sondern auch auf positives emotionales Material, um die Wechselwirkung zwischen beiden emotionalen Polen zu fördern. Die Deutung wird bipolar.

Das wären Deutungen, mit denen beispielsweise Fähigkeiten benannt werden, die sich im Umgang mit negativem emotionalem Material evident gezeigt haben, etwa die Fähigkeit zur Regulation, zur Versprachlichung und Symbolisierung oder eben die Fähigkeit, trotz Berührung des negativen Materials mit Positivem in Kontakt zu bleiben. Bipolare Deutungen beziehen sich auf die bipolare Regulation der Emotionsqualität und beschreiben Vorgänge in diesem Kernprozess.

> Im beschriebenen Fall hatte die Patientin in der folgenden Stunde berichtet, sie habe sich ihren Depressionen immer hilflos ausgeliefert gefühlt, das Wissen über die Zusammenhänge habe etwas verändert, sie fühle sich besser, und direkt an mich gewandt: »Ich wäre nie drauf gekommen, wie gut, dass Sie nachgefragt haben!« Sie nahm an sich also überwiegend ein Unvermögen wahr. Ich antwortete deshalb, meiner Ansicht nach habe sich in der letzten Stunde ein sehr deutlicher eigener Wille ausgewirkt, Zusammenhänge zu verstehen und sich auch diesen nicht angenehmen Augusterinnerungen zuzuwenden. Zum Beispiel im Moment, als die Schwimmbaderinnerung in die Sunde kam, hätte ich das wahrgenommen.

Diese Äußerung brachte also Fähigkeiten der Patientin ins Spiel, die lange Zeit dazu neigte, sich als seelisch defekt anzusehen. Mittlerweile, die Therapie dauert noch an, hat sich das sehr verändert.

Auch Deutungen der bipolaren Emotionsregulation können sich wie im gegebenen Beispiel auf erlebte Momente in der Stunde beziehen, also auf positive Gegenwartsmomente, dabei die eigenen Wahrnehmungen des Analytikers einbeziehen und zur Diskussion stellen.

Störungen der Emotionsregulation sind maßgeblich beteiligt an der Entstehung psychosomatischer und psychischer Erkrankungen. Psychosomatische Erkrankungen können als dysfunktionale Versuche der Emotionsregulation aufgefasst werden, also als Versuche der Regulation sehr starker negativer, mit normalen Mitteln nicht verarbeitbarer Affekte, ebenso zahlreiche dysfunktionale Verhaltensweisen, die den Psychotherapeuten/die Psychotherapeutin in seiner/ihrer Praxis beschäftigen, wie selbstverletzendes Verhalten, Suchtverhalten, Essstörungen. All diese Strategien erreichen das Ziel der Emotionsregulation aber nicht; deshalb sind sie keine Lösungen, sondern Krankheiten (Plassmann, 2010; Plassmann, 2018a,b).

Transformation

Transformationsprozesse sind ein natürliches Geschehen, das aber nur von jenen emotionalen Kräften bewirkt wird, die regulierbar sind. Regulierbare Emotionen regen im mittleren Intensitätsbereich kreative Prozesse an. Bei unregulierbaren, überflutenden Emotionen ist dies nicht möglich; sie bewirken nur Notmaßnahmen der Abwehr, zum Beispiel Dissoziation oder Somatisierung.

Aufgabe von Psychotherapie ist es, bessere Lösungen zu finden, also bislang unregulierbares negatives emotionales Material regulierbar zu machen und auf diese Weise transformative Prozesse, dort, wo sie blockiert waren, wieder zu ermöglichen.

Der seelische Wachstumsprozess beginnt damit, dass bestimmte Momente als wachstumsförderlich empfunden werden, man spürt, das höhere Formen der Organisation und Integration im Entstehen sind. Wir können kein Sinnesorgan benennen, welches dieses Wachstumsgefühl, ich möchte es *Transformationsgefühl* nennen, erzeugt, auch keinen Ort im Gehirn im Sinne eines hierfür zuständigen Zentrums. Wir können nur sicher sagen, dass das Transformationsgefühl existiert und zuverlässig zwischen Wachstumsblockierendem und Wachstumsförderlichem unterscheiden kann.

Das anfängliche Wachstumsgefühl ist intuitiv, emotional und von Beginn an mit Körperwahrnehmungen verbunden. Wenn aufgrund dieser Wahrnehmung ein neues seelisches Element dann gleichsam innerlich Raum bekommt und sich mit immer mehr Vorhandenem zu verbinden beginnt, dann beteiligen sich außer den emotionalen Systemen auch alle übrigen mentalen Ebenen. Es treten bewusstes Denken, Bilder, Sprache hinzu, es bilden sich größere Einheiten des Fühlens, Denkens und Verstehens. Dieser Vorgang der mentalen Neuorganisation und Integration setzt, wie jeder aus eigener Erfahrung weiß, viel seelische Energie frei, die vorher für provisorische Muster der Selbstregulation gebunden war.

Auch der Transformationsprozess beginnt in kleinen präsentischen Momenten der Therapiestunde und breitet sich von dort zu größeren Einheiten aus. Der *transformative Gegenwartsmoment* in der Stunde ist ein neues Muster, er bildet einen Attraktor, der weiterwirkt und wächst, wenn er bemerkt wird. Die transformativen Gegenwartsmomente können in der Sprache der Säuglingsforschung auch als *Begegnungsmomente* (Stern, 2005) bezeichnet werden, weil der Transformationsprozess ebenfalls wie alle seine Vorstufen eine intersubjektives Geschehen ist, das in Patient/Patientin und Therapeut/Therapeutin, besser gesagt zwischen ihnen, in Wechselwirkung stattfindet. Nach Episoden der Transformation in der Stunde geht es beiden besser, Patient/Patientin und Therapeut/Therapeutin.[2]

---

2 Vielleicht sollte ich an dieser Stelle anmerken, wie sich der Beruf eines Therapeuten/einer Therapeutin verändert, der/die wie hier beschrieben arbeitet: Die Behandlungen werden intensiver, kürzer und machen entschieden mehr Freude, weil sie nicht nur Begegnung mit Krankheit sind, sondern auch Begegnung mit purer Lebendigkeit.

Rhythmizität

Was an allen emotionale Regulationsprozessen auffällt, ist die Rhythmizität. Die Rhythmizität der Kernprozesse ist klinisch evident: Der Mentalisierungsprozess vollzieht sich schwingend zwischen den einzelnen Repräsentanzklassen, die Regulation der Emotionsstärke pendelt in Rhythmen um den mittleren Bereich, die dem Patienten/der Patientin, dem Analytiker/der Analytikerin und der jeweiligen Stunde eigen sind. Die Balance zwischen positiven und negativen Emotionen pendelt sich rhythmisch aus, die Regulation der Kommunikation kennt Rhythmen und Tempi von Rede und Gegenrede.

Die Wirksamkeit der jeweiligen Kernprozesse kann zweifellos daran abgelesen werden, ob sie ihren Eigenrhythmus im jeweiligen Abschnitt der Stunde gefunden haben. Eine Stunde könnte also einen zu schnellen Sprech- und Denkrhythmus haben, was die Mentalisierung, die Emotionsregulation und auch die Kommunikation behinderte. Zweifellos ist die Rhythmusfindung ein intersubjektiver Vorgang, in dem sich Analytiker/Analytikerin und Patient/Patientin auf die jeweiligen Notwendigkeiten des Transformationsprozesses einschwingen (Beebe & Lachmann, 2004, 2006). Das verlangt ausreichende Flexibilität auf beiden Seiten dafür, in der Therapiestunde nicht den eigenen subjektiven Rhythmus zu bevorzugen oder dem Gegenüber abzuverlangen, sondern sich solange der wechselseitigen Regulation zu überlassen, bis der gemeinsame Rhythmus gefunden ist.

All diese Vorgänge lassen sich in Prozessdeutungen beschreiben und mit dem Patienten/der Patientin reflektieren. Die Rhythmusphänomene können dabei in allen Repräsentanzklassen wahrgenommen und benannt werden, sowohl im Rhythmus der Gedanken wie auch im Sprechrhythmus, in der Emotionsregulation oder in den körperlich-vegetativen Vorgängen, vor allem der Atmung.

Die Technik der Prozessdeutung

Jedes psychische Material kann sowohl unter einem Inhalts- wie unter einem Prozessaspekt betrachtet und gedeutet werden. Die beiden Deutungstypen von *Inhaltsdeutung und Prozessdeutung* bilden deshalb kein Gegensatzpaar. Die Arbeit mit Inhaltsdeutungen setzt voraus, dass für diese Inhalte eine Verarbeitungsfähigkeit, eine *transformative Kapazität*, besteht. Falls nicht, befindet sich der Patient/die Patientin bereits in einem prekären psychischen Ausnahmezustand, in dem alle Varianten der Abwehr an die Stelle von Verarbeitung getreten sind. Weitere Aktivierung des desintegrierten emotionalen Materials durch Inhaltsdeutungen würde dann die Transformationsfähigkeit nicht verbessern, sondern verschlechtern. Prozessdeutungen sind also dort notwendig, wo Transformationsblockaden drohen oder bereits bestehen. Der Deutungstyp der Prozessdeutung hat das Ziel, diese Blockaden zu erkennen und beim Beheben mitzuwirken, um damit die Voraussetzungen für die Arbeit mit den Inhalten wiederherzustellen. Die Prozessdeutung geht der Inhaltsdeutung voraus, bereitet sie vor, begleitet sie.

Literatur

Altmeyer, M. & Thomä, H. (Hrsg.). (2006). *Die vernetzte Seele.* Stuttgart: Klett-Cotta.

Beebe, B. & Lachmann, F. (2004). *Säuglingsforschung und die Psychotherapie Erwachsener. Wie interaktive Prozesse entstehen und zu Veränderungen führen.* Stuttgart: Klett-Cotta.

Beebe, B. & Lachmann, F. (2006): Die relationale Wende in der Psychoanalyse. Ein dyadischer Systemansatz aus Sicht der Säuglingsforschung. In M. Altmeyer & H. Thomä (Hrsg.), *Die vernetzte Seele. Die intersubjektive Wende in der Psychoanalyse* (S. 122–159). Stuttgart: Klett-Cotta.

Black, M. (2003). Enactment: Analytic musings on energy, language, and personal growth. *Psychoanal Dialogues, 13*, 633–655.

Ermann, M. (2016). *Der Andere in der Psychoanalyse.* Stuttgart: Kohlhammer

Jaffe, J. & Feldstein, S. (1970). *Rhythms of Dialogue.* New York: Academic Press.

Knoblauch, S. (2000). *The Musical Edge of Therapeutic Dialogue.* Hilldale, NJ: Analytic Press.

Leikert, S. (2016). Im Geäder der Worte, Transfusion einer sensiblen Substanz. Zur Struktur und Funktion ästhetischer Mechanismen im psychoanalytischen Fallbericht. *Jahrb. Psychoanal., 73*, 47–67.

Meyer, W., Schützwohl, A. & Reisenzein, R. (1997). *Einführung in die Emotionspsychologie. Bd. 2, Evolutionspsychologische Emotionstheorien.* Bern: Huber.

Meyer, W.-U., Schützwohl, A. & Reisenzein, R. (2001). *Einführung in die Emotionspsychologie. Band 1* (2. Aufl.). Bern: Huber.

Plassmann, R. (2010). *Kunst des Lassens. Psychotherapie mit EMDR für Erwachsene und Kinder* (2. Auflage). Gießen: Psychosozial-Verlag.

Plassmann, R. (2014a). *Die Kunst, seelisches Wachstum zu fördern.* Gießen: Psychosozial-Verlag.

Plassmann, R. (2014b). *Prozessorientierte stationäre Psychotherapie. Ein Leitfaden für die Praxis.* Gießen: Psychosozial-Verlag.

Plassmann, R. (2016a). Die Technik der Prozessdeutung. *Forum der Psychoanalyse, 32*, 443–460.

Plassmann, R. (2016b). Transformationsprozesse in der Traumatherapie. *Forum der Psychoanalyse, 32*(1), 83–97.

Plassmann, R. (2017, Mai). *Affektresonanz und Prozessresonanz. Über intersubjektive Kommunikationsprozesse in der Psychotherapie. Ein Fallbericht.* Vortrag auf der DPV Tagung Ulm.

Plassmann, R. (2017, April). *Affektresonanz und Prozessresonanz.* Vortrag auf der Jahrestagung der Akademie für Integrierte Medizin Innsbruck.

Plassmann, R. (2018a). Attachment Patterns in the Bipersonal Field. In M. Freise (Hrsg.), *Inspired by Bakhtin: Dialogic Methods in the Humanities.* Brighton, MA: Academic Studies Press.

Plassmann, R. (2018b). Emotionsregulation und Bindungsmuster. *Psychotherapie im Dialog, 19*(1), 35–39.

Plassmann, R. (2019). Transformative Sprache. Der Anteil der Sprache am Effekt einer Deutung. *Forum der Psychoanalyse, 31*, 1–13.

Port, R. & Gelder, T. van (1995). *Mind as Motion: Explorations in the Dynamics of Cognition.* Cambridge, MA: MIT Press.

Stern, D. (2005). *Der Gegenwartsmoment. Veränderungsprozesse in Psychoanalyse, Psychotherapie und Alltag.* Frankfurt am Main: Brandes & Apsel.

Strachey, J. (1935). Die Grundlagen der therapeutischen Wirkung der Psychoanalyse. *Int. Zeitschrift für PsA, 21*, a486–516.

Tomkins, S. S. (1962). *Affect, imagery, consciousness*, Vol. 1. New York: Springer.

Tomkins, S. S. (1963a). *Affect, imagery, consciousness*, Vol. 2. New York: Springer.

The music of emotions and the technique of the interpretation of the process

Abstract: If the scientific attention and the psychotherapeutical practice turn to emotional processes, qualities and principles become evident, with which emotions are involved in the origin and the treatment of diseases. Some qualities of emotions can best be described in musical terms: emotions intersubjectively are perceived by resonances, the regulation of emotions – an important aspect of the origin of diseases – is rhythmical. Emotions show a periodic amplitude of intensity oscillating around an optimal range for transformation, forming a balance between positive and negative emotions. Emotions show an oscillation of a duration of some minutes, which have emotional outlines similar to melodies, rising, forming a climax and then fading out.

These findings have consequences for our understanding of mental diseases and our technique of treatment. Numerous psychosomatic diseases can be seen as provisorical and failed attempts of emotional regulation. The task of psychotherapy is to identify disruptions of emotional regulation and to support the regulation of emotions in the now moments of the therapeutical session. In the technique of treatment the differentiation between process and content and a technique of process interpretation is crucial.

Concerning musicology, the assumption is likely, that music, in an artful way, represents emotional processes.

Keywords: emotion, transformation, interpretation of process, regulation, psychoanalysis, rhythm

Der Autor

Reinhard Plassmann, Prof. Dr. med., ist Nervenarzt, Facharzt für Psychotherapeutische Medizin, Lehr- und Kontrollanalytiker der DPV und EMDR Therapeut. Er war langjährig in der stationären Psychotherapie tätig, zuletzt als ärztlicher Direktor des Psychotherapeutischen Zentrums Bad Mergentheim. Seit 2014 ist er Professor an der Internationalen psychoanalytischen Universität Berlin und arbeitet in eigener Praxis in Tübingen. Seine Arbeits- und Forschungsschwerpunkte sind die Gesetzmäßigkeiten von Emotionsverarbeitung und Transformationsprozessen. Aktuellste Buchpublikation: *Psychotherapie der Emotionen. Die Bedeutung von Emotionen für die Entstehung und Behandlung von Krankheiten.* Psychosozial-Verlag, 2019.
E-Mail: plassmann@t-online.de

Transformationsprozesse in der analytischen Psychotherapie

Gabriele Poettgen-Havekost

Jahrbuch für Psychoanalyse und Musik • Band 3 (2019), 87–102
https://doi.org/10.30820/9783837982596-87
www.psychosozial-verlag.de/pum

Zusammenfassung: Verständigungsebenen innerhalb des intersubjektiven Dialogs zwischen Analytikerin und Patientin werden im Hinblick auf ihre unterschiedliche Symbolisierung und Codierung von Erfahrungen untersucht. Auf der subsymbolischen Ebene finden sich musikalische Parameter, die im Austausch von fundamentaler Bedeutung sind. Mit Hilfe von Behandlungsbeispielen wird der Frage nachgegangen, auf welchen Ebenen der Verständigung sich tiefgreifende Transformationen ereignen und wie sich die Übergänge zwischen den verschiedenen Kategorien der Repräsentation darstellen und für die therapeutische Arbeit nutzbar werden können. In diesem Zusammenhang wird die Annahme bekräftigt, dass das sprachlich kognitive Verstehen immer ein Sekundäres ist. Sich der Vielfalt von Ausdrucksformen des Seelischen zuzuwenden impliziert Überlegungen, inwieweit sich kreativ Transformationsmöglichkeiten innerhalb des Behandlungssettings entwickeln lassen und damit einen veränderter und erweiterter Raum kreiert werden kann. In dem Bemühen, Worte für das Erfahrene zu finden, werden sich immer wieder Grenzen auftun, denn die Unterschiedlichkeit der Erfahrungsqualität bleibt und lässt sich nur bedingt in eine andere Kategorie überführen, in der sie dann jedoch auch verändert ist.

Schlüsselwörter: Intersubjektiver szenischer Dialog, Symbolisierung, Codierung, musikalische Parameter, Transformationsprozesse

Einleitung

Transformationsprozesse ereignen sich innerhalb unserer analytischen Behandlungen in Behandlungsräumen, durch die wir uns mit unseren Patienten gemeinsam hindurch bewegen. Die inneren seelischen Räume und die in ihnen beherbergten Erfahrungen setzen sich durch die intersubjektive Begegnung im äußeren Raum immer wieder performativ in Szene. Hier vermittelt sich auf einer sensumotorischen Ebene das implizite Beziehungswissen und die darin enthaltenen grundlegenden Überzeugungen – auch jenseits unserer sprachlichen Verständigung.

Nach einer theoretischen Einführung zu diesem Thema schließen sich Überlegungen an, inwieweit sich aus dem gemeinsamen Durchqueren dieser Handlungsräume eine veränderte Haltung gegenüber dem herkömmlichen analytischen Behandlungssetting entwickeln kann.

Die einleitenden Worte sollen schon darauf hindeuten, dass hier psychoanalytische Behandlung und die damit verbundenen Entwicklungsmöglichkeiten unmittelbar als psychophysische Bewegung betrachtet werden können, und zwar nicht nur im metaphorischen Sinne, sondern auch im Konkreten, in Form einer Verständigung auf der Ebene des körper-sprachlichen Ausdrucks innerhalb der gemeinsamen szenischen Gestaltung des Dialogs.

Theoretische Überlegungen

Der Mensch begegnet in seinem leiblichen Dasein der Welt oder wie Thomas Fuchs, Arzt und Philosoph, es formuliert: »Das Leibgedächtnis [...] enthält [die Vergangenheit] als gegenwärtig wirksame in sich« (Fuchs, 2008, S. 37). Zeitgenössische philosophische Konzepte weisen einen Weg aus dem dualistischen Leib-Seele-Denken auf, das durch Dichotomisierung von Körper und Geist, Körper und Seele und Körper und Sprache gekennzeichnet ist, und sehen beides, so Viktor von Weizäcker, in einer gegenseitigen Darstellungsfunktion. Transformationen vollziehen sich demnach in einem biologischen Raum des lebendigen Organismus, den »das lebendige[ ] Subjekt mit [...] Spontaneität und Selbstbewegung [...] gestaltet« (Weizäcker, zit. n. Jacob, 1991, S. 370).

Die Idee einer Selbstbewegung, die im Körperlichen verankert ist und sich in der Lebenserfahrungen mit immer wieder neuen Gestaltungsmöglichkeiten niederschlägt, findet sich auch bei Stern (2011). Den Ausdrucksformen der Vitalität, die sich für ihn unmittelbar mit Bewegungsmustern verbinden und denen verkörperlichte Beziehungserfahrungen zugrunde liegen, wird eine zentrale Bedeutung zugeschrieben. Diese fundamentale Erfahrungsebene ist nicht sprachlich-symbolisch repräsentiert, sondern findet ihren Niederschlag in sensu-motorischen Patterns, die sich aus dem Zusammensein mit anderen herausbilden und die sich innerhalb des gesamten Lebens immer wieder als auftauchende Bewegungsabläufe, als Vitalitätskonturen, zeigen.

In diesen Lebensbewegungen zeigen sich der Umgang mit der Welt und die darin enthaltenen unbewussten Überzeugungen zum Umgang mit anderen. Sie sind nicht unbewusst im Sinne des Verdrängten, das immer eine sprachliche Symbolisierung voraussetzt, sondern im Sinne eines Körpergedächtnisses, das automatisiert wirkt und eher auf einer vorbewussten Ebene – multisensorisch auf der Basis einer neuronalen integrativen Leistung – angesiedelt werden kann.

Mit ihren zeitlichen, rhythmischen und energetischen Qualitäten sind diese Lebensbewegungen einem dynamischen Fluss vergleichbar, einer Gestalt, die durch Kraft, Zeit, Raum und eine Intentionalität gekennzeichnet ist. Die zeitliche Kontur der Bewegung entspricht nicht einem Sekunden- oder Minutentakt, sie wird vielmehr als bestimmter Ablauf innerhalb einer Sequenz beschrieben. So wie in der Musik hat sie eine bestimmte Form, eine Melodie und einen Rhythmus. Diese Bewegungsformen sind in Bezug auf die Passung und Synchronisierung innerhalb des Dialogs von Bedeutung, so wie sie auch ursprünglich im Dialog zwischen Mutter und Kind bedeutsam sind, dem, so Papoušek und Papoušek (1981), immer eine einzigartige Melodie zugrunde liegt. Schon pränatal bilden sich über den sensumotorischen Dialog zwischen Mutter und Fötus, über den Klang ihrer Stimme, den Rhythmus der Bewegungen, das Schlagen des Herzens, durch Geräusche des Kreislauf-und Verdauungssystems die ersten Engramme zu einer rudimentären intersubjektiven Erfahrung. In dieser Phase der Entwicklung sieht Parncutt (2005) die Ursprünge der emotionalen Aspekte der Musik verortet.

Onto- und phylogenetisch gesehen, stehen am Anfang der menschlichen Entwicklung die Klänge eingebettet in einen sich bewegenden Klangkörper – vor der Entstehung der Sprache.

Dieser Ebene im intersubjektiven Austausch, die ein Leben lang wirksam ist, lässt sich eine spezifische Kategorie zuordnen: die der vorsprachlichen Bedeutungsbildung, die Leikert (2013, 2016) als kinästhetisches Unbewusstes bezeichnet.

Im Kontext des Themas erscheint es wichtig, die unterschiedlichen Kategorien oder auch Sprachen innerhalb unserer Verständigung zu betrachten, die Qualität und die möglichen Übergängen zwischen ihnen. Denn im Hinblick auf Transformationsprozesse innerhalb von Therapien stellt sich auch die Frage, wie Beziehungserfahrungen auf verschiedenen Ebenen der Codierung oder Repräsentierung bewusster und unter Umständen auch sprachlich symbolisierbar werden können.

Wilma Bucci (1997) unterscheidet zwischen subsymbolischen, nonverbal symbolischen und verbal-symbolischen Systemen, in denen jeweils eine unterschiedliche Codierung von Erfahrungen zu beobachten ist. Sie geht davon aus, »dass die Codiersysteme gleichzeitig aktiviert sind und dass es Übergänge von dem einen zum anderen System gibt« (Bucci, zit. n. Küchenhoff & Agarwalla, 2013, S. 17).

»Die subsymbolischen Stimuli werden in funktionell äquivalente Klassen von Repräsentationen gebündelt« – zum Beispiel die RIGs nach Stern (1996) –, »darauf werden prototypische Bilder unterschiedlicher Abstraktionsstufen gebildet, die nonverbalen symbolischen Formen entsprechen (das stehende Bild mit dem Übergang zur Metapher), und diese können dann ihrerseits verbal ausgedrückt werden« (Bucci, 1997, S. 183, zit. n. Küchenhoff & Agarwalla, 2013, S. 17).

Dies wirft für die Psychotherapie die Frage auf, wie sich die Verständigung auf den unterschiedlichen Ebenen und den damit verbundenen spezifischen Codierungsformen darstellt und wie die Übergänge in andere Repräsentationsformen hin zu einer bewussteren und auch sprachlich-symbolisierten möglich wird, vor allem, wenn sie erschwert oder blockiert sind.

Besonders wichtig werden diese Überlegungen, wenn wir in der Arbeit mit Patienten auf im subsymbolischen verankerte Repräsentationsformen treffen, wie die von Küchenhoff beschriebenen Körperinszenierungen, die zunächst keinen Übergang zu anderen Formen der Verständigung zeigen, sondern im Körperlichen bisher verhaftet geblieben sind.

Die zentrale Wichtigkeit der Verständigung auf der subsymbolischen oder impliziten Ebene hat sich innerhalb der Forschung der letzten Jahrzehnte immer mehr herauskristallisiert.

So betont The Boston Change Process Study Group (2014) die Verschiebung der Zentrierung von einer sprachlichen Verständigung einer mentalen Bedeutungsfindung hin zu Austauschprozessen, die im Körperlich-Sinnlichen, im Körper-Sprachlichen verankert sind. »Je weniger wir uns auf isolierte oder verborgene psychische Zustände konzentrieren [Aufdecken des Unbewussten; Anm. d. A.], desto stärker verschiebt sich die Betonung auf den Körper in seinen Beziehungen zu den anderen Menschen« (The Boston Change Process Study Group, 2014, S. 985). Daraus resultiert für die Boston Change Process Study Group, dass »therapeutische Veränderungen aus impliziten und nicht aus symbolischen Austauschvorgängen« resultieren »und dass kognitives Verstehen auf Veränderung folgt und sie nicht etwa hervorbringt« (ebd., S. 983).

Wenn sich also durch motorische Akte »Implizites oder sich Anbahnendes« (Levine, 2014, S. 796) strukturiert und in körper-sprachlicher Form »Roh-Erfahrungen« ihren Ausdruck finden und die motorische Kognition der primäre Erfassungsmodus ist (vgl. Gallese, 2015) – ohne die Notwendigkeit einer sprachlichen Metarepräsentation –, so folgt daraus, den Fokus der Aufmerksamkeit auf diesen sensumotorischen Austausch zu richten.

Körperliche Inszenierung, Improvisation und Veränderung

Jede Begegnung mit einem Patienten lässt sich unter einem Aspekt der Inszenierung betrachten, als eine Aneinanderreihung von Szenen zu bestimmten Themen, co-kreiert durch die beiden Akteure. Es lassen sich Analogien zur Improvisation in der Musik sehen, bei der »aus der Kommunikation der handelnden Menschen und aus der Wechselwirkung der Parameter des Klangmaterials«, so Gagel (2010, S. 8), etwas Unverwechselbares und Einmaliges entsteht. Ein Thema taucht auf, »wie aus der Tiefe des Wasser etwas nach oben kommt« (ebd, S. 13), und verändert sich permanent innerhalb eines offenen Systems. Das Zusammenspiel unterliegt wie in der Musik einem ständigen Transformationsprozess. Wie bei der Aufführung einer Komposition oder einer Improvisation entsteht etwas Neues im Kontext der Interpretation, der Resonanz und der Wirkung des umgebenden Raums. Nach Christopher Small ist die Musik nie in eine endgültige Form gegossen und dies trifft auch für den Dialog in der Behandlung zu.

Vor dem Hintergrund der Annahme, dass die szenische Darstellung und Wahrnehmung eine fundamentale menschliche Ausdrucksform ist, eröffnet sich in der Information über die Rahmenbedingungen für die Behandlung ein Behandlungsraum, in dem es auch möglich ist, sich zu bewegen, in dem das Setting nicht festgelegt wird, szenische Darstellung und damit verbundene Vertiefungen innerer Szenen einen Platz haben können. Der Hinweis an die Patienten, dass wir uns neben unserem sprachlichen Austausch auch auf anderen Ebenen miteinander verständigen, zum Beispiel über unseren körpersprachlichen Ausdruck, und dass dieser in einer anderen Form unsere Geschichte erzählt, hat sich dabei als hilfreich gezeigt.

Wie die Anregung durch die Analytikerin sich auf den Prozess mit der Patientin auswirkt, nicht nur mental, sondern auch körperlich zu assoziieren, der Körperlichkeit der gemeinsamen Szene nachzuspüren und den Körper etwas weiter ausformulieren zu lassen, zum Beispiel festgehaltene motorische Impulse, wird in folgendem Behandlungsbeispiel illustriert:

Die schwer traumatisierte, 40-jährige Patientin saß zu Beginn der Stunde auf der Couch und bewegte ihren Oberkörper kreisend in einem eingeschränkten Radius, so als wolle sie sich nach einer langen Anstrengung entspannen. Fast entschuldigend und etwas lächelnd kommentierte sie ihre Bewegungen mit den Worten: »Ach es ist alles wieder so verbogen, ich weiß nicht, wie ich mich halten soll.« Als ich ihr vorschlug dem Gefühl des »Verbogen-Seins« und ihrer Bewegung, die sie jetzt mache und die so festgehalten wirke, nachzuspüren, bemerkte sie, dass sie eine große Last auf ihren Schultern spüre und dass sich dabei alles verkrampfe, bis ins Kreuz hinein. Aber diese Last halte sie, sie wolle sie auch behalten. Dann meinte sie fast etwas trotzig: »Auch wenn ich damit nur auf allen Vieren vorwärts komme.« Dabei deutete sie mit dem Körper eine Bewegung zum Boden an, die mich an ein krabbelndes Kleinkind, aber auch an einen Menschen, der durch ungeheure Belastungen in die Knie gezwungen worden war und trotzdem nicht aufgab, erinnerte. Danach richtete sie sich wieder auf. Nun stand sie vor mir und sah dabei völlig unbeholfen aus, so als komme sie aus einer anderen Welt. Sie wirkte hölzern steif, die Knie waren durchgedrückt; sie spürte, wie ihr der Halt fehlte, und sie fühlte sich verspannt. Ich war zusammen mit ihr aufgestanden. Sie schaukelte unsicher ein wenig nach vorne und nach hinten und versuchte, sich mit den Füßen im Boden festzukrallen. Dabei war ihr schwindelig und schlecht, der Boden fühlte sich wackelig an und sie sagte: »Ich weiß nicht, was passiert.« Ich verspürte den Impuls, mich neben sie zu stellen und ihr meine Hand unterstützend auf den Rücken zu legen, und fragte sie, ob sie sich vorstellen könnte, einen körperlichen Halt in dieser Form von mir zu bekommen. Sie erwiderte mir, dass sie dies gerne ausprobieren würde. Als ich ihr meine Hand vorsichtig auf den Rücken legte, entspannte sie sich etwas und fühlte die Wärme in der Berührung, gleichzeitig aber auch Angst und etwas Misstrauen. Sie wurde allmählich ruhiger, das Wippen ließ nach und der Boden schien sie nun besser zu tragen. Wir spürten dem noch eine Weile nach und dann verständigten wir uns nach einer Weile, unseren szenischen Dialog an dieser Stelle erst einmal zu beenden. Wir setzten uns wieder hin, um das gemeinsam Erlebte »aus einer dritten Position heraus« zu betrachten. Dabei fiel der Patientin sehr unvermittelt ein, dass sie früher als kleines Kind von der Mutter oft »einen ins Kreuz bekommen« habe und dann immer »vornübergefallen« sei. Im Übrigen bemerkte sie, wie sie jetzt zwischen unseren Sitzungen zeitweilig eine bessere Selbstfürsorge »aufrechterhalten« könne und dann wieder »umkippe«.

Die Verständigung innerhalb dieser gemeinsamen Szene ereignet sich zunächst auf einer impliziten Ebene und in Form einer Mitbewegung. (Poettgen-Havekost, 2013) Das Gewahrwerden einer sonst automatisiert ablaufenden Handlung – der eingangs beschriebenen Bewegung auf der Couch – eröffnet einen Raum dafür, einen körperlichen Ausdruck und die damit verbundene Gefühlsqualität zu entdecken und beidem nachzuspüren. Das körperliche Ausdrucksgeschehen kann in der Szene markiert werden und wäre damit wie in einer Momentaufnahme festgehalten und »zerdehnt«. Zerdehnt meint, dass ein Moment im zeitlichen Ablauf des therapeutischen Geschehens markierend aufgegriffen wird, dass er sozusagen als Momentaufnahme festgehalten wird und beide sich nun verlangsamt hineinbewegen und hineinfühlen. Dem in der Szene enthaltenen teilweise arretierten motorischen Bewegungsimpuls kann über eine Ermutigung der Therapeutin ein Raum gegeben werden, um diesen in körper-assoziativer Form weiter »auszuformulieren«. Dabei können sich implizite Bedeutungen auf der sensumotorischen Ebene erschließen und über das Entwickeln von Metaphern und Bildern begreifbarer werden.

In der sich gemeinsam entwickelnden Bewegung bildet sich ein »scheme of being with« ab. In der Übersetzungsarbeit mit der Patientin kristallisiert sich die Bedeutung heraus: Das Zusammensein mit anderen ist durch Einsamkeit, Vernachlässigung und mangelnden Halt geprägt. Zur alten Erfahrung und Überzeugung kommt eine neue Erfahrung, eine co-konstruktive Lösung mit der Analytikerin, die sie hält. In der Übertragung spielt auch das Verlassenwerden zwischen den Sitzungen eine Rolle, das sich jedoch durch den immer wieder erfahrenen Halt bessert.

Das Aufgreifen dieser Mitteilungsform orientiert sich am Phänomen, am Präsentischen, nicht an kognitiven Deutungen. In einem spielerischen Als-ob-Modus werden die Suche nach einer anderen Form der Symbolisierung sowie performative Erprobungen unterstützt. Die gemeinsame Szene verkörpert eine Beziehungserfahrung, die im zweiten Schritt versprachlicht werden kann.

Psychoanalytische Therapie in Bewegung?

Diese Form des bewusst angeleiteten szenischen Arbeitens innerhalb einer analytischen Therapie ist für Analytiker zunächst eher ungewohnt und wirft Fragen nach einem flexibleren Umgang mit dem Setting auf, das bis heute in seiner tradierten Form immer noch einen identitätsstiftenden Charakter für die institutionalisierte Psychoanalyse hat.

Die Psychoanalyse hat sich in ihren Vorstellungen über die therapeutische Beziehung und den zugrunde liegenden theoretischen Annahmen seit Freud verändert, sie hat sich bewegt. Diese Entwicklung ist in dem Titel einer Arbeit von Knoblauch (2008) sehr treffend formuliert: »From the mirror to the movement«.

Der Ausgangspunkt ist eine eher statisch aufzufassende Beziehungsvorstellung und verändert sich hin zu einer Sicht über Beziehung, die sich in einem, so Knoblauch, »immer wieder verändernde[n] kontextuellen Feld des affektiven Erlebens [...], in dem Erforschung und Bedeutungsgebung stattfinden« vollzieht (Knoblauch, 2008, S. 34).

Der Paradigmenwechsel hin zur Intersubjektivität und das durch die Neurowissenschaften und Gedächtnisforschung bereitgestellte Wissen um unterschiedliche Repräsentationen und Abrufbarkeit von Erfahrungen stellen die Psychoanalyse vor eine Herausforderung. Werner Bohleber (2014) weist darauf hin, dass die Psychoanalyse im Kontext der Forschungsergebnisse der letzten Jahrzehnte mittlerweile in ernste Schwierigkeiten gekommen ist in Bezug auf die Fragestellung, »wie eine Repräsentation der nicht repräsentierten seelischen Zustände/Aktionen auf den Weg gebracht werden kann« (Bohleber, 2014, S. 781). Mit nicht repräsentierten meint er sprachlich nicht repräsentierte seelische Zuständen. Dies bedeutet: Wie ist eine Arbeit auf den sprachlich nicht repräsentierten Ausdrucksebenen denkbar und wie eine Übersetzungsarbeit in eine sprachliche Symbolisierung? Was erleichtert es dem Patienten mit dem Analytiker oder ermöglicht es beiden überhaupt, die Übergänge von einer Kategorie in die andere, also eine Transformationsarbeit, zu vollziehen?

Im Umkehrschluss heißt dies: Was wirkt sich erschwerend auf eine Arbeit an einer konstruktiven und kreativen Suche nach neuen Wegen in der Behandlung aus und wo zeichnet sich die Notwendigkeit einer Öffnung für Transformationsmöglichkeiten auf der Ebene der institutionalisierten Psychoanalyse ab?

Mit diesem Thema hat sich unter anderen Thomas Pollack beschäftigt, der in seinem Aufsatz »Psychoanalyse als Religion« vor der kirchlichen Verfasstheit psychoanalytischer Institutionen, die sich in »Konformismus und Dogmatismus niederschlagen und sich auf die klinische Praxis, die Ausbildung und auf das Verhältnis zur universitären Wissenschaft negativ auswirken« (Pollack, 2014, S. 1108) warnt, die zu Erstarrungen und einer Behinderung kreativer Auseinandersetzung führen.

In einer von der Autorin durchgeführten Umfrage bei niedergelassenen Analytikern zum Umgang mit dem körperlichen Ausdrucksgeschehen in Behandlungen kristallisiert sich heraus, dass dem Setting schon während der Ausbildung eine zentrale identitätsstiftende Qualität zukommt, dass es aber nicht immer als Sicherheit stiftend und im Umgang mit Patienten als angemessen erlebt wird. Die Anpassung an diese Vorgabe geht einher mit der Angst vor Ausstoßung und damit

Verlust der Gruppenzugehörigkeit bei Nicht-Einhaltung. Veränderungsmöglichkeiten offen zu diskutieren birgt die Gefahr von Beschämung und Sanktionierung. Das bedeutet, dass ein Raum für einen nicht sanktionierten kreativen Diskurs zu dem dargestellten Thema leider immer noch zu sehr eingeschränkt ist und beschnitten wird. Dabei stellt sich die Frage, ob der sich in den letzten Jahren deutlich abzeichnende offensichtliche Überlebenskampf der Psychoanalyse, der seinen Niederschlag in einer zurückgehenden Anzahl an der Ausbildung Interessierter findet, diese Tendenz noch forciert oder aber auch eine der Ursachen für diese Entwicklung ist. Überlegungen diese Entwicklungen in einem historischen Kontext zu sehen, sind in diesem Zusammenhang lohnenswert, würden aber hier den Rahmen sprengen. Letzten Endes lassen sich blockierte Transformationsbewegungen und damit einhergehende Verkrustungen und Erstarrungen wahrscheinlich oft auf nicht bewältigte Traumatisierungen zurückführen, und dies in unterschiedlichen Kontexten.

Die sich bewegende und berührende Stimme

In einer Arbeit von Knoblauch (2014), *The musical edge of therapeutic dialogue*, findet sich eine Beschreibung einer Therapie, in der sich verschiedene Anknüpfungspunkte im Szenischen zeigen. Er schildert einen sehr aufgebrachten traumatisierten Patienten, der sich heftig gestikulierend durch seinen Raum bewegt. In dieser Szene stellt sich, auch für den Analytiker körperlich fühlbar, das gewalttätige Einwirken des Vaters auf den Patienten als Kind dar. Durch eine Modifikation seines stimmlichen Ausdrucks kann der Analytiker ihn beruhigen – to calm down – und damit eine Affektregulation über die Sitzung hinaus bewirken. Zuvor hatte er erwähnt, dass Deutungen im Hinblick auf die Wutausbrüche des Patienten außerhalb der Therapie wirkungslos geblieben waren. Mit seiner affektiven Verfassung, die sich in seiner Stimme manifestiert, kann der Analytiker innerhalb einer furchteinflößenden Szene zu einem beruhigenden, Schutz gebenden Objekt werden. Während dieser Veränderung in der Therapie überlegt er zunächst, ob er handelnd intervenieren müsse, das hieße, den aufgebrachten Patienten unter Umständen körperlich an antisozialem Verhalten zu hindern. Dies ist interessant, weil damit eine Grenze überschritten würde, die das herkömmliche Setting aufzeigt.

Hätte Knoblauch so interveniert, wäre er auf einer anderen körperlichen Ebene wie ein Grenzen setzender und regulierender Vater gewesen und hätte vermutlich die körperliche Sehnsucht des Patienten nach einem körperlich präsenten und haltenden Vater in anderer Form angesprochen. Aber in diesem Beispiel führt seine Stimme, in der sich manifestiert, dass er sich dieser Situation gewachsen fühlt, zu einer maßgeblichen Veränderung. Dieses Beispiel führt zu einer eigenen Behandlung einer schwer traumatisierten magersüchtigen Patientin:

Meine Stimme war über lange Zeit in ihrer beruhigenden, Halt gebenden Qualität für die Patientin von zentraler Bedeutung, vielleicht wie ein Wiegenlied, das dem zutiefst geängstigten Kind Beruhigung vermitteln kann. Mir fiel damals eine Komposition der amerikanischen Sängerin und Choreografin Meredith Monk ein, »Gotham Lullaby«, in der ohne Worte der Dialog zwischen einer beruhigenden Mutter und einem panischen Kind dargestellt wird. Die hohen spitzen, fast kreischenden Töne des Babys werden wohltuend, fast erlösend durch die in Rhythmus und Ton und verlangsamtem Tempo beruhigende Stimme der Mutter beantwortet (gesungen von M. M.). Über diesen Weg konnte sich zusammen mit meiner Patientin erst einmal eine Basis für einen bewussteren und affektiv aushaltbareren Zugang zu den überflutenden Erfahrungen der Vergangenheit bilden.

Die Stimme mit ihrem Timbre, ihrem Rhythmus, ihrer Melodie, mit ihrer musikalischen Qualität ist ein Teil unseres sensumotorisch, dialogischen Miteinanders. In ihr zeigt sich die »Körperlichkeit der Sprache« (Küchenhoff & Agarwalla, 2013, S. 15). In der sie begleitenden Mimik und Gestik finden wir eine weitere Mitteilungsebene, die Ivan Fonagy (2001) »Language within Language« nennt. Die Stimme und ihre Qualität sind eng mit der Atmung verbunden:

In der Behandlung einer Patientin, die unter einer schweren Belastungssituation an Lungenfibrose erkrankt war, begann ich unwillkürlich mit ihr zu atmen. Unsere gemeinsame Atmung wurde stetig kräftiger und tiefer. Im Nachhinein denke ich, es war ein Impuls in mir, aus einer gemeinsam empfundenen unerträglichen Enge ein mehr an Raum für sich zu gewinnen. Dieses gemeinsame Atmen führte dazu, dass die Patientin das erste Mal einen Widerstand in ihrer Lunge spürte und eine Beengung. Indem wir gemeinsam weiter atmeten, machte sie die Erfahrung, über einen Widerstand hinauszugelangen, was neu für sie war. Dieser Widerstand und das damit verbundene Engegefühl standen dann später für eine seelische Enge, ein Eingeschlossensein, das sie in ihrem Leben begleitet hatte. Die Erfahrung, dass wir beide im Raum genug Luft zum Atmen hatten, war für die Patientin fundamental im Hinblick auf ihre Erfahrungen mit ihrer Mutter, bei denen sich grenzüberschreitendes repressives Verhalten und plötzliches Verlassenwerden abwechselten. Innerhalb der Behandlung war diese gemeinsame Szene ein Schlüssel für eine zunehmende Verbesserung ihres Zustandes.

Das gemeinsame Handeln entfaltet seine Wirkung, es ist ein Wagnis, es kann Mut machen und plötzlich eine neue Erfahrung mit sich bringen, wie bei den von Stern (2005) beschriebenen *now moments*. In ihm liegt ein gemeinsames kreatives Potenzial, wie im Spiel. Die Begegnung auf dieser Ebene berührt anders als die Berührung über die Worte.

Die transformierende Berührung

Die körperliche Berührung von Patienten ist bis heute ein heikles Thema innerhalb der Psychoanalyse und berührt immer noch alte Tabus, die aus einem historischen Kontext von sexuellen Grenzüberschreitungen primär verstehbar sind. Die Qualität von Berührungen aus diesem Bedeutungszusammenhang zu lösen und als eine manchmal notwendige menschliche und basale Antwort zu verstehen, erscheint dennoch wichtig. Eine kleine Episode aus einer Behandlung einer Patientin mit selbstverletzendem Verhalten wird im Folgenden geschildert, an der diese andere Wirkung von Berührung verdeutlicht werden soll:

Die Patientin lag auf der Couch und ich saß neben ihr. Sie streckte mir ihren zerschnittenen und vernarbten Arm verzweifelt entgegen und ich legte meine Hand auf diese Haut. Die vernarbte Haut repräsentierte für sie ihre verhassten Selbstanteile, derer sie sich schämte. Meine Berührung stellte für die Patientin einen unmittelbaren, annehmenden und sich nicht ekelnder Kontakt mit diesen Anteilen dar, die sie sonst schamhaft bedeckte. Es entstand in ihr ein Körpergefühl, das mit Annahme und Linderung verbunden war und aus dem sich das Bild eines Verbands formte, den sie jetzt immer bei sich trug. Es war der Moment innerhalb einer sehr langen Behandlung, an dem die Patientin allmählich aufhörte sich zu verletzten. Durch meine Berührung konnte sich eine gute versorgende mütterliche Erfahrung einen Weg bahnen, und auf diesem Weg konnte sich der (Selbst-)Hass verändern. Zudem wurde durch die Berührung erfahrbar, dass das Gute nicht an der Destruktivität scheitert. (Bisher hatte die Patientin es als fürsorglich erlebt, wenn sie in der Notaufnahme genäht worden war.)

Wie kann sich eine Berührung in ein Bild transformieren und damit einen Weg hin zu einer Symbolisierung finden? Der szenische Dialog mobilisiert Erinnerungen (so wie im ersten Beispiel), die über diesen Weg bewusstseinsnäher werden. Das Hineinspüren in den körperlichen Ausdruck kann die damit verbundenen Affekte fühlbarer machen. Zu diesem Prozess gehört auch die oft mehr oder weniger empfundene oder auch eingesetzte körperliche Identifikation bei der Analytikerin.

Die körperlich identifikatorische Mitbewegung

In einem letzten Beispiel soll auf die körperlich identifikatorische Mitbewegung, wenn man so will eine körperlich sichtbare Einfühlung in die Patientin, eingegangen werden, die zum Ausgangspunkt für einen Transformationsprozess wird:

Immer zu Stundenbeginn griff die Patientin, die mir gegenüber saß, nach einem meiner Kissen, das sie fest vor ihrem Bauch hielt. Sie bemerkte, dass es sie warm halte. Ich frage sie, ob es sich sonst kalt anfühle im Kontakt, und sie antwortete, dass sie immer damit rechne, dass jemand einen Pfeil abschieße, dass die Menschen so seien und dass sie sich verbal nicht wehren könne. Wenn sie stehe, habe sie im Übrigen immer die Arme vor dem Bauch … Als sie halbwüchsig war, habe sie immer Krämpfe gehabt, es sei so gewesen wie »Mein Bauch beißt« …Da habe auch das Kissen geholfen. Als ich ihr sage, dass das Kissen ihr Trost und Schutz gebe, bemerkt sie, dass sie dies so noch nie gesehen habe. Hier krampfe sich der ganze Körper zusammen, wenn sie über sich rede. Sie versuche, sich nach außen hart zu machen, so als ob jemand mit einem Hammer auf sie zukomme. Der pralle dann ab. So wie von einer Kugel, die habe die beste Form, man bekomme viel unter. Ich sage: Eine Kugel kann rollen. Ja, meint sie, wie ein Igel oder ein Gürteltier. Dabei habe ich (A.) das Gefühl, dass wir beginnen, mit der Kugel zu spielen. Ich bemerke, dass sie sich jetzt häufig kratzt mit ihren langen Fingernägeln, die wie Waffen anmuten. Sie erwidert, dass sie sich Mühe gebe, dass ihr Panzer durchlässiger werde. Sie versuche, sich dabei zusammenzuhalten und nicht zu zermatschen und zu zerfließen. Dabei macht sie eine Bewegung des Zusammenziehens und des Loslassens. Sie drückt die seelische Bewegung aus und ich bewege mich identifikatorisch wie sie, ich teile die Bewegung mit ihr, antworte körperlich darauf und habe dabei das Gefühl, dass etwas aus der Starre in Bewegung kommt. Weiter bemerkt die Patientin, während sie sich bewegt, dass sie als Kugel ja ganz klein werde und dies ihr ja gar nicht entspreche und ich sage, ja im Loslassen und sich Ausbreiten werde sie größer und zeige sich, während wir uns weiter gemeinsam bewegen. Sie meint, da würde sie zu viel von sich preisgeben. Es sei verrückt, dass sie es nicht könne, das habe sie nicht gedacht. Sie spüre, dass sie Angst vor den Gefühlen habe, vor dem Öffnen. Aber zu Hause könne sie es ausprobieren,

vielleicht fange sie an, sich zu häuten. Sie passe auf sich auf. Dann überrascht sie mich mit einer Idee. Sie will beim Töpfern eine Kugel formen und eine kleine Figur hineinsetzen. Ich sage, ein kleines Menschlein in einem Ei. So könne sie etwas von sich ausdrücken. Sie beschäftigt sich damit, wie es wohl gehen mag, wie sie die Kugel formt und dass sie aufpassen muss, dass die Kugel nicht zu dünn wird, dass sie nicht kaputt gehe, dass sie die Kugel vielleicht bemalen werde.
In der nächsten Stunde erzählt sie mir, dass sie mit ihrem Vorhaben begonnen habe. Es erinnere sie an eine Schwangere und das Kind bewege sich drin. Sie frage sich, wie dieses »Püppi« herauskommen solle, ob sie die Kugel zerschlagen solle, oder ein Loch hineinfräsen. Ich antworte, dass sie einen Weg suche, die Kleine zu befreien und herauszuholen. Ja, meint sie, sie wolle ihr Luft verschaffen, ohne dass sie Angst bekomme. Erst einmal solle sie nur sein. Es sei die Schwangerschaft mit ihr selbst. Ich antworte, dass das Kissen vor dem Bauch vielleicht auch bisher diese Bedeutung gehabt habe und dass es jetzt um einem notwendigen Schutz für einen zarten Teil in ihr gehe, der geboren werden und wachsen wolle.
Sie bemerkt, dass es beruhige, einen Schutzschild zu haben, dass er auch ihre Kraft verkörpere und dass sie so ihre Kleine hervorlocken könne.
Dann beschäftigt sie, wie es wäre, Kinder zu haben, und dass sie von der Mutter abgetrieben werden sollte, dass sie nicht gewollt war und immer bei der Großmutter abgegeben wurde.

In dieser therapeutischen Szene spielt zunächst das Kissen eine Rolle, in dem sich für die Patientin die schützenden, aber auch die angreifenden Aspekte unserer Beziehung verdichtend in Szene setzen. Die fühlbare Bedeutung des Kissens, durch das die Patientin sich berühren lässt und meine Bemerkung, dass es ihr Schutz und Trost spendet, löst in ihr den tiefen Zwiespalt um die Berührung aus, der sich in der juckenden Haut manifestiert, der Haut als nicht intakter Hülle und Grenze zwischen ihr und dem anderen (sie hat von Geburt an Neurodermitis). Im Hinblick auf das sich Berühren-Lassen und Öffnen geht es um die Angst vor der Vernichtung (zermatschen, zerfließen, abgetrieben werden als Körperbild). Die Angst und den Wunsch, sich zu öffnen, stellt die Patientin dann körperlich dar. Das Gewahrwerden der mit der Körperbewegung verbundenen Gefühle wird unterstützt durch die gemeinsame spielerische Fokussierung auf das Zusammenziehen und Loslassen, die körperlich-identifikatorische Mitbewegung. Letztere kann die Erfahrung vermitteln, dass der eigene körperlich-seelische Zustand im anderen unmittelbar und ohne Worte nachvollziehbar ist (*social referencing*; Fonagy et al., 2011). Es entspricht, wie von Peter Fonagy und anderen beschrieben, einer Affektspiegelung, die sich unmittelbar mit dem körperlichen Ausdruck verbindet. Danach wird es möglich, einen Ausdruck auf der nonverbal-symbolischen Ebene zu finden, mit der Entdeckung einer Metapher: Der Bauch ist eine Kugel. In diesem Moment sehe ich eine Kugel, nehme sie auf und bringe sie zum Rollen. Sie wird lebendig und zum Igel oder Gürteltier.

Die Transformation, von einem körperlichen Zustand hin zu inneren Bildern und Metaphern, vollzieht sich gemeinsam. Der körperliche Zustand wird handhabbarer und gewinnt an Bedeutung, auch durch den nächsten kreativen Schritt, die Kugel aus Ton herzustellen. Die Szenen gruppieren sich um das Thema, wie und in welcher Form sich die durch eine traumatisierende Beziehungsgeschichte belastete Patientin von mir berühren lässt und ob dies zu hilfreichen Veränderungen führen kann. Und gleichzeitig hat die Tonkugel jetzt die Qualität eines Teils von ihr, den sie gestalten und verändern kann.

Am Ende dieser Stundensequenz legt die Patientin das Kissen, das sie bisher zum Stundenanfang, fast ritualisiert, immer auf ihren Bauch gelegt hatte, zur Seite. Sie kann mir nun freier gegenübersitzen.

Literatur

Altmeyer, M. & Thomä, H.(Hrsg.). (2010). *Die vernetzte Seele. Die intersubjective Wende in der Psychoanalyse.* Klett-Cotta. Stuttgart.

Bohleber, W. (2014). Auf der Suche nach Repräsentanz – Analytisches Arbeiten an der Schnittstelle von Ungedachtem und symbolisch Repräsentiertem. *Psyche – Z Psychoanal, 68,* 777–786.

Bucci, W. (1997). *Psychoanalysis and Cognitive Science. A multiple code theory.* New York: Guilford.

Fonagy, I. (2001). *Language within language. An evolutive approach.* Amsterdam, Philadelphia: John Benjamin Publishing Company.

Fonagy, P., Gergely, G., Jurist, E.L. & Target, M. (Hrsg.). (2011). *Affektregulierung, Mentalisierung und die Entwicklung des Selbst.* Stuttgart: Klett-Cotta.

Fuchs, T. (2008). Leibgedächtnis und Unbewusstes – Zur Phänomenologie der Selbstverborgenheit des Subjekts. *Psycho-Logik. Jahrbuch für Psychotherapie, Philosophie und Kultur, 3,* 33-50.

Gagel, R. (2010). *Improvisation als soziale Kunst. Überlegungen zum künstlerischen und didaktischen Umgang mit improvisatorischer Kreativität.* Mainz: Schott-Music.

Gallese, V. (2015). Welche Neurowissenschaften und welche Psychoanalyse? Intersubjektivität und Körperselbst. Notizen für einen Dialog. *Psyche – Z Psychoanal, 69,* 97–114.

Jacob, W. (1991). Viktor von Weizäcker (1886–1957). In D. v. Engelhardt & F. Hartmann (Hrsg.), *Klassiker der Medizin 2.* München: Beck.

Knoblauch, S.H. (2008). From the mirror to the movement. *Selbstpsychologie – Europäische Zeitschrift für psychoanalytische Therapie und Forschung, 31*(9).

Knoblauch, S.H. (2014). *The musical edge of therapeutic dialogue.* London, New York: Routlegde.

Küchenhoff, J. & Agarwalla, P. (2013). *Körperbild und Persönlichkeit. Die klinische Evaluation des Körpererlebens mit der Körperbild-Liste* (2. Aufl.). Berlin, Heidelberg: Springer.

Leikert, S. (2008). *Den Spiegel durchqueren. Die kinetische Semantik in Musik und Psychoanalyse.* Gießen: Psychosozial-Verlag.

Leikert, S. (2013). Das kinästhetische Unbewusste – Funktion und Mechanismen des kreativen Prozesses im Feld der Sprache und der Ästhetik. *Psyche Z. Psychanal, 67*(9/10), 962–990.

Leikert, S. (2016). Das kinästhetische Unbewusste in der psychoanalytischen Arbeit. Die Methode der freien Körperassoziation. In S. Walz-Pawlita, B. Unruh & B. Janta (Hrsg.), *Körper-Sprachen* (S. 153–166). Gießen: Psychosozial-Verlag.

Levine, H.B. (2014). Die nichtfarbige Leinwand: Repräsentation, therapeutisches Handeln und die Bildung der Psyche. *Psyche-Z Psychoanal, 68*, 787–819.

Monk, M. (1981). »Gotham Lullaby« aus dem Album *Dolmen Music.* New York City: Hometown Studios.

Parncutt, R. (2005). Pränatale Erfahrung und die Ursprünge der Musik. In B. Oberhoff (Hrsg.), *Die seelischen Wurzeln der Musik. Psychoanalytische Erkundungen* (S. 21–40). Gießen: Psychosozial-Verlag.

Papoušek, M. & Papoušek, H. (1981). Musical elements in the infant's vocalization: Their significance for communication, cognition, and creativity. *Advances in Infancy Research, 1*, 163–224.

Poettgen-Havekost, G. (2010). Die Botschaft hör ich wohl. Stimme und Hören im psychoanalytischen Dialog. *Forum der Psychoanalyse, 26*(1), 35–45.

Poettgen-Havekost, G. (2013). Einzeltherapie mit erwachsenen Patienten: Wenn die Worte fehlen … In P. Geissler & G. Heisterkamp (Hrsg.), *Einführung in die analytische Körperpsychotherapie* (S. 125–129). Gießen: Psychosozial-Verlag.

Poettgen-Havekost, G. (2014). Vom Wahrnehmen, Fühlen und »Denken ohne Geländer«. In B. Janta, S. Walz-Pawlita & B. Unruh (Hrsg.), *Unzeitgemäßes* (S.205–223). Gießen: Psychosozial-Verlag.

Poettgen-Havekost, G. (2016). Körpersprachen – Die Einbeziehung des körperlich-seelischen Ausdrucksgeschehens in die analytische Psychotherapie. In S. Walz-Pawlita, B. Unruh & B. Janta (Hrsg.), *Körper-Sprachen* (S. 177–188). Gießen: Psychosozial-Verlag.

Pollack, T. (2014). Psychoanalyse als Religion. Zur kirchlichen Verfasstheit psychoanalytischer Institutionen. *Psyche Z. Psychanal, 11*, 1108–1131.

Stern, D.N.(1996). *Die Lebenserfahrung des Säuglings.* Stuttgart: Klett-Cotta.

Stern, D.N. (2005). *Der Gegenwartsmoment: Veränderungsprozesse in Psychoanalyse, Psychotherapie und Alltag.* Frankfurt a.M.: Brandes & Apsel.

Stern, D.N. (2011). *Formen der Vitalität. Die Erforschung dynamischen Erlebens in der Psychotherapie, Entwicklungspsychologie und den Künsten.* Frankfurt a.M.: Brandes & Apsel.

The Boston Change Process Study Group (2014). Enactment und das Auftauchen einer neuen Beziehungsorganisation. *Psyche – Z Psychoanal, 68*, 971–996.

Weizäcker, V. von (1997). *Gesammelte Schriften 4: Der Gestaltkreis. Theorie und Einheit von Wahrnehmen und Bewegen.* Frankfurt a.M.: Suhrkamp.

Transformation processes in psychoanalytical therapy

Abstract: Subject of the essay is the analysis of different communication levels within the intersubjective dialogue between analyst and patient in terms of symbolization and encoding of experiences. In the context of several treatment cases it is explored what levels of communication profound transformations take place on, how transitions between various categories of representation manifest themselves and how they can be exploited in therapeutical settings. The exchange of information on the sub-symbolic level is characterized by musical parameters, rendering linguistic-cognitive understanding of subordinate significance. Opening up to the diverse psychological means of expression implies reflection on the question to what extend these transformations can be creatively developed and expanded within treatments and thereby setting the stage for a further reaching setting. This endeavour is conditioned by the fact that experience cannot be transferred into other categories, e. g. speech, without a lasting change in quality.

Keywords: Intersubjective scenical dialogue, symbolisation, Encoding, musical parameter, process of transformation

Die Autorin

Gabriele Poettgen-Havekost, Dipl.Psych., Psychologische Psychotherapeutin, Psychoanalytikerin, Gruppenanalytikerin, ist niedergelassen in freier Praxis sowie Dozentin und Lehranalytikerin am Lehrinstitut für Psychoanalyse und Psychotherapie Hannover. Ihre Arbeitsschwerpunkte liegen im Bereich der Behandlungstechnik: das implizite Beziehungswissen in der tiefenpsychologisch fundierten und psychoanalytischen Behandlung, der Umgang mit Körperinszenierungen von traumatisierten Patienten in der psychoanalytischen Behandlung, die Arbeit an der Mentalisierungsfähigkeit und sprachlichen Symbolisierung sowie die szenische Supervision als Zugang zum körperlichen Ausdrucksgeschehen und präsentischen Verstehen.
E-Mail: info@poettgen-havekost.de

Musiktherapeutische Forschung

Musik als Zwischenwelt

Hören, Atmosphäre und Spiel in therapeutischen Improvisationen[1]

Eckhard Weymann

Jahrbuch für Psychoanalyse und Musik • Band 3 (2019), 105–121
https://doi.org/10.30820/9783837982596-105
www.psychosozial-verlag.de/pum

> Beyond ideas of rightdoing and wrongdoing
> there is a field. I'll meet you there.
> *Dschalāl ad-Dīn ar-Rūmī (1207–1273)*

Zusammenfassung: Mit der musikalischen Improvisation nutzt Musiktherapie ästhetische Strategien für therapeutische Zwecke. Kunstanaloges Vorgehen in der Therapie kann darin bestehen, neben den Haltungen wie Offenheit, Negative Capability oder dynamischer Spielverfassung auf Strukturphänomene wie Wiederholungen und Rhythmisierung, Variation und Kontrastbildung zu achten. Die generative und transformierende Wirkung solcher Vorgehensweisen wird an Beispielen aus der Kunst sowie aus Musiktherapie und Supervision gezeigt und theoretisch erläutert.

Schlüsselwörter: kunstanalog, Musiktherapie, Supervision, dynamische Spielverfassung, Improvisation

Meeting beyond …

Musiktherapie ist eine spielbasierte Therapieform, die mit der Methode der musikalischen Improvisation neben dem Gespräch eine intermediäre Zwischenwelt in

1 Für die musikalische und fachliche Unterstützung beim Vortrag danke ich herzlich den Musiktherapeuten und Musikern Frank Hiesler und Max Rademacher. Den KollegInnen Julica Bendixen, Martin Kolek, Ingrid ten Hoeve sowie den Mitgliedern einer Supervisionsgruppe danke ich für die Überlassung anonymisierten kasuistischen Materials.

der Behandlung installiert. Mit Klängen, Tönen und Rhythmen erkunden wir ein Außerhalb der Rationalität, das der Vernunft nicht widersprechen muss, sondern diese vielmehr erweitern kann. Wir suchen ein Feld auf, das weniger von Richtig und Falsch, als von sinnlichen, körperlichen und ästhetischen Handlungsweisen und Evidenzen bestimmt wird.

Künstlerisches Handeln im psychotherapeutischen Kontext erzeugt spannungsvolle Verhältnisse zwischen unterschiedlichen Ordnungen: den Ordnungen der Sprache und der Kunst, den Ordnungen der Zwecke und Ziele und des »zweckfreien« Spiels, den klaren Rahmenbedingungen eines therapeutischen Settings und der rahmensprengenden Dynamik der Kreativität, dem explizit Ausdrückbaren und dem impliziten Wissen und Ahnen. In einer kulturwissenschaftlichen Veröffentlichung lesen wir:

> »Interessiert man sich für das menschliche Handeln, dann begegnet einem immer häufiger das Thema Improvisation. Auch, da die Wissenschaft vom klassischen Bild des computationalen und überwiegend explizit handelnden menschlichen Wesen immer mehr Abstand nimmt. Indessen verbreitet sich die Vorstellung, dass ein implizites Wissen, eine Expertise auf Basis verinnerlichter und bis zu einem Grad verkörperter Erfahrungen (embodied knowledge) die Grundlage für ein subjektiv sinnvolles Handeln in einer komplexen Welt darstellt. Ein Handeln, welches dann auch im Wesentlichen intuitiv und improvisiert erfolgt« (Roidinger, 2018, S. V).

Wie in den Kultur- und Kunstwissenschaften, der Soziologie und den Handlungswissenschaften kann auch in den Forschungen zur Psychotherapie ein *sensory turn* konstatiert werden, der die vornehmliche Orientierung an Sprache ergänzt durch die Beobachtung des Handlungsdialogs, der sinnlich-körperlichen Wahrnehmungsdimensionen und des impliziten Wissens.

Das Begegnungsfeld, wie es in der Metaphorik des Eingangsmottos imaginiert werden kann, ist vielleicht ein Spielplatz, ein Tummelplatz. Freud verwendet einmal das Wort »Tummelplatz«, als er über die therapeutischen Möglichkeiten der Übertragung sprach. Im Austausch von Übertragung und Gegenübertragung kann sich der Wiederholungszwang, also die alten neurotischen Beziehungsmuster, austoben – mit dem Ziel, erlebbarer und womöglich szenisch verstehbar zu werden. »Wir eröffnen ihm [dem Wiederholungszwang] die Übertragung als den Tummelplatz, auf dem ihm gestattet wird, sich in fast völliger Freiheit zu entfalten…«. Dies schafft, so Freud später, »ein Zwischenreich zwischen Krankheit und dem Leben« (Freud, 1914/1982, S. 214). Der Tummelplatz war ursprünglich auch ein Kampfplatz oder eine Reitbahn. Dieses Zwischenreich ist ein dynamischer Ort, an dem etwas ausgetragen wird, kein Idyll.

In der Musiktherapie wird vor allem mit der Methode der Freien Improvisation ein solches Zwischenreich etabliert. Die Improvisation zeichnet sich durch einige Merkmale aus, die auf ihre Eignung für den therapeutischen Kontext hinweisen: Eine Improvisation stellt eine offene Form dar; sie ist nicht stilgebunden und erfordert daher keine stilistische Einübung; sie entfaltet eine Tätigkeitsverfassung, die kontextsensitiv und kommunikativ ist; die Improvisation stellt einen akzeptierenden und risikofreundlichen Kontext dar, in dem tendenziell »alles erlaubt« ist; sie entsteht ohne Planung im Moment, ist ganz auf das Hier und Jetzt ausgerichtet.

Der Fokus dieses Sammelbandes ist *Transformation*. Das Ziel therapeutischer Behandlungen ist immer Veränderung. Transformation ist dabei mehr und anderes als ein Zuwachs von Wissen, von erlernten Fähigkeiten. Transformation hat mit sinnlichen, körperlichen *Erfahrungen* zu tun, die es ermöglichen, etwas anders wahrnehmen zu können. Transformation beruht also auf Anregungen, Konfrontationen, Berührungen und damit auf *Begegnungen* im weitesten Sinne – auf Spiel.

Begegnungsformen

Der Fokus dieses Beitrags ist die musiktherapeutische Improvisation, die als prototypisch für die Musiktherapie angesehen werden kann. Wo dies möglich ist, treten wir mit unseren PatientInnen in mutuelle musikalische Spielprozesse ein: Wir fordern sie auf, mit uns zusammen zu spielen – und mit leicht spielbaren Musikinstrumenten oder mit der Stimme zu improvisieren. Wo das gemeinsame Spiel nicht (noch nicht, nicht mehr) möglich ist oder ein anderer methodischer Zugang gewählt wird, spielt die Therapeutin für den Patienten, es werden Musikstücke gemeinsam angehört oder Lieder gesungen. Immer aber wird die *Zwischenwelt der Musik* als ein Medium verwendet, in dem sich Begegnung, Beziehung, Selbsterfahrung, Imagination, Erinnerung bilden und umbilden.

Welche besonderen Kompetenzen bringen MusiktherapeutInnen in diese Arbeit ein? Zunächst einmal: Sie sind immer auch MusikerInnen, das heißt, sie haben einen jahrelangen Übungsweg mit der Musik hinter sich, der eine besondere »Feinhörigkeit« und Reagibilität im Umgang mit akustischen, interaktiven und psych-ästhetischen Phänomenen trainieren ließ. Musik ist oft eine wesentliche biografische Konstante in ihrem Leben. Vielleicht noch gesteigert durch eine

Improvisationsausbildung reagieren und resonieren MusiktherapeutInnen auf unterschiedlichste Sinneseindrücke im musikalischen Medium. Die Welt hallt in ihnen gewissermaßen in musikalischen Parametern wider.

Auf dieser Basis stellen MusiktherapeutInnen den Äußerungen der PatientInnen ihr Hören, ihre geschulte Wahrnehmungsfähigkeit, zur Verfügung und lassen die Resonanz darauf in geeigneter Weise in das gemeinsame Spiel einfließen. Dieses Spiel ist, auch wenn die Therapeutin bzw. der Therapeut »wirklich« mitspielt, im Sinne der Abstinenz ganz auf die PatientInnen ausgerichtet, die darin in ihren bewussten und unbewussten Ausdrucksformen und Szenen *in Erscheinung* treten. Voraussetzung dafür ist, dass sich beide SpielerInnen wirklich auf dieses Spiel einlassen können, was nicht immer gelingt – ähnlich wie es Übung und eine bestimmte psychische und mentale Grundausstattung braucht, sich dem Fluss der Gedanken im frei assoziierenden Sprechen der Psychoanalyse zu überlassen.

Winnicotts *interplay* meint das spontane, quasi improvisierte Hin und Her zwischen PatientIn und TherapeutIn – jenseits des Narrativs. Auch Bollas (2011) betont immer wieder, dass wir PatientInnen nur dann kennenlernen können, wenn wir uns mit ihnen in dieses Hin und Her begeben: Erst indem wir miteinander ins Spiel kommen, erleben und erfahren wir etwas voneinander. Und zwar mittels der Teilhabe an der »sich bewegende[n] Erfahrung« (S. 48), aus der sich das Zusammenspiel konstelliert und die die Teilnehmenden transformiert. Dieses Wechselspiel habe »eine Art Improvisationslogik« und ähnelt »der Spontaneität des Jazz« (S. 49).

Freuds innovative Art des Auffassens des Patienten, des Hörens in *gleichschwebender Aufmerksamkeit,* ähnelt der Einstellung beim Improvisieren: AnalytikerIn und AnalysandIn begegnen sich – wie zwei Improvisierende – in einem intermediären Raum, »in dem sie beide zu einem gewissen Grad die gleiche innere Haltung einnehmen« (Bollas, 2011, S. 42). Es ist eine träumende Aufmerksamkeit. »Wir leben mit unseren Patienten, von Unbewusstem zu Unbewusstem« (ebd., S. 56).

Für unser künstlerisch-therapeutisches Thema ist es von Bedeutung, diese Funktionsweise des Erlebens als Teilhabe an »voranschreitende[r] Erfahrung« (Bollas, 2011, S. 18) nicht nur auf den hochartifiziellen therapeutischen Dialog zu beziehen, sondern – wieder ganz im Sinne Winnicotts (1971) – auf den gesamten Austausch mit der phänomenalen Welt und der Kultur. Erleben – etwa beim Hören von Musik – ist ein Synchronisieren von Prozessen. Bollas bezeichnet uns Menschen allgemein als »Intermedien«, als Zwischen-Wesen im (unbewussten) prozesshaften Zusammenspiel unseres *Selbst* (»Idiom«) mit den von uns ausgewählten oder uns zufallenden (ästhetischen) Erfahrungsobjekten (Bollas, 2000).

Fallbeispiel

Diese Überschneidung von ästhetischen und therapeutischen Wahrnehmungseinstellungen soll zunächst beleuchtet werden durch einen musiktherapeutischen Erfahrungsbericht aus der Neonatologie. Hier widmet sich die Therapeutin nicht zuerst der *Beziehung* (zum frühgeborenen Kind, zu den Eltern, zwischen Eltern und Kind), sondern wendet sich dem realen und »gefühlten« umgebenden Raum zu, der gegenwärtigen *Atmosphäre*. Der hier gemeinte Atmosphäre-Begriff bezeichnet eine ästhetische Kategorie. Er weist hin auf eine verbindende Qualität zwischen subjektivem Befinden und gegebener Umwelt (vgl. Böhme, 2013). Die Therapeutin in dem Fallbeispiel versteht sich – ganz im Sinne Gernot Böhmes – als »Atmosphäre-Arbeiterin«, die durch den musikalischen Einfluss auf diese »Hülle« die Situation entlastet, und dadurch – quasi indirekt – Kontakt und Beziehung fördert.

Mit den Tönen und Klängen des von ihr gespielten Instrumentes und ihrer Stimme beeinflusst die Therapeutin die Atmosphäre in einem Raum einer neonatologischen Intensivstation, in dem sich gerade mehrere Kinder, Eltern und medizinische Mitarbeiter befinden. Louis wäre jetzt in der 30. Woche der Schwangerschaft, wenn er nicht viel zu früh geboren wäre.

Als ich den Raum betrete, liegt Louis auf der Brust seiner Mutter. Er benötigt eine Atemunterstützung und erhält Nahrung durch eine Sonde. Er ist unruhig und seine Körperhaltung verkrampft. Der Raum ist abgedunkelt und das durchgängige und pulsierende Rauschen der Beatmungsgeräte bildet einen rhythmischen Untergrund. Am anderen Ende des Raumes wird gerade eine augenärztliche Untersuchung durchgeführt und in unregelmäßigen Abständen ist der Alarm eines Monitors zu hören.

Frau B. wirkt in ihrer Körperhaltung erschöpft, ihre Stimme klingt müde. […] Die Atmosphäre im Raum scheint sich selbst kaum tragen zu können. Sie fühlt sich schwer und kraftlos an. Ich entscheide mich, die Körpertambura zu holen und setze mich an ihre Seite. Nun erfüllt auch mich eine starke Müdigkeit und ich muss mich anstrengen, konzentriert zu bleiben. Allmählich breite ich einen Klangteppich im Zimmer aus. Frau B. schließt die Augen. Das Spiel fühlt sich zäh und mühsam an. Ich habe das Gefühl, gegen einen Widerstand zu spielen. Als ein Monitor-Alarm ertönt, hält Frau B. weiter ihre Augen geschlossen. Der Alarm fügt sich auf einmal in die Musik ein. Von da an wandelt sich etwas. Ich spiele mit weniger Kraftaufwand, die Musik klingt gelöster und wandelt sich in einen haltgebenden Teppich. Die physiologischen Werte von Louis verbessern sich nur langsam, aber trotzdem bemerkbar. Seine zur Faust geballten Hände öffnen sich ein wenig. Frau B. atmet tiefer. Zwischen Mutter und Kind scheint etwas zu verschmelzen. Die Atmosphäre fühlt sich nun innig und aufgehoben an. Nach einer Weile betritt der Vater von Louis leise den Raum, bleibt neben seiner Lebensgefährtin stehen und lauscht. Frau B. öffnet die Augen, erblickt ihn und verbleibt dennoch in der Ruhe. Ich spiele noch einen Moment und lasse dann den Klangteppich langsam in der Atmosphäre verstummen. Dann steht alles für eine Zeit still. Es wird nicht gesprochen. Frau B. hält ihren Blick lang auf Louis gerichtet. Ihre Gesichtszüge sind nun weich und der Blick warm.

Die Kontaktmedien, auf die die Therapeutin hier achtet, sind gesungene und gespielte Töne, Klänge und Geräusche, Bewegungen, der Atem. Die Austausch- und Abstimmungsprozesse im ästhetischen Raum führen zu Transformationen: zur Belebung oder Beruhigung, zur Orientierung, zur Ausweitung oder Fokussierung des Erlebnishorizonts.

Das Hören – und damit die Musik – ist insofern eine atmosphärische Wahrnehmungsmodalität par excellence, als sich hier die Subjekt-Objekt-Differenzierung auflöst und verschwimmt.

Methoden der Kunst

Musiktherapie nutzt Methoden der Kunst für therapeutische Zwecke, sie arbeitet *kunstanalog*. Das hat nur zu einem Teil mit dem verwendeten künstlerischen Medium zu tun, es bezeichnet darüber hinaus eine psychologische Position, die der psych-ästhetischen Wahrnehmung und der sensomotorischen Spielverfassung besondere Aufmerksamkeit widmet.

Was sind die Methoden der Kunst? Wie gehen KünstlerInnen vor? Was lässt sich von ihnen für die Therapie lernen? Schauen wir uns einige exemplarische Momente an.

»*Begin anywhere*« – so lautet ein methodischer Hinweis, den John Cage verschiedentlich gab. Es gibt keinen richtigen oder falschen Anfangspunkt, der Weg entsteht beim Gehen. Dem Zufall wird in der Komposition und auch der Interpretation der Musik von Cage ein bedeutender Platz eingeräumt, es werden

Zufallsoperationen erdacht, die dann allerdings mit Konsequenz verfolgt werden. Mit dieser Unbestimmtheit oder Indetermination suchte Cage, »›Prozesse‹ in Gang zu setzen, ohne bestimmten Anfang, ohne Mitte, ohne Ende« (Feißt, 1997, S. 7), um den Interpreten im Moment der Aufführung mehr Entscheidungsfreiheit einzuräumen. Beobachtungen aus der Boston Change Process Study Group zeigten, dass in therapeutischen Interaktionen zwischen den Beteiligten korrespondierende ko-kreative Prozesse der Beziehungsgestaltung ablaufen, die von Unbestimmtheit *(sloppiness)* geprägt sind: »Was in Erscheinung tritt, existierte vorher nicht und konnte von keinem der Partner vorhergesagt werden. [...] Interaktive Prozesse machen nicht-lineare qualitative Sprünge« (Nahum, 2005, S. 701, eigene Übersetzung).

Der Maler Gerhard Richter (Belz, 2011) beschreibt in einem Interview maximale Offenheit, geradezu Beliebigkeit, wenn er die Arbeit an einem Bild beginnt: »...am Anfang kann ich theoretisch/praktisch da draufschmieren, was ich will. Und dann ist erst irgend*ein Zustand, auf den ich reagieren muss ...«* Er reagiert auf eine Materialkonstellation, die etwas in ihm anspricht. Voraussetzung ist eine bestimmte Wahrnehmungsverfassung, die als *sensomotorischer* Modus bezeichnet werden kann. Das Werk entsteht weniger in einem aktiven *Wurf*, als in einem wahrnehmenden, *rezeptiv*-aktiven Modus, der eine Wendung vom Wissen und Machen zum Geschehenlassen erfordert. Mit Rosa und Endres (2016) können wir vom *Resonanzmodus* sprechen, einer psychischen Verfassung, die Heinrich von Kleist (2007 [1878]) einen »Zustand unsrer, welcher weiß« nennt.

In einem Dokumentarfilm über den Bildhauer Hans Josephsohn (Kälin & Merz, 2007) können wir einen Blick in die Werkstatt tun. Wir sehen den alten Mann im intensiven Dialog mit den menschengroßen stehenden oder liegenden Gipsmodellen, die, noch mehr oder weniger roh und unförmig, im Entstehen begriffen sind. Er geht herum, schaut, kommt näher, nimmt Abstand, drückt während er raucht in den weichen Gips, fügt etwas hinzu, nimmt weg, gießt Wasser darüber, schaut wieder ... Es sind zugleich nüchterne, handwerkliche wie auch irgendwie spielerische Alltagshandlungen. Sie sind konzentriert, nicht strategisch auf ein Ziel gerichtet, eher beiläufig schweifend. Einmal hört man ihn sagen: »Manchmal, wenn ich anfange, denke ich, ich weiß nicht mehr, wie man das macht. Man ist dann auch unsicher ...«

Josephsohn ist ja kein Anfänger, er weiß eigentlich recht gut, »wie man das macht«. Doch sein Statement lautet: »Ich hab' manchmal den Eindruck, die Haupteigenschaft in dem Beruf ist, dass man unsicher ist.« Unsicherheit als Haupteigenschaft meint keineswegs Unbeholfenheit oder Ungeschicklichkeit. Es wird damit aber auf eine andauernde Suchhaltung verwiesen, in der es der Suchende erträgt, lange nicht zu finden. Diese Kompetenz, Unsicherheiten und Nicht-Wissen auszuhalten, steht dabei immer in einem dialektischen Verhältnis zu Übung und Erfahrung. Der Weg zu einem Werk verläuft in dieser Suchbewegung über Begegnungen und wechselseitige Transformationen. Der Keats'sche Begriff für diese Fähigkeit, *Negative Capability,* fand über Dewey und Bion auch Eingang in die psychoanalytische Theoriebildung.

Der Maler und Schriftsteller John Berger (2005) spricht von der existenziellen Wucht und Notwendigkeit der Begegnung bei der Entstehung eines Bildes:

> »Der Impuls zu malen kommt weder aus der Beobachtung noch aus der Seele […], sondern entspringt einer Begegnung: der zwischen Maler und Modell – selbst wenn das Modell ein Berg ist oder ein Regal leerer Medizinflaschen. Die Montagne Sainte-Victoire […] war Cézannes Gefährtin.
>
> Wirkt ein Gemälde leblos, resultiert das daraus, dass der Maler nicht den Mut hat, nahe genug heranzurücken, um dieses Wechselspiel auszulösen. Wie ein Kopist bleibt er auf Abstand. Oder er wahrt […] eine kunsthistorische Distanz und ergeht sich in stilistischen Spielereien, von denen das Modell nichts weiß.
>
> Nahe zu kommen bedeutet, die Regeln, das Ansehen, das Abwägen der Vernunft, die Hierarchien und das eigene Selbst zu vergessen« (Berger, 2005, S. 16).

Nahe zu kommen und nicht in der Distanz zu verbleiben beinhaltet auch für TherapeutInnen immer ein Risiko. Die dynamische Spielverfassung (Weymann, 2014), das Umschalten auf den sensomotorischen Modus, bedeutet immer auch, sich einer Dynamik zu überlassen, die nicht überwiegend vom Bewusstsein, von unseren Absichten gesteuert wird, sondern in die unser Körpergedächtnis eingeht, unsere sensorischen Erfahrungen, unsere ästhetischen Eindrücke, die wir lebenslang ansammeln. Die Spielverfassung involviert uns ganz.

In der Psychoanalyse wird dieses Wechselspiel des *geteilten impliziten Wissens* unter anderem in der Konzeption des »Szenischen Verstehens« mit Metaphern aus der Welt des Theaters behandelt. Das therapeutische Geschehen wird als ein gemeinsamer, wechselseitiger Prozess dargestellt:

> »[Der Therapeut] […] muss sich aufs Spiel mit dem Patienten einlassen, und das heißt, er muss selbst die Bühne betreten. Er nimmt real am Spiel teil. […] das Verstehen [gründet] vor und unterhalb von allen Verstehensprozessen selbst auf der lebenspraktisch unmittelbaren Teilnahme des Analytikers am Spiel des Patienten« (Lorenzer, 1983, S. 113).

Spielen als Therapie

Wir möchten in der Musiktherapie mit unseren Patienten in ein Spiel eintreten mit und in den Medien der Kunst. Spielen ist ja bekanntlich eine Voraussetzung jeglicher Psychotherapie. »Psychotherapie hat mit zwei Menschen zu tun, die miteinander spielen« (Winnicott, 1979, S. 49). Ebenso wie in der Psychoanalyse, ist es in der Musiktherapie eine Sache der Einübung, die Grundregel befolgen zu können, die eigentlich immer wieder »Spielen!« bedeutet. Zu den Voraussetzungen eines Spiels gehört aufseiten der PatientInnen ein Minimum an Sicherung.

Wenn jemand einen Musiktherapieraum mit vielen Instrumenten betritt: Was braucht er, um dort gut anzukommen? Sprachlich stapeln wir eher tief. Wir sprechen nicht von Kreativität, Kunst, Musik, Violine und Piano, sondern eher vom Ausprobieren, Rumprobieren, von der noch unverbindlichen Skizze und vom Material, aus dem die Instrumente gemacht sind (Holz, Fell, Draht etc.).

Mancher fragt sich vielleicht: Weiß der Therapeut überhaupt, was er tut? Bin ich nicht hier, um von Fachleuten zielgerichtet und effektiv behandelt zu werden? Eine solche Situation kann ein Kulturschock sein für Menschen, die eher mit Reparaturvorstellungen in die Behandlung gekommen sind oder die voller Angst vor Veränderungen sind.

Das freie Improvisieren muss hier oft zunächst legiert werden mit einigen Regeln oder (Spiel-)Vorschlägen. Das Feld wird quasi didaktisch verkleinert, um Rückzugs- und Abwendungsbewegungen entgegenzuwirken. In der Einzeltherapie könnte verabredet werden, dass jeder abwechselnd nur einen Ton spielt. Was bietet diese Spielform für Erfahrungsmöglichkeiten? Sofern das Maß des Irritierenden in der Situation nicht zu groß war, kann Abhängigkeit verspürt werden, Macht und Ohnmacht – wie früher auf der Wippe. Ebenso Gestaltungsmöglichkeiten: Ich kann den anderen necken, meine Geschicklichkeit im Rahmen der Regel entfalten, meine Antwort beschleunigen oder verzögern – wie weit kann ich gehen? Aber dann kommt vielleicht auch der Gedanke: Wie komme ich da wieder raus? Schließlich kann die Regel zufällig oder absichtsvoll gebrochen werden. Das Spiel endet vielleicht im Lachen, im Getümmel, in der Erschöpfung – oder in einem gefundenen Einverständnis.

In diesen Aufzählungen wird bereits deutlich, welche zahlreichen Anknüpfungsmöglichkeiten an die Erfahrungswelt von PatientInnen sich ergeben, die im Nachgespräch vertieft besprochen werden können.

Wie kann ein Improvisationserlebnis in ein Gespräch übergehen? Hierzu eine Vignette aus einer Gruppenmusiktherapie in einer psychiatrischen Klinik. Die

Gesprächssequenz nach einer gemeinsamen Improvisation kann andeuten, wie im Spielprozess Erfahrungen aufkommen und wie für diese oft noch unklar verspürten Erfahrungen allmählich Worte gefunden werden – durchaus auch mithilfe der anderen Mitglieder der Gruppe:

> **45-jähriger Patient:** »Ich weiß nicht, ich habe einfach die Töne – – – und merkte, ich suchte, bis es irgendwie stimmte, ich machte einfach weiter. – Du [zu einem Mitpatienten] bist da lauter geworden, ich glaubte ein bisschen, du willst mich provozieren, – ich war so bei mir, das war mir vollkommen egal, betraf mich nicht, ich war bei mir – ich kenne das gar nicht, wie habe ich gelebt? Immer wie ein Panzer geradeaus.«
>
> **Andere Gruppenteilnehmer:** »Das klang so ›getragen‹.«
>
> **Pat.:** »Wie ›getragen‹, was meint ihr, ich verstehe das nicht, – ›getragen‹?«
>
> **Eine Patientin macht eine tragende Geste:** »Getragen!« –
>
> **Pat.:** »Ich kenne das nicht, ich kann mich nicht erinnern, getragen worden zu sein.«
>
> **Therapeut:** »Na, dann haben Sie sich selbst getragen?«
>
> **Pat.:** »Ja, das kann sein: mich selbst getragen.«

Bewusst/Unbewusst

Wie lässt sich ein solcher Handlungskontext theoretisch einordnen? Während in Bezug auf künstlerische Produktionen in der Psychoanalyse lange Zeit Vorstellungen von Konfliktverdrängung und -verarbeitung, von Triebsublimation vorherrschten, kamen zuletzt vermehrt Konzeptionen in den Blick, die auch die Beteiligung nicht verdrängter unbewusster Strukturierungen bei kreativen Prozessen sehen. Es wurde entdeckt, dass unsere körperlichen und sensomotorischen Erfahrungen von früh an ein implizites Wissen in uns anlegen. Die Welt hinterlässt ihre Spuren in uns. Die Bewegungsmuster und Interaktionsweisen unserer frühen Bezugspersonen, die Jahreszeiten, Landschaften und Umgebungen unserer Kindheit, die Atmosphären, mit denen wir aufgewachsen sind, all das »kennen« wir zutiefst. Es hat uns (mit)geprägt und wir erkennen es auch wieder in ästhetischen Erfahrungen, die uns zugleich bekannt und überraschend erscheinen können (Bohleber, 2013; Bollas, 2000).

In ihrem Aufsatz mit dem Titel »Gewahrwerden von implizitem Beziehungswissen in der Musiktherapie« beschreibt Heike Plitt (2014) sehr schlüssig die Bedeutung dieser sensomotorischen Funktionsweise:

> »Die psychische Struktur eines jeden Menschen entwickelt sich aus dem impliziten Beziehungswissen (Stern, 2005), welches aus solchen frühen Interaktionserfahrungen gewonnen wird. Es beinhaltet Muster für Affekte, motorische Abläufe, Erwartungen und Denkmuster und prägt das spätere Handeln in der Interaktion einschließlich der Übertragung, und ist damit auch in der therapeutischen Beziehung hoch bedeutsam […]. Implizite Verarbeitungsmechanismen manifestieren sich vorsprachlich und bleiben lebenslang erhalten, sind allerdings nicht dem Bewusstsein zugänglich. Der Patient kann die Inhalte des impliziten Beziehungswissens nicht auf der verbalen Ebene äußern, sondern vermittelt sie in vorsprachlichen Zeichen, Bewegungen und Gesten. Vitalitätsaffekte werden abgeglichen und verändert und sensomotorisch der affektiven Wahrnehmung des Gegenübers zur Verfügung gestellt, so dass sich das implizite Beziehungswissen verändern kann. Damit ist die Möglichkeit zu einer neuen Beziehungsgestaltung gegeben« (S. 287).

Auch wenn der Austausch vorsprachlich ist, kann nach einer Improvisation ein Gespräch geführt werden. Plitt konnte in einer Untersuchung zeigen, wie solche impliziten Beziehungsstrukturen und sequenziellen Gestaltungen sowohl in der musiktherapeutischen Improvisation wie in den Gesprächen aufzufinden sind und wie sich das Improvisationserlebnis im nachfolgenden Gespräch abbildet (Plitt, 2014).

Die Konzeption des »kinästhetischen Unbewussten« von Leikert (2013) ergänzt diese Vorstellungen auf eine auch für die Musiktherapie relevante Weise. Leikert siedelt den kreativen Transformationsprozess – vielleicht ähnlich wie Bollas – im Wahrnehmungsprozess selbst an, wenn das wahrnehmende Subjekt sich mit einer Struktur der Welt verbindet. Musik ist eine Einladung, »sich auf einen emotionalen Verwandlungsprozess einzulassen«. »Der sinnliche Eindruck kommt, psychologisch gesehen, erst dort zur Wirkung, wo das Körperselbst sich mit dem Objekt synchronisiert und in dieser zeitlichen Koinzidenz die Subjekt-Objekt-Grenze unterläuft« (Leikert, 2013, S. 970). Hier ist wieder der Prozess des Nahekommens, des Wechselspiels, ja der momentanen Verschmelzung in der Wahrnehmungsbeziehung in der dynamischen Spielverfassung angesprochen. Die kinetische Semantik (Trevarthen spricht von der »dynamischen emotionalen Syntax« [zit. n. Buchholz & Gödde, 2013, S. 845]), die den Bereich impliziten Wissens, der Formen und Bewegungen, der kulturellen Erfahrungen, betrifft, erzeugt eine andere Art der Sinnentwicklung als die Sprache. »Wir hören Musik nicht mit den Ohren, sondern mit dem Körper«, meint Leikert. »Das sinnliche Erleben ist der Modus, in welchem

Sinnentwicklung erfahren wird. Musik gestaltet Bedeutung, indem Spannungsfolgen subtil ausgestaltet, variiert, wiederholt und gesteigert werden« (Leikert, 2008, S. 263).

Wir haben es hier mit einer überwiegend unbewussten Ebene zu tun, die aber nicht verdrängt ist. Die Mehrheit der unbewussten Inhalte ist nicht verdrängt (vgl. Bohleber, 2013).

Resonanzen

An einem Beispiel soll abschließend gezeigt werden, auf welche Weise kasuistisches Material in einer Gruppensupervision entfaltet werden kann, wenn die sprachliche Bearbeitung durch künstlerisch-kreative Techniken (kreatives Schreiben, Improvisation) erweitert wird. In diesem Beispiel handelte es sich um eine Supervisionsgruppe mit MusiktherapeutInnen, daher konnte als Ausgangsmaterial neben der Erzählung der Falleinbringerin auch die Aufnahme einer musiktherapeutischen Improvisation aus der Behandlung herangezogen werden. In anderen Fällen wird die »Resonanzimprovisation« direkt auf die Schilderung des Falles folgen.

Die Arbeitsweise, die sich hier unter anderem auf Elemente des Verfahrens »Beschreibung und Rekonstruktion« (Weymann, 2009) und auf die von Oscarsson (2011) beschriebene Supervisionsmethodik bezieht, wird anhand eines Beispiels aus der Einzel-Musiktherapie mit einem zehnjährigen Jungen skizziert. Im Fokus der Darstellung steht hier die *kunstanaloge* Vorgehensweise in der Supervision, weshalb der Fall selbst nur oberflächlich dargestellt wird. Die erwähnte Technik der Resonanzimprovisation kann mit Arbeitsweisen aus der Balintgruppenarbeit verglichen werden: Die sich einstellenden Spielbewegungen und Einfälle gelten als Teilaspekte des Falls im Sinn eines »prismatischen Vorgehens« (Drees, 2013).

Audioaufnahme

Unseren ersten Eindruck von dem Fall gewinnen wir über die Audioaufnahme einer Improvisation des Kindes mit seiner Therapeutin. Die Gruppe erhält zunächst keinerlei weitere kasuistische Informationen, sondern lässt sich allein durch die zu hörenden Töne, die klangliche Interaktion, berühren. Zuvor wurde Schreibzeug bereitgelegt, um nach dem Hören Eindrücke notieren zu können.

Es sind auf der etwa fünfminütigen Aufnahme zwei Instrumente zu hören, die nicht besonders gut zusammenklingen: ein Streichpsalter und eine Art Kalimba. Der Therapeutin war dieses Instrument von dem Kind zugeteilt worden. Sie war erschrocken, wie wenig die Instrumente in Stimmung und Klangfarbe zusammenpassten, wie sie später sagte.

Beschreibung

Nach dem Hören beschreiben die Gruppenmitglieder (außer der Falleinbringerin) schriftlich ihr Erleben. Dies erfordert meist eine metaphernreiche, poetische Sprache. Fachausdrücke sollen ausgespart werden, damit die Beobachtung des Erlebens an dieser Stelle nicht durch konzeptionelle Überlegungen verdeckt wird. Die Beschreibungen werden in der Gruppe vorgelesen und dann auf Gemeinsamkeiten und Unterschiede in den inhaltlichen und strukturellen Merkmalen hin untersucht.

Eine verdichtete Collage aus diesen kurzen Texten kann einen ersten Eindruck von der Beziehungsdynamik vermitteln, die beim Hören der Musik verspürt wurde:

Zwei Welten nebeneinander.
Ein tiefer warmer Teich/über der Wasseroberfläche passiert allerlei.
kein Rankommen, kann leider nicht berühren, kann dort nicht leben
ganz mit sich beschäftigt

Versuch der Bewegung, ein paar Sprünge ausprobieren
sehr neugierig nähert es sich … sehnt sich
Etwas verwandelt sich, tanzt und springt, kratzen
getragen werden wollen
wollen, dass das Spiel der Bewegung so schnell nicht endet.

man gerät in Anspannung, anstrengend, »du nervst«.
Irgendwann reicht es dann aber auch. Oder war es schon zu viel?
vergeblich und traurig
Berührt mich das überhaupt?

Kasuistik

Im Anschluss an die Beschreibung, nachdem man also bereits einen persönlichen und nahen Eindruck gewonnen und die dabei aufkommenden Resonanzen sprachlich formuliert hat, wird der Fall gründlich aufgerollt. Zur Kasuistik nur so viel: Der zehnjährige Simon[2] ist in einer Tagesklinik in Behandlung, das Beispiel entstammt der zweiten Musiktherapiestunde. Simon wirkt ängstlich, angespannt, hat ganz große, angstgeweitete Augen und einen Blinzeltick. Er erzählt von Alpträumen, Schwierigkeiten mit Gleichaltrigen und heftigen (auch körperlichen) Konflikten mit seinem Zwillingsbruder, der im Unterschied zu ihm kräftig und erfolgreich ist. Simon ist das Sorgenkind der Familie. Er sei immer Außenseiter gewesen. Was ist sein Ziel? »Mutiger werden.«

Resonanzimprovisationen

Nach der kasuistischen Vorstellung wird die falleinbringende Therapeutin aufgefordert, eine Solo-Improvisation mit spontan gewählten Instrumenten zu spielen. Diese wird unmittelbar folgend beantwortet durch eine Improvisation von Gruppenmitgliedern.

Die Improvisationen werden als Resonanzen auf den Fall aufgefasst. Einige Stichworte aus dem anschließenden Nachgespräch zu diesen beiden Improvisationen spiegeln die Art der mitgeteilten Gedanken:

… immer wieder Tendenzen, sich zu verhaken oder bei etwas sehr lang zu bleiben, sich »autistisch« in etwas zu vertiefen.

Aber auch interessante Einzeltöne, transparent, mit Pausen dazwischen!

Wenig Zusammenspiel und »Aufeinander achten«.

Interessante, »experimentelle« Aktionen, kreativ, intensiv. Aus Extremen (sehr tief und sehr hoch) konnte etwas Neues entstehen …

Die Gruppe wirkt jetzt angeregt. Es kommt die Frage auf: Würden wir das anfangs gehörte Audiobeispiel jetzt anders wahrnehmen, wenn wir es noch einmal hören würden? Könnten wir nicht daraus eine Wachstums-Musik entstehen lassen?

Die Aufnahme wird erneut angehört, die Gruppe fädelt sich gegen Ende in diese Musik ein und spielt noch etwas weiter.

2 Der Name wurde geändert.

Im Nachgespräch formuliert die Falleinbringerin den neuen Stand der Erkenntnisse zu ihrem Fall.

Nachbemerkungen

Im Wechselspiel und im mehrfachen Umkreisen eines Themas, das sich allmählich zeigt, wird die Supervisionsgruppe zu einer Werkstatt, zu einem Möglichkeitsraum, in dem mithilfe künstlerisch-kreativer Tätigkeiten etwas von dem spürbar wird, worum es in einer bestimmten Therapie geht – oder in der Zukunft gehen könnte. Neben der gründlichen Erörterung des Falls werden methodische Schritte unternommen, die durch gezielte Medienwechsel dem impliziten Wissen und Verstehen der Therapeutin mithilfe der Teilnehmenden der Supervisionsgruppe auf die Sprünge helfen sollen. Durch die mehrfachen Brechungen im Wechsel der Handlungsebenen vertieft sich das Verstehen und es bilden sich veränderte Perspektiven, die oftmals auch neue Hoffnungen in Bezug auf den Fall aufkommen lassen.

Intermediäre Zwischenwelt

In diesem Text wurde dargestellt, wie die musikalische Improvisation (neben dem Gespräch) in der Musiktherapie als eine förderliche und vermittelnde Zwischenwelt eingerichtet wird. Die gemeinsame musikalische Situation ermöglicht oder erleichtert dem therapeutischen Paar, bzw. der Gruppe, ein empathisches Aufeinander-Eingehen, weil das gemeinsame Handeln in der Improvisation auch ein mimetisches Mitgehen auf körperlicher Ebene ist (vgl. Tüpker, 2012, S. 138). Die Mitbewegung knüpft an verkörperte Erfahrungen an und ermöglicht so einen vertieften Zugang zur aktuellen Beziehungsszene unter Einbeziehung impliziten Beziehungswissens der Beteiligten.

Das ästhetische Wahrnehmungsfeld jenseits der Sprache ist auch die Domäne der Kunst, weshalb TherapeutInnen von den Strategien Kunstschaffender lernen können. Künstlerische Arbeitsweisen in der Psychotherapie aufzugreifen bedeutet nicht zwangsläufig, mit künstlerischen Medien zu arbeiten. Kunstanaloges Vorgehen kann auch darin bestehen, neben den beschriebenen Haltungen von Offenheit, Negative Capability, dynamischer Spielverfassung etc., auf Strukturphänomene wie Wiederholungen und Rhythmisierung, Variation und Kontrastbildung, Zuspitzung und Steigerung, zu achten, die sowohl Kunst- als auch Therapieprozesse in Bewegung halten. In diesen Erscheinungen erleben wir die Dynamik des Psychischen.

Literatur

Belz, C. (2011). *Gerhard Richter Painting* (Film). (Das Interview von Benjamin Buchloh befindet sich in den »Extras«.)

Berger, J. (2005). *Gegen die Abwertung der Welt. Essays*. Frankfurt a.M.: Fischer.

Böhme, G. (2013). *Atmosphäre. Essays zur Neuen Ästhetik* (7., erweiterte und überarbeitete Auflage). Berlin: Suhrkamp.

Bohleber, W. (2013). Der psychoanalytische Begriff des Unbewussten und seine Entwicklung. *Psyche, 67*(9–10), 807–816.

Bollas, C. (2000). *Genese der Persönlichkeit. Psychoanalyse und Selbsterfahrung*. Stuttgart: Klett-Cotta.

Bollas, C. (2011). *Die unendliche Frage. Zur Bedeutung des freien Assoziierens*. Frankfurt a.M: Brandes & Apsel.

Buchholz, M. & Gödde, G. (2013). Balance, Rhythmus, Resonanz: Auf dem Weg zu einer Komplementarität zwischen »vertikaler« und »resonanter« Dimension des Unbewussten. *Psyche, 67*, 844–880.

Drees, A. (2013). Prismatische Balintgruppen. *Balint, 14*(02), 50–55. doi: 10.1055/s-0032-1333259 (11.01.2019).

Feißt, S. (1997). *Der Begriff »Improvisation« in der neuen Musik*. Sinzig: Studio.

Freud, S. (1914). Erinnern, Wiederholen, Durcharbeiten. *Studienausgabe*, Ergänzungsband (S. 205–215). Frankfurt a.M.: Fischer.

Kälin, M. & Merz, L. (2007). *Josephsohn Bildhauer* (Film).

Kleist, H. von (2007 [1878]). Über die allmähliche Verfertigung der Gedanken beim Reden. *Sämtliche Werke »Brandenburger Ausgabe«*, Bd. II/9 (S 27–32). Frankfurt a.M.: Stroemfeld/Roter Stern.

Leikert, S. (2008). Die Stimme in Mythologie und Psychoanalyse Orpheusmythos, Musik und die kinetische Semantik. *Musiktherapeutische Umschau, 29*(3), 252–266.

Leikert, S. (2013). Das kinästhetische Unbewusste – Funktion und Mechanismen des kreativen Prozesses im Feld der Sprache und der Ästhetik. *Psyche, 67*(9), 962–990.

Lorenzer, A. (1983). Sprache, Lebenspraxis und szenisches Verstehen in der psychoanalytischen Therapie. *Psyche, 37*(2), 97–115.

Nahum, J.P. (2005). The »Something More« than Interpretation Revisited: Sloppiness and Co-Creativity in the Psychoanalytic Encounter. *Journal of the American Psychoanalytic Association, 53*(3), 693–729.

Oscarsson, S. (2011). *Group-analytic music therapy supervision*. Vortrag auf dem 13. WFMT World Congress of Music Therapy, Seoul, Korea.

Plitt, H. (2014). Gewahrwerden von implizitem Beziehungswissen in der Musiktherapie. *Musiktherapeutische Umschau, 35*(4), 287–301.

Roidinger, P. (2018). *Musikalisches Improvisieren. Eine generische Einheit von Handlung, Gestalt und Wirkung*. Wiesbaden: Springer.

Rosa, H. & Endres, W. (2016). *Resonanzpädagogik. Wenn es im Klassenzimmer knistert*. Weinheim: Beltz.

Stern, D. (2005). *Der Gegenwartsmoment: Veränderungsprozesse in Psychoanalyse, Psychotherapie und Alltag*. Frankfurt a.M.: Brandes & Apsel.

Tüpker, R. (2012). Musikalisch hören – musikalisch zuhören. In DMtG (Hrsg.), *Jahrbuch Musiktherapie*, Bd. 8 (S. 135–156). Wiesbaden: Reichert.

Weymann, E. (2009). Beschreibung und Rekonstruktion. In H.-H. Decker-Voigt & E. Weymann (Hrsg.), *Lexikon Musiktherapie* (2. Auflage). Göttingen: Hogrefe.

Weymann, E. (2014). Dynamische Spielverfassung als Voraussetzung für den Umgang mit Nicht-Wissen. *Musiktherapeutische Umschau, 35*(3), 229–237. doi:10.13109/muum.2014.35.3.229 (11.01.2019).

Winnicott, D.W. (1971). *Playing and reality*. New York: Basic Books.

Winnicott, D.W. (1979). *Vom Spiel zur Kreativität* (2. Auflage). Stuttgart: Klett-Cotta.

Music as an intermediate world. On listening, atmosphere, and playing in therapeutic improvisations

Abstract: Music therapy improvisation uses aesthetic strategies for therapeutic goals. Besides the inner attitudes of openness, negative capability and dynamic playing states an art-analogous approach in therapy pays attention to structural issues like repetitions, rhythm, variation, contrast etc. The generative and transformative impact of aesthetic strategies can be illustrated by examples from art, music therapy, and supervision.

Keywords: art-analogous, music therapy, supervision, dynamic playing state, improvisation

Der Autor

Eckhard Weymann, Prof. Dr., ist Diplom-Musiktherapeut (DMtG) sowie Diplom-Musiklehrer und Supervisor (DGSv). Promoviert hat er mit einer psychologischen Untersuchung zur musikalischen Improvisation. Seit 1986 lehrt er am Institut für Musiktherapie der Hochschule für Musik und Theater (HfMT) in Hamburg; die Institutsleitung hat er seit 2013 inne. In den Jahren 2005 bis 2013 war er Professor für Theorie und Praxis der Musiktherapie an der FH Frankfurt am Main. Er ist Mitbegründer der Morphologischen Musiktherapie. Zu seinen Lehr- und Forschungsschwerpunkte zählen: Theoriebildung der Musiktherapie, morphologische Musiktherapie, Theorie und Praxis der musikalischen Improvisation, Ethik und Musiktherapie. Er ist Mitherausgeber des *Lexikon Musiktherapie* (3., vollst. überarb. Ausgabe, 2019, in Vorbereitung).
E-Mail: eckhard.weymann@hfmt-hamburg.de

Aus der Seele singt und schreit …

Veränderungsprozesse in psychoanalytisch orientierter Musiktherapie für Kinder mit Entwicklungstraumata

Ingrid Erhardt & Karl Heinz Brisch

Jahrbuch für Psychoanalyse und Musik • Band 3 (2019), 123–146
https://doi.org/10.30820/9783837982596-123
www.psychosozial-verlag.de/pum

»Wenn einer aus seiner Seele singt,
heilt er zugleich seine innere Welt.«
Yehudi Menuhin (1999)

Zusammenfassung: Musiktherapie ermöglicht früh traumatisierten Kindern einen Zugang zu vorsprachlichem Erleben von sich und anderen, welches sich im freien musikalischen Spiel ausdrückt und therapeutisch begleitet wird. Es handelt sich um ein expressives und kreatives Verfahren mit psychoanalytisch orientiertem Hintergrund, wobei auch Erkenntnisse aus der Bindungs- und der Säuglingsforschung bedeutsam für die therapeutische Arbeit und das Verständnis von Veränderungsprozessen sind. Das Vorgehen wird am Fallbeispiel eines siebenjährigen Jungen vorgestellt und diskutiert.

Schlüsselwörter: Musiktherapie, Kinder mit Entwicklungstrauma, Bindungsstörung, Psychoanalyse, Bindungstheorie, Säuglingsforschung

Musiktherapie – Definition und Vorgehen

Therapieverfahren, die Zugang zu vorsprachlichem Erleben ermöglichen, sind besonders geeignet für Kinder, die Schwierigkeiten haben ihre Emotionen zu regulieren. Dabei können diese Kinder grundlegende neue Erfahrungen von sich selbst und in Beziehungen machen. Musiktherapie wird hier als psychotherapeutischer Ansatz verstanden, mit dem gezielten Einsatz von Musik als Medium für den persönlichen Ausdruck und die zwischenmenschliche Kommunikation in ihrer elementarsten Form. Hierbei soll durch Rhythmus, Klang, Tonhöhe, Dynamik usw. eine intra- sowie interpsychische Veränderung ermöglicht werden.

Ein weiteres Ziel ist es, das innerpsychische Erleben im sensumotorischen Verarbeitungsmodus und dessen Ausdruck zu fördern und therapeutisch zu begleiten, sodass es möglich ist in Kontakt zum Gegenüber zu treten, dabei Resonanz zu erfahren und sich selbstwirksam zu erleben.

Üblicherweise wird zwischen der aktiven und der rezeptiven Musiktherapie, bei der das gemeinsame Musikhören zentral ist, unterschieden. Hier beziehe ich mich auf die (inter)aktive Musiktherapie mit Kindern, welche Regression, aber auch neues Handlungspotenzial fördern kann und stets unter therapeutischer Begleitung stattfindet, die in einem musikalisch-therapeutischen Rahmen Halt und Raum gibt. Entscheidend ist dabei die freie Improvisation (in Unterscheidung von einem musikwissenschaftlichen Verständnis), die in diesem Sinne eher dem freien Assoziieren in der Psychoanalyse ähnelt, bei dem spontan ausgesprochen wird, was einem gerade in den Sinn kommt. Je nach therapeutischem Setting und Behandlungsgruppe ist auch strukturiertes Spiel möglich und nötig, in der Regel jedoch mit leicht spielbaren Instrumenten (z. B. dem Orff-Instrumentarium) für die Klienten, der Stimme und dem Körper (z. B. Body-Percussion mit Klatschen, Stampfen usw.), die vom Therapeuten[1] zum Beispiel am Klavier oder mit der Gitarre begleitet werden.

Es ist ein Missverständnis, dass Musiktherapie ein rein nonverbales Therapieverfahren sei, das Patienten lediglich animieren oder zur Entspannung beitragen solle. Es handelt sich vielmehr um ein komplexes psychotherapeutisches Verfahren, bei dem multimodal auf mehreren Ebenen und Kanälen mit den Emotionen und dem Selbst- und Beziehungserleben gearbeitet wird. Es besteht kein pädagogischer oder musikalisch-ästhetischer Anspruch, sondern explizit eine psychotherapeutische Ausrichtung mit dem Ziel – je nach Klientengruppe –, die seelische und geistige Gesundheit zu fördern[2], und es wird meist als ein erlebnisorientiertes Therapieverfahren im stationären Setting und seltener als Heilhilfsverfahren im ambulanten Bereich angewendet.

Die vielfältigen Wirkungen auf emotionaler und kognitiver (Überblick bei Bruhn et al., 1997) oder auch physiologischer Ebene (vgl. Koelsch, 2015) sind das

1 Aus Gründen der Lesbarkeit wird in diesem Beitrag darauf verzichtet, geschlechtsspezifische Formulierungen zu verwenden. Soweit personenbezogene Bezeichnungen nur in männlicher Form angeführt sind, beziehen sie sich auf Männer und Frauen in gleicher Weise.

2 »Musiktherapie ist der gezielte Einsatz von Musik im Rahmen der therapeutischen Beziehung zur Wiederherstellung, Erhaltung und Förderung seelischer, körperlicher und geistiger Gesundheit« (BAG, 1998).

Forschungsgebiet der Musikpsychologie. Musik an sich hat keine spezifischen Bedeutungen, »vielmehr hat sie das Potential dafür, dass bestimmte Bedeutungen unter bestimmten Umständen emergieren« (Cook, 2007, S. 101) und »entstehen aus Wechselwirkungen zwischen musikalischem Objekt und Subjekt« (Heister, 2013, S. 41).

Im musikalischen Dialog wird Synchronizität, Rhythmizität und damit Reziprozität unmittelbar erlebbar und fördert die Beziehungsarbeit. Musik ist dabei wie Tanz das »Übereinstimmen im geteilten verkörperten Raum« (Malloch & Trevarthen, 2009, S. 6f.).

Eine wesentliche Besonderheit der Musik als therapeutisches Medium ist, dass mit ihrer Hilfe frühkindliches und vorsprachliches Erleben, das heißt, das Erleben *vor* der Symbolisierungsfähigkeit, aus einer Entwicklungsphase, die (noch) keine Sprache kennt und dem expliziten Gedächtnis nicht zugänglich ist, einen Ausdrucksraum bekommt und damit einer psychotherapeutischen Bearbeitung zugänglich wird. Es ist vor allem die gemeinsam erlebte und gestaltete Musik, die ihre psychotherapeutische Wirkung in der Arbeit (nicht nur) mit Kindern ermöglicht und damit wie kaum ein anderes Medium an die frühesten Interaktions- und Beziehungserfahrungen anknüpft und einen Zugang zum vorbewussten Erleben ermöglicht. Aufgrund der Intensität musikalischer Erfahrungen, die Emotionen, aber auch Regression, Euphorie oder Trance auslösen kann, ist es von größter Bedeutung, diese therapeutisch aufzufangen, zu begleiten und gegebenenfalls einzugrenzen. Besonders wichtig ist dabei ein ressourcenorientiertes Verfahren, das heißt, bei den Interessen und Fähigkeiten des Kindes anzuknüpfen anstatt problem- und defizitorientiert vorzugehen. Die psychoanalytische und bindungsorientierte Ausrichtung der interaktiven Musiktherapie für Kinder, wie sie hier vorgestellt wird, bezieht sowohl psychoanalytische Konzepte (insbesondere aus den intersubjektivistischen Theorien) als auch Erkenntnisse aus der Bindungs- und der Säuglingsforschung mit ein.

Die Bedeutung der Bindungstheorie für die Musiktherapie

Bindungstheoretische Annahmen sind für jegliche psychotherapeutische und psychosoziale Intervention von großer Bedeutung. Menschen unterscheiden sich beträchtlich darin, ob und wie sie sich Hilfe suchen und ihre Bedürfnisse und Gefühle, vor allem Ängste, zeigen oder ob sie diese eher verbergen und abwehren.

So wie sich manche Patienten erleichtert und andere aber überfordert fühlen mit dem Couchsetting in der Analyse, können manche Kinder während einer musiktherapeutischen Sitzung gar nicht genug bekommen vom freien Spiel mit einer Auswahl an Instrumenten, während andere überfordert wären, wenn sie keine Struktur und zumindest anfänglich Anleitung bekämen. Die Therapeutin bemerkt, wie offen oder misstrauisch, ängstlich oder distanzlos das Kind in Beziehung tritt, und stellt sich darauf ein. Während manche Kinder scheinbar beziehungslos alleine spielen (im Sinne einer unsicher-vermeidenden Bindungsqualität, bei der Bindungsbedürfnisse nicht gezeigt werden), machen sicher-gebundene Kinder der Therapeutin nicht nur deutlich, welches Instrument sie spielen wollen, sondern haben schon eines für die Therapeutin ausgesucht, und wieder andere wollen einerseits unbedingt alleine spielen, fordern andererseits gleichzeitig die volle Aufmerksamkeit ein und zeigen somit eher ambivalentes Bindungsverhalten in der therapeutischen Interaktion. Dass Bindungsqualitäten sich bereits mit zwölf Monaten valide unterscheiden lassen (vgl. Ainsworth et al., 1978) und Bindungsrepräsentationen teilweise relativ stabil über verschiedene Lebensspannen sind (vgl. van IJzendoorn & Bakermans-Kranenburg, 1997), mag Psychoanalytiker nicht überraschen; dennoch stellen diese Befunde wichtige Erkenntnisse dar, die durch eine fruchtbare Kooperation mit den Psychotherapieforschern zur Entwicklung des Gebiets der klinischen Bindungsforschung führte (vgl. Strauß et al., 2002). Dabei weist die therapeutische Beziehung Ähnlichkeiten mit einer Bindungsbeziehung auf, da der Therapeut vom Patienten als »sicherer Hafen« erlebt wird (Bowlby, 1988; Strauß, 2006; Mallinckrodt, 2010), da dessen Bindungssystem durch Angst, Depression oder einen anderen Zustand seelischer Not aktiviert ist und in der Übertragung seiner Suche nach Bindungssicherheit auf den Therapeuten Trost, Schutz und Sicherheit sucht. So wirken sich die jeweiligen verschiedenen unsicheren Bindungsrepräsentationen des Patienten auch auf die Art und Entwicklung der therapeutischen Beziehung (vgl. Eames & Roth, 2000) und auf den Therapieverlauf aus und erfordern daher eine angepasste therapeutische Praxis.

Bindungsrepräsentationen beeinflussen das Selbstbild und das Selbstempfinden nachhaltig und damit auch die aktuelle Beziehungsgestaltung. Sie können sich zum Beispiel durch neue verlässliche und feinfühlige Beziehungserfahrungen allmählich verändern (Grossmann & Grossmann, 2004, S. 423ff.), was sich in Veränderungen innerpsychischer Repräsentationen von sich und anderen in Beziehungen abbildet (Stern, 2010, S. 259). Sogenannte »innere Arbeitsmodelle« (Bowlby, 1982 [1969], S. 80) stellen für die Psychotherapieforschung ein relevantes Veränderungsmaß der psychischen Struktur und damit für den Therapieerfolg dar (Schauenburg & Strauß, 2002, S. 307).

In der musiktherapeutischen Improvisation entstehen Raum und Erfahrung von Resonanz im geschützten therapeutischen Rahmen. Die Regulierung von Nähe und Distanz ist wichtig für das Erproben neuer Handlungsmöglichkeiten und veränderten Beziehungserlebens. Hierbei kann sich das Kind selbstwirksam erleben, wenn es nicht nur mimisch, gestisch oder stimmlich gespiegelt wird. Vielmehr bekommt die gemeinsame Erfahrung während der musikalischen Interaktion eine klangliche Gestalt. So kann das Kind auch ohne Worte erleben, dass es gehört, ernst genommen, gewürdigt wird und mitgestalten kann. Vor diesem Hintergrund ist vor allem die Arbeit in Gruppen eine besondere Herausforderung für jeden Therapeuten, da er den unterschiedlichen Bedürfnissen und Bindungsverhaltensweisen der Gruppenteilnehmer gerecht werden müsste. Die kreative Gestaltung des Kindes und die einfühlsame Begleitung im Therapieprozess tragen zu einer Förderung der Selbstregulation durch die Erfahrung der Selbstwirksamkeit in der (musikalisch-)therapeutischen Begegnung bei. Sie ermöglichen die Förderung der Symbolisierungs- und Mentalisierungsfähigkeit durch eine feinfühlige Begleitung der kindlichen Ausdrucksformen, wie beim folgenden Fallbeispiel gezeigt werden soll.

Die Bedeutung der Säuglingsforschung für die Musiktherapie

Die Erkenntnisse aus der empirischen Säuglingsforschung, die durch systematische Beobachtung bis hin zu Mikroprozessanalysen mit Videoaufnahmen die emotionale Entwicklung und soziale Kommunikation untersuchen, haben zu einem vertieften Verständnis menschlicher Interaktion beigetragen und sind dadurch insbesondere für die Psychotherapie von enormer Bedeutung. Es waren vor allem US-amerikanische Psychoanalytiker, die sich damit theoretisch auseinandergesetzt und die neuere Fachliteratur und Diskussion um Veränderungsmechanismen bereichert haben (z. B. Beebe & Lachmann, 2014; Lichtenberg, 1991).

In der frühen Kindheit gelten wechselseitige regulative Prozesse als Fundament späterer Sozialisierung (Schore, 1994; Tronick, 1989, 2007). Die nonverbale Kommunikation ist das »Substrat von interpersonalen Repräsentationen« und sogenannte »interaktive Repräsentationen« gelten als früheste innere Repräsentationen von Beziehungserfahrungen (Beebe, 1986, S. 43). Bei der Regulation interaktioneller und innerpsychischer Prozesse handelt es sich um einen kontinuierlichen, beidseitig koordinierten Prozess, der von beiden fortlaufend gestaltet wird (vgl. Papoušek & Papoušek, 1990; Tronick, 1989; Beebe & Lachmann, 1998). Diese Prozesse verlaufen simultan (ebd.) und organisieren den inneren Prozess und können somit fördernd oder einschränkend wirken (Sander, 1977). Die frühe Mutter-Kind-Beziehung wird als dyadisches System verstanden und in einem intersubjektiven Feld »ko-konstruiert«, wodurch »implizites Beziehungswissen« (Lyons-Ruth et al., 1998, S. 282; Stern et al., 2012, S. 52ff.) entsteht. Gemeinsam erschaffen sie eine »intersubjektive Welt gemeinsamer Erfahrungen, Repräsentationen und Bedeutungen« (Papoušek, 2008, S. 176), was die Grundlage zur Entwicklung der Beziehungsfähigkeit darstellt.

Die Veränderung der Persönlichkeitsstruktur hin zu einer höheren Integration struktureller Fähigkeiten gilt als bedeutsame therapeutische Veränderung in den psychodynamischen Verfahren (vgl. z. B. Blatt et al., 2006). Dabei spielen die Selbstregulation und Beziehungsregulation eine entscheidende Rolle. Forscher und Kliniker sind übereinstimmend der Auffassung, dass die Regulierung von Affekten und Impulsen oder auch des Selbstwertgefühls durch positive frühe bindungsorientierte, feinfühlige Beziehungserfahrungen gefördert, jedoch durch mangelnde Spiegelung und Feinfühligkeit auch beeinträchtigt werden können (Fonagy et al., 2004).

Die nonverbale Kommunikation zwischen Säugling und Bindungsperson hilft bei der Entwicklung des impliziten Beziehungswissens des Säuglings und ermöglicht durch vielfältige abgestimmte Erfahrungen der Co-Regulation mit einer als sicher erlebten Bindungsperson, seine Fähigkeit zur Selbstregulation immer besser zu entwickeln (vgl. Beebe & Lachmann, 2002). Präverbale vokale Rhythmen und deren Koordination in einer sicheren Bindungsbeziehung tragen emotionale Qualitäten der Interaktion, die für die Entwicklung der sicheren Bindung wesentlich sind, und zeigen sich durch rhythmische Passung als zeitliche Muster in der Interaktion (ebd.).

Die Interaktionsforschung untersucht Rhythmus und Synchronisation, um Resonanzprozesse (vgl. z. B. Ramseyer, 2010) in der Kommunikation besser zu verstehen. Synchronisierung wird definiert als nonverbales Verhalten, unter anderem auf rhythmischen Grundlagen basierend, und als situatives Geschehen, das »das kommunikative Miteinander befördert« (Kim, 2007; zit. n. Breyer & Pfänder, 2017, S. 27). Synchronizität »betont die zeitbasierte Komponente in zwischenmenschlichen Begegnungen und die kontinuierliche (i. S. e. mentalen [Anm. d. A.] Organisation sozialen Verhaltens in einer repetitiv-rhythmischen Sequenz« (Bernierie & Rosenthal, 1991, zit. n. Feldman, 2007, S. 340). Studien konnten zeigen, dass mangelnde (affektive) Synchronizität in der Mutter-Kind-Dyade mit Entwicklungsrisiken und Beziehungsstörungen assoziiert wird (ebd.; Feldman et al., 1999.).

Dabei spielen zahlreiche Phänomene eine zentrale Rolle, die meist intuitiv in der Interaktion mit dem Kind eingesetzt werden, aber beispielsweise durch psychische Erkrankung oder unverarbeitete Traumata der Bindungspersonen gestört sein können (Lyons-Ruth et al., 2003). Ein Kind orientiert sich an dem affektiven Verhalten (Mimik, Blick, Vokalisierungen und Handlungen) der Bindungsperson (»social referencing«, Stern, 1992/2010), sucht den Blickkontakt und ist irritiert und verstört, wenn dieser nicht (angemessen) erwidert wird, wie das »Still-Face«-Experiment (vgl. Tronick et al., 1978) eindrucksvoll demonstrierte. Die geteilte Aufmerksamkeit, die beide Interaktionspartner auf ein Objekt richten (»joint attention«, Tomasello, 1995), ermöglicht bedeutsame Erfahrungen zum Beispiel im Spiel oder in alltäglichen Situationen.

Das Singen der Mutter für den Säugling hilft, ihn zu beruhigen und zu trösten, denn ihr Stimmklang ist vertraut und gibt Sicherheit. Darüber hinaus bewirkt ihr Aufgreifen von Tönen oder des Lallens des Säuglings in der frühen Erfahrung einen reziproken Austausch, der die Mutualität fördert. Studien bestätigen, dass das Singen der Mutter Stress reduziert (signifikant wirksamer als Musik vom Band, Spielzeug oder Vorlesen) (vgl. de l'Etoile, 2006).

Das Singen in der Musiktherapie nimmt eine besondere Stellung ein. Wir alle kennen dieses verbindende Gefühl des gemeinsamen Singens im Chor oder in der Kirche. Viele haben aber auch leider beschämende Erfahrungen im Schulmusikunterricht gemacht, zum Beispiel beim Vorsingen vor der Klasse kritisiert zu werden, wodurch leider bereits Grundschüler oft über Jahre die Lust am Singen verlieren, was mit einem Schamgefühl und Insuffizienzgefühlen einhergeht. Die Stimme ist das persönlichste und natürlichste Instrument, weshalb es einen wertschätzenden Umgang insbesondere bei Kindern erfordert. Das Singen in der Musiktherapie kann improvisiert sein, aber es kommen auch bekannte oder mit den Klienten selbstgeschriebene Lieder mit oder ohne Text zum Einsatz. Von der internalisierten Mutter-Kind-Interaktion bis zur Reziprozität in der therapeutischen Beziehung spielt die Stimme im Dialog früher emotionaler Störungen eine besondere Rolle (Erhardt, 2012).

Das Konzept des Vorgangs von Zusammenbruch und Wiederherstellung (vgl. Kohut, 1977, 1984) beziehungsweise Verbindungen und Brüchen (»rupture and repair«; Beebe & Lachmann, 1994) ist essenziell und in der menschlichen Kommunikation nicht zu vermeiden, wie wir aus der Säuglingsforschung und Therapieforschung wissen. Und auch wenn es oftmals unbemerkt bleibt, sind diese Vorgänge intersubjektiv wirksam. Nicht nur zwischen Bindungsperson und Kind, sondern auch in der therapeutischen Situation und im gemeinsamen Spiel kommt es immer wieder zu Missverständnissen oder Brüchen in der Beziehung (vgl. Stern, 1971), die – sofern sie aufgegriffen und aufgelöst werden – auch zu bedeutsamen Veränderungen in der Beziehung und im Prozess führen.

In der Musiktherapie ist die Interaktion über Rhythmus, Klang usw. unmittelbar spürbar und dem kann man sich nicht entziehen, selbst wenn man den Blickkontakt scheut oder die Worte nicht findet. Das Spiel kann appellativ, konfrontativ, verstörend sein, aber auch zart, einfühlsam, verführerisch. Ich muss mich positionieren, indem ich mit dem Rhythmus des anderen mitgehe, mich anpasse, einen eigenen dagegensetze, mit oder gegen den anderen spiele. Wir können arhythmisch sein, bis wir wie von selbst in einen gemeinsamen Grundrhythmus finden und uns synchronisieren. Ich kann mich im Hintergrund halten, aber auch ausprobieren, wie es sich anfühlt, mal lauter und schneller zu spielen, ohne ausgegrenzt oder kritisiert zu werden. Ich kann die Erfahrung machen, überwältigt zu sein vom eigenen Spiel, und das Gefühl haben, mich darin zu verlieren und dann aufgefangen zu werden durch einen anderen, der klare und schützende Grenzen anbietet. Ich kann getragen werden vom Klang einer Melodie und mich ermutigt fühlen, meine Stimme einzufügen.

Dialogisches Spiel, sei es mit Instrumenten oder der Stimme, ermöglicht die Affektabstimmung und Spiegelung (Stern, 1985/2000, S. 138) analog dazu, wie der zugewandte Erwachsene die Laute des Säuglings aufnimmt und erwidert. Diese Phänomene gehören zur Grundlage zwischenmenschlicher Kommunikation und sind unserer Einschätzung nach maßgeblich für die musikalisch-therapeutischen Veränderungsprozesse der Musiktherapie im psychotherapeutischen Setting.

Die Bedeutung psychoanalytischer Konzepte für die Musiktherapie

Psychoanalytische Konzepte zur Mutter-Kind-Beziehung, wie sie insbesondere von Winnicott (1969, 1971) und Bion (1961, 1965) vorgestellt wurden, haben zu einem vertieften Verständnis dyadischer Interaktion beigetragen. Für jemanden oder mit jemandem zu spielen, ist hörbar gewordener Ausdruck von Bezogenheit, spiegelt, trägt, hält und lädt zum wechselseitigen Austausch ein. »Psychotherapie hat mit zwei Menschen zu tun, die miteinander spielen« (Winnicott, 1971,

S. 49). Gehört und gesehen zu werden vom Gegenüber und den »Glanz im Auge der Mutter« (Kohut, 1966, S. 569) zu sehen, ist wesentlich für die Entwicklung eines reifen kohäsiven Selbst und Voraussetzung, um ein stabiles Selbstwertgefühl entwickeln zu können. Die Mutter-Kind-Dyade ist der Prototyp des Internalisierungsprozesses (vgl. Blatt & Behrends, 1987) und ist daher für psychoanalytisch orientierte Therapieverfahren, die sich die beziehungsorientierte Haltung zu eigen machen, von besonderer Bedeutung.

Bei dem Sich-Abstimmen in einem musikalischen Feld mit einem Instrument oder mit der Stimme setze ich mich in Beziehung zum anderen. Die Stimme ist ein vorsprachlicher Kanal der Begegnung und Verständigung und ihr Klang fungiere als »Vorläufer des postnatalen mütterlichen inneren Objekts« und wird daher als »Klangobjekt« bezeichnet (Maiello, 1999, S. 137). Die Stimme wird auch als »archaisches Objekt« (Leikert, 2007, S. 463) beschrieben, das »in der Lage ist, der erlebten Spannung einen kongruenten Ausdruck zu verschaffen« (ebd., S. 479).

Knoblauch beschrieb psychoanalytische Prozesse von Erwachsenen anschaulich mithilfe musikalischer Metaphern und »microrhythmic shifts« (Knoblauch, 2000, S. 11) und verweist auf die Bedeutung »geteilter Rhythmen« und »geteilter affektiver Ausrichtung« (Beebe et al., 1985) sowie auf die »vokale Kongruenz« (Beebe et al. 1988), die in der Mutter-Säugling-Interaktion aufgezeigt wurde.

Bezeichnend für den Therapieprozess bei Kindern, die ihre frühen Erfahrungen noch nicht symbolisieren können, ist, dass sie sich präverbal mit Lauten, Silben oder im »Handlungsdialog« (Klüwer, 1983, S. 828) ausdrücken bzw. agieren, da die frühen nicht verarbeiteten Beziehungserfahrungen, und dabei insbesondere solche, die als traumatisch erlebt wurden, innerpsychisch wirksam bleiben. Die kindliche Fantasiewelt kann der Bewältigung dienen, wobei insbesondere »kompensierende und reparative« Fantasien von Bedeutung sind (Mertens, 1997, S. 184). Sie werden in die Repräsentanzenwelt integriert und können ein »heimliches und abgespaltenes« Leben führen in der Utopie eines besseren Lebens (ebd.). Im Laufe der »Prozesse der Symbolbildung« (Winnicott, 2012 [1997], S. 15f.), in dem die Erfahrungen im Spiel gehalten und therapeutisch begleitet werden, werden allmählich auch Worte und symbolisches Spiel möglich, die ihrem biologischen Alter und ihrer kognitiven Reife entsprechen, bisher aber einer innerpsychischen Verarbeitung nicht zugänglich waren und in der Therapie einen »intermediären Bereich von Erfahrungen, in den in gleicher Weise innere Realität und äußeres Leben einfließen« (ebd., S. 11) bekommen.

Behandlungssetting

Das folgende Fallbeispiel bezieht sich auf die Einzelmusiktherapie in der Kinderpsychosomatik[3]. Es handelte sich um eine ca. zwölfmonatige stationäre Therapie von Kindern und Jugendlichen ab sechs Jahren, die an den Wochenenden bei den Eltern beziehungsweise Pflegeeltern sind, welche mit intensiver Elternarbeit begleitet werden. Die intensiv-psychotherapeutische Behandlung nach dem MOSES®-Therapiemodell (vgl. Brisch et al., 2018) von sechs Kindern in einer Gruppe wird von einem multidisziplinären Team, bestehend aus ärztlichen, psychotherapeutischen und pflegerischen Mitarbeitern, mit einem psychodynamisch-bindungstheoretischen und psychotraumatologischen Behandlungskonzept ohne Psychopharmaka durchgeführt (vgl. Brisch, 2013; Brisch et al., 2013; Brisch, 2018, S. 190ff.), bei dem die Förderung sicherer Bindungserfahrungen durch Bezugstherapeuten und -pfleger mit regelmäßiger Fortbildung und Supervision zentraler Bestandteil des Behandlungsansatzes sind. Die Kreativtherapien, darunter Kunst- und Musiktherapie sowie Konzentrative Bewegungstherapie, finden im Gruppensetting einmal wöchentlich statt. Bei besonderer Indikation wird in einem dieser Verfahren auch ein Einzelsetting angeboten. Behandelt werden Kinder mit frühen Traumatisierungen, Bindungsstörungen, Entwicklungstraumata sowie psychosomatischen Störungen, wobei die Abteilung auf die Behandlung von traumatisierten Kindern, vor allem mit sogenannten Entwicklungstraumata, spezialisiert ist. Charakteristisch für diese Patientengruppe sind Störungen der Affektregulation und Impulskontrolle sowie der kognitiven Funktionen (vor allem Wahrnehmung und Aufmerksamkeit). Sie haben häufig Lernschwierigkeiten und ein geringes Selbstwert- und Selbstwirksamkeitsgefühl. Entwicklungsrückstände zeigen sich im körperlichen Wachstum (auch bedingt durch jahrelange Einnahme von Methylphenidat, das als Nebenwirkung das Wachstum hemmt), bei der neuronalen Integration und der Hirnentwicklung (siehe dazu Shore, 2003; Garbe, 2015; Brisch et al., 2014; Brisch, 2015, Brisch et al., 2018). Diese Kinder weisen Störungen in der Bindungsentwicklung auf und leiden – häufiger als in nicht-klinischen Gruppen – an desorganisierten Bindungen (vgl. Lyons-Ruth 2008; Lyons-Ruth & Block 1996) oder Bindungsstörungen (vgl. Brisch, 1996 [2010]; 2004). In sozialen Kontakten sind sie misstrauisch und isolieren sich, fallen durch aggressives, oppositionelles oder selbstschädigendes Verhalten auf, leiden unter Ängsten,

3 Dr. von Haunersches Kinderspital, Abteilung Pädiatrische Psychosomatik und Psychotherapie, LMU Klinikum der Universität München.

Albträumen und Hyperaktivität. Entwicklungstraumata[4] entstehen im Kontext einer Beziehung (vgl. Schore, 2003) und gelten als »Verletzung in menschlichen Verbindungen« (Herman, 1992), zum Beispiel durch Missbrauch, Deprivation oder andere Risikofaktoren wie psychische Erkrankung der Eltern mit verheerenden Auswirkungen für die kindliche Entwicklung (vgl. Teicher, 2002). Deswegen sprechen wir auch von »Bindungstraumatisierungen« (Brisch, 2017; Garbe, 2015)

Fallbeispiel

Es handelt sich um einen siebenjährigen Jungen, den wir hier Tim[5] nennen, der mit diversen Störungen, darunter Aufmerksamkeits-Defizit-Hyperaktivitäts-Störung, Tic-Störung und reaktive Bindungsstörung, aufgenommen wurde. Im Alter von zwölf Monaten war eine isolierte Trinkstörung diagnostiziert und in einer bindungsbasierten Mutter-Kind-Psychotherapie mit Videofeedback in der Ambulanz derselben Abteilung behandelt worden. Im Kindergarten sei sein Sozialverhalten auffällig gewesen und es seien erstmals motorische und vokale Tics aufgetreten. In der ersten Klasse habe er aufgrund einer Gewaltandrohung einem anderen Kind gegenüber einen Schulverweis bekommen. Die Beziehung zwischen Eltern und Kind war belastet, wobei die Mutter als besorgt, aber hilflos und der Vater als ambivalent gegenüber Tim wahrgenommen wurde. Auf Station zog sich Tim meist zurück, spielte allein mit Autos, zog Linien wie Straßen durch den Raum. In einer der ersten Einzelmusiktherapiesitzungen ereignete sich folgende Szene:

Tim kommt in den Raum, schaut sich kurz um, geht von einem Instrument zum anderen, dreht am Monochord, schiebt das Xylophon weg, holt sich die Trommel, schiebt diese und anschließend Stühle hin und her, hantiert mit weiteren Instrumenten, ohne eines auch nur kurz anzuspielen. Einige Minuten wirkt er sprunghaft und unruhig, vokalisiert dabei mit kurzen hohen Tönen, die impulshaft von ihm ausgestoßen werden und unkontrolliert wirken. Während die Therapeutin an ihrem Platz sitzen bleibt, greift sie seine Laute stimmlich auf, ohne diese zu imitieren,

4 Im Englischen: Relational trauma oder Developmental Trauma Disorder (DTD), siehe dazu Schore (2003) und van der Kolk (2009).

5 Aus Datenschutzgründen wurde der Name geändert und wir verzichten auf eine detaillierte anamnestische Beschreibung der Familiengeschichte.

woraufhin seine hektischen Bewegungen langsamer werden. Dann setzt sich Tim ihr gegenüber ohne Blickkontakt aufzunehmen. Aus den Vokalen (»uuaaahh«) werden Silben (»ua-ua«), woraufhin die Therapeutin mit ähnlichen Silben antwortet. Tim reagiert prompt darauf, variiert die Vokalisierung und es entsteht ein Dialog ohne Worte, bei dem ca. im Sekundentakt Rhythmus und Töne – intuitiv aufeinander abgestimmt – zwischen beiden abwechseln. Daraufhin nimmt die Therapeutin die Gitarre dazu und spielt eine Kadenz. Die anfangs chaotisch wirkenden Vokale entwickeln sich zu einer musikalischen Phrase und durch die Wiederholung bildet sich allmählich eine geschlossene Melodie, die nun beide gemeinsam von der Gitarre begleitet singen, wobei Tim ab und zu laute Akzente synkopisch einwirft, dann kurz unterbricht um auf ein vor ihm liegendes Objekt zu deuten (»guck mal«) und dabei direkt Blickkontakt aufnimmt. Die Phrasen werden variiert, dabei immer wieder wiederholt; auch als Tim aufsteht und wieder mit den Instrumenten hantiert, singt er weiter und bleibt somit über die Stimme in Kontakt.

Die folgende Abbildung zeigt die erste Sequenz aus dieser Sitzung unter Berücksichtigung der zeitlichen Entwicklung:

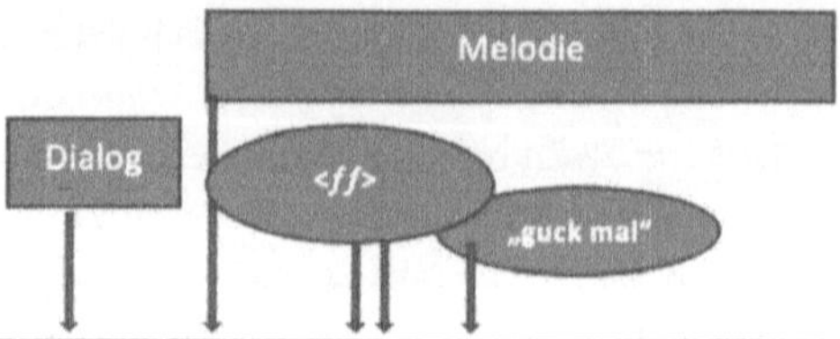

Zeit	Sekunde	1-10	10-40	40-60	60-120	120-140	140-160
Kind	Stimme	Einzelne Vokale	Silben rhythmisch	Antwort auf Therapeut	Singt melodisch, 2 rhythmische Akzente (Schreie), 1 Appell („Guck mal")	Singt weiter	Singt weiter
	Blickkontakt	nein	nein	nein	ja	kurz	nein
	Körper	Dreht am Monochord mit Rücken zu T	Bewegt sich im Raum, hantiert mit Instrumenten	Bewegt sich im Raum, hantiert mit Instrumenten	setzt sich T gegenüber, keine Instrumente	Bewegt sich im Raum, hantiert mit Instrumenten	Bewegt sich im Raum, hantiert mit Instrumenten
Therapeut		Antwort auf Vokale	Antwort auf Silben	Variiert	Gitarre dazu, singt mit	Gitarre dazu, singt mit	Gitarre dazu, singt mit

Abbildung 1: Mikroprozess Vokalimprovisation zu Therapiebeginn, in Anlehnung an Harrison & Beebe (2018)

Durch spontane Lautäußerungen, die kraftvoll, aber unkoordiniert wirkten, kamen Tims »Vitalitätsaffekte« (Stern, 2011) zum Ausdruck. Diese wurden musikalisch aufgegriffen, sodass sich zunächst ein Frage-Antwort-Spiel, dann eine dialogische Interaktion entwickelte, die schließlich intuitiv in eine stimmige Melodie mündete, die in diesen Momenten gemeinsam kreiert wurde. Hierbei handelte es sich um einen »Moment der Begegnung« (»moment of meeting«; Stern, 1971), als wir beide einen Akkord anstimmten und eine Melodie zusammen sangen, als wäre sie uns beiden bereits bekannt gewesen. Es war, als wüssten wir implizit, was der andere meinte, als wäre die Melodie bereits im Raum vorhanden gewesen und hätte nur noch aufgegriffen werden müssen. Dabei konnte Tim erstmals mit der Therapeutin direkt in Kontakt treten und diesen über mehrere Minuten aufrechterhalten.

Durch Spiegelung und Synchronisierung entstand in der Dyade eine musikalische Gestalt, die intersubjektiv reguliert wurde. Während außerhalb des therapeutischen Rahmens seine Lautäußerungen als störende Symptome wahrgenommen wurden, die Ausdruck innerpsychischer Spannungen waren, wurden im (musik)therapeutischen Entwicklungsraum diese Vokalisierungen Ausgangspunkt für eine Begegnung, in der er sich selbstwirksam im kreativen Prozess und in der Interaktion erleben konnte. Elemente dieser spontan improvisierten Melodie tauchten im weiteren Verlauf in verschiedenen Variationen immer wieder auf und fungierten wie ein »Übergangsobjekt« (Winnicott, 2012 [1997], S. 15) oder Verbindungsglied zwischen den Sitzungen. Da die Musiktherapeutin und das Kind stets *in* Interaktion miteinander stehen, selbst wenn nur einer der beiden gerade spielt und der andere pausierend zuhört, entsteht eine Bezogenheit zwischen den Subjekten, die sich wechselseitig aufeinander beziehen.

Während Tims musikalisches Spiel anfangs einer frühkindlichen Kommunikation glich, in der er sich scheinbar unstrukturiert und ungerichtet ausdrückte, konnte er im späteren Verlauf zunehmend in der und durch die Musik symbolisieren. Intuitiv brachte er selbstständig Texte für Lieder ein, die spontan in der Sitzung entstanden und Ausdruck seines inneren Erlebens waren. Die Therapeutin begleitete diese musikalisch und emotional haltend, ohne sie inhaltlich zu beeinflussen. Das »Zebralied« (Abb. 2) symbolisiert eine seiner frühen traumatischen Erfahrungen, die er nicht bewusst erinnern konnte und von der er kein konkretes Wissen hatte, die aber dennoch innerlich repräsentiert war und in der mittleren Therapiephase spontan in musikalischer Form ausgedrückt wurde. Die Bedeutungsentwicklung durch Narrative in eigenen Liedern ist ein »meaning-making process« (Tronick & Beeghly, 2011) frühen Erlebens mit musikalischen Mitteln.

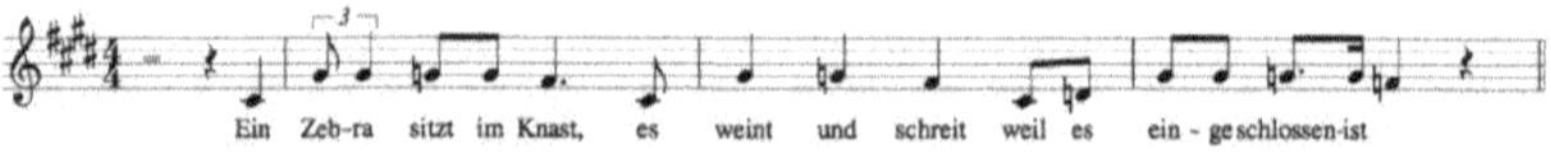

Abbildung 2: Anfang des »Zebralieds« aus der mittleren Therapiephase

Im weiteren Verlauf im Prozess spielte er mit seinem persönlichen Leitmotiv (»Heute ist ein schöner Tag«), das er in allen vorstellbaren Stimmungs- und Tonqualitäten flüsterte, schrie, krächzte, seufzte. Dabei drückte er seine extremen Stimmungsumbrüche und -schwankungen aus, ohne von diesen überwältigt zu werden, sondern setzte sich spielerisch und modulierend mit ihnen auseinander. Die Therapeutin griff dies musikalisch auf, durch Rhythmus, Harmonie und Dynamik, um ihm zu helfen, seine innere Welt voller überwältigender emotionaler Zustände nicht nur mit ihm auszuhalten, sondern durch feinfühlige Ko-Regulation auch zu modifizieren, quasi zu prozessieren und damit zu regulieren.

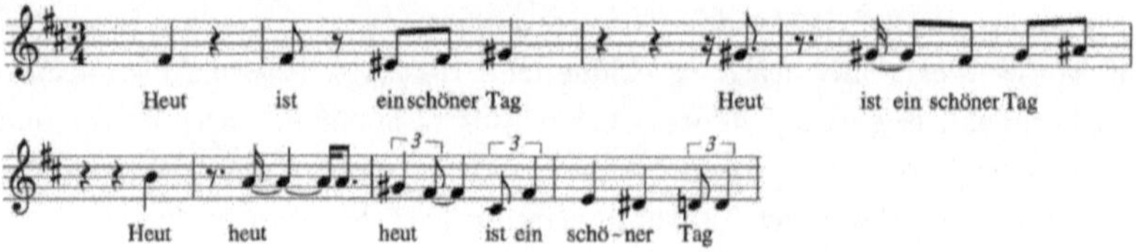
Heut ist ein schöner Tag Heut ist ein schöner Tag
Heut heut heut ist ein schö - ner Tag

Abbildung 3: Anfang des Liedes »Heute ist ein schöner Tag« am Therapieende

Tim konnte mir zunehmend vertrauen, dass ich ihn durch diesen Prozess begleiten würde und auch seine starken Affekte mit ihm aushielt und ihn dabei unterstützte, diese auszudrücken. Durch sein Spiel löste er in mir immer wieder Momente der Überraschung und der Ergriffenheit aus. Wir erlebten während des Prozesses gemeinsam immer wieder »Gegenwartsmomente« (»now moments«; Stern, 2004), in denen sich unerwartet nonverbal oder auch im sprachlichen Austausch etwas zusammenfügte, etwas neues Gemeinsames entstand, das den Prozess vertiefte oder entscheidend voranbrachte. Während einer Sitzung im mittleren Therapieabschnitt ereignete sich eine Sequenz mit einer unerwarteten Ruptur:

Wir spielten gemeinsam auf verschiedenen Instrumenten. Tim spielte auf der Schlitztrommel, unterbrach plötzlich, schaute zu einem anderen Instrument, das neben mir lag. Ich unterbrach ebenfalls mein Spiel und reichte ihm das Instrument; er zuckte zusammen und erstarrte, als ich mich unerwartet auf ihn zubewegte.

Ich bemerkte seine Irritation, versuchte ihm sogleich über beruhigendes mimisches Feedback die Angst zu nehmen, indem ich signalisierte, dass ich in wohlwollender und nicht bedrohlicher Absicht auf ihn zugekommen war. Daraufhin wendete ich mich wieder meinem Instrument zu, woraufhin auch er wieder in sein Spiel einsetzte.

In der folgenden Sitzung – beim gemeinsamen Anschauen dieser Szene auf dem Video – ergab sich dieser Dialog:

Tim: Wieso hast du das gemacht?
Therapeutin: Ich dachte, dass du dieses Instrument nehmen wolltest und da habe ich es dir gereicht.
Tim: Ach so. Und ich dachte, was macht die da?

Somit konnte ein Missverständnis, eine Ruptur in der Beziehung, die unerwartet auftrat, nachträglich aufgelöst werden. Während er in der Sitzung selbst noch verstört reagierte, konnte er es anschließend reflektieren, indem er direkt nach meiner Intention fragte und sich damit eine Vorstellung meiner innerpsychischen Motivation für mein Handeln machte. Es schien, als reinszenierte sich in der therapeutischen Situation ein frühes Beziehungserleben. Ängstliches oder ängstigendes Verhalten der Mutter wurde mit desorganisiertem Bindungsverhalten des Kindes in Zusammenhang gebracht (vgl. Main & Hesse, 1990). Das Missverständnis in dieser Szene durch das Verhalten der Therapeutin, das unbeabsichtigt für das Kind ängstigend war, konnte nun aufgelöst und thematisiert werden, was nicht nur für eine Verbesserung der Symbolisierungsfähigkeit, sondern auch der Mentalisierungsfähigkeit (vgl. Fonagy et al., 2004) spricht.

Die Einführung der Videokamera, die zunächst zu Supervisionszwecken zum Einsatz kam, erwies sich auch für die Therapie als geeignet, auch wenn sie gelegentlich für Ablenkung sorgte. Die Aufzeichnungen waren nicht nur für die Therapeutin hilfreich, um die flüchtigen Momente im therapeutischen Prozess bei nochmaliger Betrachtung intensiver reflektieren zu können, sondern auch durch den Einsatz von »Videofeedback« mit dem Kind, da es die Aufnahmen auch sehen wollte. Dabei hatte die Kamera einerseits eine spiegelnde Funktion und andererseits eine triangulierende. Das gemeinsame Ansehen einzelner Ausschnitte löste Freude über die eigene vitale Ausdruckskraft und das musikalische Ergebnis aus. So können die Kinder sich selbst und die Beziehung aus einer Art Metaperspektive beobachten, was zudem mentalisierungsbasierte Interventionen fördert, wie oben ausgeführt wurde.

Im Therapieverlauf drückte er sich immer wieder durch sehr heftiges und lautes Spiel aus, in dem er Angst und Bedrohung spielerisch zum Thema machte. Dies zeigte er auch im Symbolspiel mit Stofftieren (z.B. Mutter und Kind, mit den Themen Versorgung, Bedrohung, Hilflosigkeit, Strafe usw.), bei dem er die Instrumente symbolisch verwendete (Klangschale als Suppenschüssel, Schlägel als Stock usw.).

Das gemeinsam kreierte Feld ist geteiltes Erleben in der Dyade. Durch die Musik einerseits und die Aufnahme durch die Kamera andererseits entsteht ein verbindendes Drittes, welches die Dyade erweitert und eine Erfahrung von Triangulierung ermöglicht. Da der Vater für Tim entweder emotional wenig verfügbar oder ihm gegenüber ambivalent war, stand er als triangulierendes Objekt nicht ausreichend zur Verfügung und so verblieb Tim in der Dyade mit der Mutter, die selbst innerlich dissoziiert oder ängstlich war, sodass er in der Affektregulierung nicht ausreichend gespiegelt und begleitet wurde. Die primäre Dyade bot nicht genügend Halt und Raum, folglich musste er die Nähe zum Gegenüber zunächst als bedrohlich erleben und meiden (Rückzug, alleine spielen). Erst im Laufe des Prozesses entwickelte sich eine reziproke Interaktion über ein drittes, triangulierendes Objekt (z.B. Musikinstrument und Kamera mit der Videoaufzeichnung, denen er mit Interesse und Neugier begegnete). Durch ein Drittes fühlt er sich sicherer, Nähe und Distanz in der Dyade sowie allmählich Bezogenheit zuzulassen, aktiv mitzugestalten und somit zu regulieren.

Tims Therapie und weitere Entwicklung verliefen sehr positiv, wie durch die Abschlussdiagnostik und katamnestischen Untersuchungen deutlich wurde. Die Symptomatik ging zurück, die Beziehung zu seinen Eltern verbesserte sich, insbesondere auch sein Sozialverhalten, sodass er in der Regelschule sogar Gruppenprozesse reflektieren und Konflikte schlichten konnte. Er entdeckte seine Begabung für das Schlagzeugspielen und für das Geschichtenschreiben, was auch gefördert wurde. Heute ist Tim ein erfolgreicher und beliebter pubertierender Gymnasialschüler.

Wichtig ist festzuhalten, dass es sich um eine intensiv-psychotherapeutische Behandlung handelt, bei der die Musiktherapie nur eine von vielen Therapiebausteinen war. Dennoch zeigte Tim nicht nur eine besondere Affinität zur Musiktherapie, sondern er schien auch besonders davon zu profitieren. Dieses MOSES®-Therapie-Setting mit einem so langen und intensiven stationären Behandlungsprogramm hält besonders günstige Rahmenbedingungen bereit, um Kinder mit frühen traumatischen Erfahrungen über eine längere Zeit therapeutisch zu begleiten und ihre Entwicklung zu fördern. Der ängstigende und entwicklungshemmende Einfluss traumatisierender Erfahrungen (von Ausgeliefertsein und Hilfslosigkeit) kann sich allmählich verändern, indem diese Erfahrungen in der Therapie durchgearbeitet und dabei emotional begleitet werden; neue bedeutsame positive Interaktionserfahrungen ermöglichen dem Kind, sich mit dem Gegenüber in der Therapie sicher zu fühlen.

Diskussion

In dem vorgestellten therapeutischen Ansatz ist vermutlich nicht nur die spiegelnde Kommunikation in der musikalischen Improvisation therapeutisch wirksam, sondern es wird von der Therapeutin vielmehr auch ein Übergangsraum geschaffen, in dem Bedeutungen entstehen und implizites Verstehen möglich wird, das mit der Zeit eine hörbare und verbindende Gestalt bekommt.

In der Musiktherapie, wie sie hier vorgestellt wird, ist es weniger die Wirkkraft der Musik an sich, die Veränderungsprozesse ermöglicht, als vielmehr die Bezogenheit in den Beziehungserfahrungen, die durch das gemeinsame Musizieren ein vertieftes Erleben von sich und dem anderen fördern. Es handelt sich dabei um Transformationsprozesse von einem präsymbolischen zu einem symbolisierten innerpsychischen Erleben; diese Prozesse können durch gegenseitige Resonanzerfahrungen in einem gemeinsam kreierten Entwicklungsraum entstehen.

Die Bindungstheorie, aber auch die durch die Säuglingsforschung inspirierten intersubjektivitätstheoretischen Modelle (wie z. B. Orange et al., 1997) stellen dabei nicht nur für die analytische Behandlung hilfreiche Konzepte dar, sondern auch für kreativtherapeutische Verfahren wie die Musiktherapie im psychotherapeutischen Setting. Kreativität und Selbstwirksamkeit werden erlebbar, indem man sowohl sich selbst als auch sich in Beziehung zum anderen erfährt – in und durch Musik, getragen durch die therapeutische Beziehung. Dies ist besonders gut möglich, weil gerade die Musik ohne Worte einen gemeinsamen Raum für vorsprachliche Bedeutungen öffnet. Sich selbst zu erleben, seine affektiven Empfindungen zu regulieren, Vorsprachliches zu symbolisieren und sowohl eigene innerpsychische Zustände als auch die anderer reflektieren zu können, sind Ziele der analytischen Therapie. Diese sind jedoch nicht nur im klassischen analytischen Setting, sondern auch in künstlerisch-therapeutischen Verfahren möglich.

Musiktherapie wird von Laien, aber auch von akademisch geschulten Musikern und Psychotherapeuten oftmals als »Rumklimpern« abgetan. Es bedarf nicht nur eines geschulten, sondern auch eines offenen Blickes für den Ausdruck mit musikalischen Mitteln, die innerpsychische und zwischenmenschliche Prozesse abbilden. Es gilt also genau hinzuhören, mit dem »dritten Ohr« (Reik, 1976 [1948]) oder jedenfalls mit einem feinfühligen Ohr für die Zwischentöne. Denn seien sie auch noch so schräg und »falsch« intoniert, so transportieren sie oftmals nicht in Worte zu fassendes Befinden und Empfinden in seiner elementarsten Form.

Umso mehr ist zu bedauern, dass der Einsatz von Musik in der psychoanalytischen und tiefenpsychologischen Kinder- und Jugendlichenpsychotherapie unseres Wissens noch kaum eine Rolle spielt. Dies könnte vermutlich daran liegen, dass eine musikalische Bildung allein noch keine musiktherapeutische Kompetenz darstellt, und die Hemmung, mit Kindern zu malen oder auf eine andere Art kreativ zu gestalten, weniger groß zu sein scheint. Es ist zu wünschen, dass ein fruchtbarer Austausch zwischen Psychotherapeuten und Musiktherapeuten sowie Kunsttherapeuten und Bewegungstherapeuten schon in der Ausbildung möglich wird und dass die institutionalisierten Ausbildungsstätten sich auch anderen therapeutischen Disziplinen öffnen und diese vermitteln.

Literatur

Ainsworth, M. D. S., Blehar, M. C., Waters, E. & Wall, S. (1978). *Patterns of attachment: A psychological study of the strange situation.* Hillsdale, NJ: Erlbaum.

Bundesarbeitsgemeinschaft (BAG) Musiktherapie in Deutschland (1998). *Thesen zur Musiktherapie.* http://www.musiktherapie.de/musiktherapie/definition.html (03.06.2019).

Beebe, B. (1986). Mother-Infant Mutual Influence and Precursors of Self- and Object-representations. In J. Masling (Hrsg.), *Empirical Studies of Psychoanalytic Therapies*, Bd. 2 (S. 27–48). Hillsdale, NJ: Lawrence Erlbaum.

Beebe, B., Feldstein, S., Jaffe, J., Mays, K. & Alson, D. (1985). Interpersonal timing: The application of an adult dialogue model to mother-infant vocal and kinesic interactions. In T.M. Field & N.A. Fox (Hrsg.), *Social perception in infants* (S. 217–247). Norwood, N.J.: Aplex Publishing.

Beebe, B., Alson, D., Jaffe, J., Feldstein, S. & Crown C. (1988). Vocal congruence in mother-infant-play. *Journal of Psycholinguistic Research, 17*, 3, 245–259.

Beebe, B. & Lachmann, F. (1994). Representation and internalization in infancy: Three principles of salience. *Psychoanalytic Psychology, 11*(2), 127–165.

Beebe, B. & Lachmann, F. (1998). Co-constructing inner and relational processes: Self and mutual regulation in infant research and adult treatment. *Psychoanalytic Psychology, 15*, 480–516.

Beebe, B. & Lachmann, F. M. (2002). *Infant research and adult treatment. Co-constructing interactions.* New York: Analytic Press; dt. (2004): *Säuglingsforschung und die Psychotherapie Erwachsener. Wie interaktive Prozesse entstehen und zu Veränderungen führen.* Stuttgart: Klett-Cotta.

Beebe, B. & Lachmann, F. M. (2014). *The Origins of Attachment. Infant Research and adult treatment.* New York: Routlegde.

Bion, W. R. (1961). *Learning from Experience.* London: Heinemann; dt. (1990): *Lernen durch Erfahrung.* Frankfurt a. M.: Suhrkamp.

Bion, W. R. (1965). Transformations. London: Heinemann; dt. (1997): *Transformationen.* Frankfurt a. M.: Suhrkamp.

Blatt, S. J. & Behrends, R. S. (1987). Internalization, separation-individuation, and the nature of therapeutic action. *International Journal of Psychoanalysis, 68,* 279–297.

Blatt, S. J., Auerbach, J S., Zuroff, D. C. & Shahar, G. (2006). Evaluating efficacy, effectiveness, and mutative factors in psychodynamic psychotherapies. In PDM Task Force (Hrsg.), *Psychodynamic Diagnostic Manual* (S. 537–572). Silver Spring, MD: Alliance of Psychoanalytic Organizations.

Bowlby, J. (1982 [1969]). *Attachment and Loss.* New York: Basic Books; dt. (1975): *Bindung. Eine Analyse der Mutter-Kind-Beziehung.* München: Kindler.

Bowlby, J. (1988). *A Secure Base. Parent-child attachment and healthy human development.* London: Routledge.

Breyer, T. & Pfänder, S. (2017). Resonanz, Rhythmus und Synchronisierung. Interdisziplinäre Perspektiven. In T. Breyer, M. B. Buchholz, A. Hamburger, S. Pfänder & E. Schumann (Hrsg.), *Resonanz – Rhythmus – Synchronisierung. Interaktion in Alltag, Therapie und Kunst* (S. 9–29). Bielefeld: Transcript.

Brisch, K. H. (2010 [1999]). *Bindungsstörungen. Von der Bindungstheorie zur Therapie* (11., vollständig überarbeitete und erweiterte Neuauflage). Stuttgart: Klett-Cotta.

Brisch, K. H. (2004). Der Einfluss von traumatischen Erfahrungen auf die Neurobiologie und die Entstehung von Bindungsstörungen. *Zeitschrift für Psychotraumatologie und Psychologische Medizin, 2*(1), 29–44.

Brisch, K. H., Erhardt, I., Kern, C., Formichella, A., Paesler, U., Ebeling, L., & Quehenberger, J. (2013). How to treat children with severe attachment disorders after multiple early experiences of trauma? A model of treatment in an intensive care unit of psychotherapy. In L. Barone (Hrsg.), *6th International Attachment Conference* (S. 139–144). Pianoro/Italien: Medimond.

Brisch, K. H., Paesler, U., Zeber, K., Budke, A., Ebeling, L. & Quehenberger, J. (2014). Intensive in-patient treatment for children with severe traumatization in infancy. *Infant Mental Health Journal, 35 (3),* 74.

Brisch, K. H., Oberschneider, L., Ebeling, L., Hilmer, C. & Quehenberger, J. (2018). *The MOSES® Treatment Model: Efficacy and working mechanisms of treatmen effects of children with attachment traumatizations in infancy.* Vortrag gehalten beim 16. World Congress of the World Association for Infant Mental Health, Rom, Italien.

Brisch, K. H. (2015). Psychosomatik, Bindung und Trauma in der Kinderklinik. In K. H. Brisch (Hrsg.), *Bindung und Psychosomatik* (S. 276–318). Stuttgart: Klett-Cotta.

Brisch, K. H. (Hrsg.). (2017). *Bindungstraumatisierungen. Wenn Bindungspersonen zu Tätern werden.* Stuttgart: Klett-Cotta.

Brisch, K. H. (2018). Kreative Gruppentherapien mit schwer und früh traumatisierten Kindern und Jugendlichen während der stationären Behandlung. In K. H. Brisch (Hg.), *Die Macht der Gruppenbindungen. Ressourcen und Sicherheit, Gefahren und Fanatismus – Möglichkeiten der Therapie und Prävention* (S. 190–192). Stuttgart: Klett-Cotta.

Brisch, K.-H., Hilmer, C., Oberschneider, L. & Ebeling, L. (2018). Bindungsstörungen. *Monatsschrift Kinderheilkunde, 166*(6), 533–544.

Bruhn, H., Oerter, R. & Rösing, H. (1997 [1993]). *Musikpsychologie. Ein Handbuch* (3. Aufl.). Hamburg: Rowohlt.

Cook, N. (2007). Musikalische Bedeutung und Theorie. In A. Becker & M. Vogel. (Hrsg.), *Musikalischer Sinn. Beiträge zur Philosophie der Musik* (S. 80–128). Frankfurt a. M.: Suhrkamp.

Deutsche Musiktherapeutische Gesellschaft (DMtG): Definition – Berufsbild– Geschichte, http://www.musiktherapie.de/musiktherapie/definition.html (11.01.2019).

Eames, V. & Roth, A. (2000). Patient attachment orientation and the early working alliance: A study of patient and therapist reports of alliance quality and ruptures. *Psychotherapy research, 10*(4), 421–434.

de l'Etoile, S. K. (2006). Infant behavioral responses to infant-directed singing and other maternal interactions. *Infant Behavior & Development, 29*, 456–470.

Erhardt, I. (2012). Die Stimme im Dialog früher emotionaler Störungen in der Musiktherapie – Von der internalisierten Mutter-Kind-Interaktion zur Reziprozität in der therapeutischen Beziehung. In G. Engert-Timmermann & H.-G. Wolf (Hrsg.), *Die Stimme in der Musiktherapie. Vom Klang des Lebens zum Medium der Beziehung* (S. 37–43). Wiesbaden: Reichert.

Feldman, R. (2007). Parent-Infant Synchrony. Biological Foundations and Developmental Outcomes. *Current directions in psychological science, 16(6)*, 340–345.

Feldman, R., Greenbaum, C. W. & Yirmiya, N. (1999). Mother-infant affect synchrony as an antecedent of the emergence of self-control. *Developmental Psychology, 35*, 223–231.

Fonagy, P., Gergely, G. & Jurist, E. (2004). *Affektregulierung, Mentalisierung und die Entwicklung des Selbst.* Stuttgart: Klett-Cotta.

Garbe, E. (2015). *Das kindliche Entwicklungstrauma. Verstehen und bewältigen.* Stuttgart: Klett-Cotta.

Grossmann, K. & Grossman, K. (2004). *Bindungen – das Gefüge psychischer Sicherheit.* Stuttgart: Klett-Cotta.

Harrison, A. M. & Beebe, B. (2018). Rhythms of dialogue in infant research and child analysis: Implicit and explicit forms of therapeutic action. Psychoanalytic Psychology, 35(4), 367–381. http://dx.doi.org/10.1037/pap0000176 (11.01.2019).

Heister, H.-W. (2013). Zur Codierung und Decodierung von Bedeutungen im Musikprozess. In J. Picht (Hg.), *Musik und Psychoanalyse hören voneinander*, Bd.1 (S. 37–67). Gießen: Psychosozial-Verlag.

Herman, J. (1992). *Trauma and recovery. The aftermath of violence from domestic abuse to political terror.*; dt. (2003): *Die Narben der Gewalt. Traumatische Erfahrungen verstehen und überwinden* (3. Aufl.). Paderborn: Junfermann.

van IJzendoorn, M. H. & Bakermans-Kranenburg, M. J. (1997). Intergenerational transmission of attachment: A move to the contextual level. In L. Atkinson & K. J. Zucker (Hrsg.), *Attachment and psychopathology* (S. 135–170). New York, London: Guilford.

Klüwer, R. (1983). Agieren und Mitagieren. *Psyche – Z Psychoanal, 37*(9), 828–840.

Koelsch, S. (2015). Music-evoked emotions: principles, brain correlates, and implications for therapy. *Annals of the New York Academy of Sciences, 1337*(1), 193–201.

Kohut, H. (1966). Formen und Umformungen des Narzißmus. Psyche – Zeitschrift für Psychoanalyse, 20, 561–587.

Kohut, H. (1977). *The restoration of the self.* New York: International Universities Press; dt. (1979): Die Heilung des Selbst. Frankfurt a. M.: Suhrkamp.

Kohut, H. (1984). *How does analysis cure?* Chicago: University of Chicago Press; dt. (1989): *Wie heilt die Psychoanalyse.* Frankfurt a. M.: Suhrkamp.

van der Kolk, B. (2009). Entwicklungstrauma-Störung: Auf dem Weg zu einer sinnvollen Diagnostik für chronisch traumatisierte Kinder. *Praxis der Kinderpsychologie und Kinderpsychiatrie, 58*(8), 572–586.

Knoblauch, S. H. (2000). *The musical edge of therapeutic dialogue.* Hillsdale, NJ: Analytic Press.

Leikert, S. (2007). Die Stimme, Transformation und Insistenz des archaischen Objekts – die kinetische Semantik. *Psyche – Z Psychoanal, 61*, 463–492.

Lichtenberg, J. D. (1991). *Psychoanalyse und Säuglingsforschung.* Berlin, Heidelberg: Springer.

Lyons-Ruth, K., Bruschweiler-Stern, N., Harrison, A. M., Morgan, A. C., Nahum, J. P., Sander, L., Stern, D. N. & Tronick, E. Z. (1998). Implicit relational knowing: Its role in development and psychoanalytic treatment. *Infant Mental Health Journal, 19*(3), 282–289.

Lyons-Ruth, K. (2008). Contributions of the mother-infant relationship to dissociative, borderline, and conduct symptoms in young adulthood. *Infant Mental Health Journal. 29*(3), 203–218.

Lyons-Ruth, K. & Block, D. (1996). The disturbed caregiving system: Relations among childhood trauma, maternal caregiving, and infant affect and attachment. *Infant Mental Health Journal, 17*(3), 257–275.

Lyons-Ruth, K., Yellin, C., Melnick, S. & Atwood, G. (2003). Childhood experiences of trauma and loss have different relations to maternal Unresolved and Hostile-Helpless states of mind on the AAI. *Attachment and Human Development.* 5(4), 330–52 (discussion: 409–414).

Maiello, S. (1999). Das Klangobjekt. Über den pränatalen Ursprung auditiver Gedächtnisspuren. *Psyche – Z Psychoanal, 53*, 137–157.

Main, M. & Hesse, E. (1990). Parents' unresolved traumatic experiences are related to infant disorganized attachment status: Is frightened and/or frightening parental behavior the linking mechanism? In M. Greenberg, D. Cicchetti & E. Cummings (Hrsg.), *Attachment in the preschool years: Theory, research, and intervention* (S. 161–182). Chicago: University of Chicago Press.

Mallinckrodt, B. (2010). The psychotherapy relationship as attachment: Evidence and implications. *Journal of Social and Personal Relationships, 27*(2), 262–270.

Malloch, C. & Trevarthen, C. (2009). *Communicative Musicality. Exploring the basis of human companionship.* Oxford: University Press.

Mertens, W. (1997). Warum Psychoanalysen lange dauern. Gedanken zum angemessenen katamnestischen Vorgehen. In M. Leuzinger-Bohleber & U. Stuhr (Hrsg.), *Psychoanalysen im Rückblick. Methoden Ergebnisse und Perspektiven der neueren Katamneseforschung* (S. 182–202). Gießen: Psychosozial-Verlag.

Menuhin, Y. (1999). *Zur Bedeutung des Singens.* Verfasst als Schirmherr von Il canto del mondo. https://menschmusik.de/wp-content/uploads/Yehudi-Menuhin-Zur-Bedeutung-des-Singens-.pdf (14.06.2019)

Orange, D.M., Atwood, G.E. & Stolorow, R.D. (1997). *Working Intersubjectively. Contextualism in Psychoanalytic Practice.* Hillsdale, N.J.: Analytic Press; dt. (2015): *Intersubjektivität in der Psychoanalyse. Kontextualismus in der psychoanalytischen Praxis* (2. Aufl.). Frankfurt a.M.: Brandes & Apsel.

Papoušek, M. & Papoušek, H. (1990). Intuitive elterliche Früherziehung in der vorsprachlichen Kommunikation. *Sozialpädiatrie, 12*(7), 521-527.

Papoušek, M. (2008). Vom ersten Schrei zum ersten Wort: Die Sprache des Säuglings im Entwicklungskontext der Zwiesprache mit den Eltern. In K.H. Brisch & T. Hellbrügge (Hrsg.), *Der Säugling – Bindung, Neurobiologie und Gene. Grundlagen für Prävention, Beratung und Therapie* (S.168–184). Stuttgart: Klett-Cotta.

Ramseyer, F. (2010). Nonverbale Synchronisation in der Psychotherapie. *Systeme, 24*(1). 5–30.

Reik, T. (1976 [1948]). *Hören mit dem dritten Ohr. Die innere Erfahrung eines Psychoanalytikers* (Originaltitel: *Listening with the Third Ear. The Inner Experience of a Psychoanalyst*). Hamburg: Hoffmann und Campe.

Sander, L. (1977). The regulation of exchange in the infant-caretaker system and some aspects of the context-content relationship. In M. Lewis & L. Rosenblum (Hrsg.), *Interaction, conversation, and the development of language* (S. 133–156). New York: Wiley.

Schauenburg, H. & Strauß, B. (2002). Bindung und Psychotherapie. In B. Strauß, A. Buchheim & H. Kächele (Hrsg.), *Klinische Bindungsforschung Theorien – Methoden – Ergebnisse* (S. 281–291). Stuttgart: Schattauer.

Schore, A.N. (1994). *Affect regulation and the origin of the self: The neurobiology of emotional development.* Hillsdale, NJ: Lawrence Erlbaum Associates.

Schore, A.N. (2003). Early relational trauma, disorganized attachment, and the development of a predisposition to violence. In D. Siegel & M. Solomon (Hrsg.), *Healing Trauma: Attachment, Mind, Body, and Brain* (S. 107–167). New York: Norton.

Stern, D.N. (1971). A microanalysis of mother-infant interaction. *Journal of the American Academy of Child and Adolescents Psychiatry, 10*, 501–517.

Stern, D.N. (1992/2010). *Die Lebenserfahrung des Säuglings.* (10. Aufl.). Stuttgart: Klett-Cotta.

Stern, D.N. (2004). *The present moment in psychotherapy and every day life.* New York: Norton; dt. (2018): *Der Gegenwartsmoment. Veränderungsprozesse in Psychoanalyse, Psychotherapie und Alltag* (6.Aufl.). Frankfurt a.M.: Brandes & Apsel.

Stern, D.N. (2011). *Ausdrucksformen der Vitalität. Die Erforschung dynamischen Erlebens in Psychotherapie, Entwicklungspsychologie und den Künsten.* Frankfurt a.M.: Brandes & Apsel.

Stern, D.N., Bruschweiler-Stern, N., Lyons-Ruth, K., Morgan, A.C., Nahum, J.P., Sander, L.W. (The Boston Change Process Study Group) (2012). *Veränderungsprozesse. Ein integratives Paradigma.* Frankfurt a.M.: Brandes & Apsel.

Strauß, B. (2006). Bindungsforschung und therapeutische Beziehung. *Psychotherapeut, 51*, 5–14.

Strauß, B., Buchheim, A. & Kächele, H. (2002). *Klinische Bindungsforschung. Theorien, Methoden, Ergebnisse.* Stuttgart: Schattauer.

Teicher, M.H. (2002). Wounds that time won't heal: The neurobiology of child abuse. *Scientific American, 2*, 50–67.

Tomasello, M. (1995). Joint attention as social cognition. In C. Moore & P. Dunham (Hrsg.), *Joint attention: its origins and role in development* (S. 103–130). Hillsdale, NJ: Lawrence Erlbaum Associates.

Tronick, E.Z., Als, H., Adamson, L., Wise, S. & Brazelton, T.B. (1978). The infant's response to entrapment between contradictory messages in face-to-face interaction. *Journal of American Academy of Child Psychiatry, 17*, 1–13.

Tronick, E.Z. (1989), Emotions and emotional communication in infants. *American Psychologist, 44*(2), 112–119.

Tronick, E.Z. (2007). *The Neurobehavioral and Social Emotional Development of Infants and Young Children.* New York: Norton.

Tronick, E.Z. & Beeghly, M. (2011). Infants' meaning-making and the development of mental health problems. *American Psychologist, 66*(2), 107–119.

Winnicott, D.W. (1969). The use of an object. *The International Journal of Psychoanalysis, 50*(4), 711–716.

Winnicott, D.W. (1971). *Playing and Reality.* London: Tavistock; dt. (2012 [1997]): *Vom Spiel zur Kreativität* (13. Aufl.). Stuttgart: Klett-Cotta.

My soul is singing and screaming … Change processes in psychoanalytically oriented music therapy for children with early developmental trauma

Abstract: For children with early trauma, music therapy facilitates access to preverbal experience of self and others, expressed now in free musical play with therapeutic support. It is an expressive and creative approach grounded in both psychoanalysis and findings from attachment theory and infant research, all of which contribute to the therapeutic action and the understanding of change processes. The procedure will be presented and discussed in the case of a seven-year-old boy.

Keywords: Music therapy, children with developmental trauma, psychoanalysis, attachment theory, infant research

Die Autorin

Ingrid Erhardt, Dr. phil. Dipl.-Psych., ist Psychologische Psychotherapeutin, Psychoanalytikerin (DGPT) und Musiktherapeutin in eigener Praxis in München. Sie ist 2. stellvertretende Vorsitzende der Deutschen Gesellschaft für Psychoanalyse und Musik (DGPM). Ihr Studium der Musiktherapie hat sie an der FH in Nijmegen absolviert, das Studium der Psychologie sowie die Promotion im selben Fach erfolgten an der Ludwig-Maximilians-Universität München. Einen Forschungsaufenthalt hatte sie am Massachusetts General Hospital der Harvard Medical School. Wissenschaftlich tätig war sie an der Universitätskli-

nik LMU München und der Universität Kassel. Ihre Forschungsschwerpunkte sind Psychotherapieprozessforschung, Bindungsforschung, Musiktherapie, Psychoanalyse und Musik.
E-Mail: Praxis-dr-erhardt@posteo.de

Der Autor

Karl Heinz Brisch, Univ.-Prof. an der Paracelsus Medizinischen Privatuniversität (PMU) in Salzburg, Dr. med. habil., ist Facharzt für Kinder- und Jugendpsychiatrie, Psychiatrie und Psychosomatische Medizin und Psychotherapie sowie Neurologie. Psychoanalytiker für Kinder, Jugendliche, Erwachsene und Gruppen. Ausbildung in spezieller Psychotraumatologie für Kinder, Jugendliche und Erwachsene. Er ist Vorstand des weltweit ersten Lehrstuhls für Early Life Care und leitet das gleichnamige Forschungsinstitut an der PMU in Salzburg. Seine klinische Tätigkeit und sein Forschungsschwerpunkt umfassen den Bereich der frühkindlichen Entwicklung und der Psychotherapie von bindungstraumatisierten Menschen in allen Altersgruppen. Brisch leitete viele Jahre die Abteilung für Pädiatrische Psychosomatik und Psychotherapie am Dr. von Haunerschen Kinderspital der Universität München und entwickelte dort das MOSES®-Therapiemodell zur erfolgreichen Intensiv-Psychotherapie von früh traumatisierten Kindern und Jugendlichen.
E-Mail: karl-heinz.brisch@pmu.ac.at

Transformation und Individuation

Die Bedeutung C. G. Jungs für die Musiktherapie

Tonius Timmermann

Jahrbuch für Psychoanalyse und Musik • Band 3 (2019), 147–168
https://doi.org/10.30820/9783837982596-147
www.psychosozial-verlag.de/pum

Zusammenfassung: C. G. Jung wird als wichtiger Pionier der Psychotherapie mit künstlerischen Medien vorgestellt. Er begleitete seinen eigenen inneren Prozess sowie auch den therapeutischen Prozess seiner Patienten mit bildnerischem Gestalten. Vor der Musik hatte er großen Respekt, da sie mit tiefem archetypischem Material zu tun hat. Durch die Begegnung mit der jungianischen Musiktherapeutin Margret Tilly erkannte er auch ihr therapeutisches Potenzial. Ansätze für eine musikalische Archetypenforschung werden dargestellt. Die Relevanz des jungianischen Modells der Psyche für die musiktherapeutische Behandlung wird beschrieben.

Schlüsselwörter: C. G. Jung, Musik, Musiktherapie, archetypische Strukturen der Musik, jungianisches Modell der Psyche und musiktherapeutische Behandlung

Wissenschaftliche Verortung

Im Jahre 1970 las ich auf Empfehlung eines Freundes mein erstes tiefenpsychologisches Buch: *Der Organismus der Seele* von Gustav Richard Heyer (o. J.) – ausgerechnet jenem Jungianer, der sich früh und ernsthaft mit der Musiktherapie beschäftigte und darüber veröffentlichte (Heyer, 1959, 1960). Davon ahnte ich damals noch nichts. Die Lektüre war aber der Impuls zu einer langjährigen Beschäftigung mit C. G. Jung.

Jung begann als Arzt und Naturwissenschaftler, merkte jedoch bald, dass er aufgrund seines integrativen Denkstils auch geisteswissenschaftliche Disziplinen mit hineinnehmen musste. Er blieb dabei stets in Kontakt mit den Naturwissenschaften, speziell der Physik und noch spezieller mit der frühen Quantenphysik. Sein Briefwechsel mit Wolfgang Pauli dokumentiert dies (Meier, 1992). Der Nobelpreisträger Pauli, einer der Begründer der Quantenphysik, war eben auch an einem Austausch zwischen Physik und Psychologie interessiert, um Verbindungen zwischen beiden Fächern zu untersuchen und gemeinsam das überkommene mechanistische Weltbild in den Wissenschaften zu überwinden. Er betrachtete das Unbewusste als eine typisch quantenphysikalische Seinsform, die auch und gerade nicht der rationalen Logik unterliegt und deren Information nicht nur auf den persönlichen Bereich beschränkt ist. Das Ehepaar Thomas und Brigitte Görnitz, er Physiker, sie Psychoanalytikerin, hat in seinen Schriften die von Jung geahnten Zusammenhänge auf dem neuesten wissenschaftlichen Stand reflektiert und beide Disziplinen zusammengeführt (Görnitz & Görnitz, 2002, S. 270f.).

Aus seiner Pioniersituation heraus bediente Jung sich methodisch einer außergewöhnlichen und abenteuerlichen Feldforschung, die sowohl rationale als auch intuitive Elemente anwendete – Träume, Fantasien und künstlerische Gestaltungen eingeschlossen. Jung ließ sich auf tiefe Selbsterfahrung ein, auf Grenzgänge und Grenzüberschreitungen, auf veränderte Bewusstseinszustände. Deren Beschreibungen und schlussfolgernde Theorieentwicklungen bilden die Basis für Jungs Modell der Psyche. Es ist der Versuch, diese Erfahrungen mit sich selbst und seinen Patienten in einen größeren Zusammenhang zu stellen.

Jung als Pionier künstlerischer Therapien und eine späte Begegnung mit der Musiktherapie

C. G. Jung ist ein wichtiger Pionier der Psychotherapie mit künstlerischen Medien. Er war meines Wissens der erste Psychotherapeut, der künstlerische Elemente, den symbolischen Ausdruck seiner Patienten in Form bildnerischen Gestaltens, verwendete. Auch für sich selbst tat er dies in Das *Rote Buch* (2010), das auf der Kunstbiennale in Venedig 2013 ausgestellt wurde und dadurch auch künstlerische Anerkennung fand.

In seinem autobiografischen Buch *Erinnerungen, Gedanken und Träumen* beschreibt Jung die Entstehungszeit als »einen unaufhörlichen Strom von Phantasien« ... »*und ich tat mein Möglichstes, um die Orientierung nicht zu verlieren und einen Weg zu finden*« (Jaffé, 1971, S. 180). Und kurz darauf kommt der aufschlussreiche Satz: »*In dem Maße, wie es mir gelang, die Emotionen in Bilder umzusetzen, d. h. diejenigen Bilder zu finden, die sich in ihnen verbargen, trat innere Beruhigung ein«*. Dies beschreibt die selbstregulierenden Wirkungen des künstlerischen Mediums Bild im Rahmen seines Selbsterfahrungsprozesses. Ihm folgten jungianisch orientierte Kunsttherapeuten. So formulierte Ingrid Riedel (1992) das Konzept einer Maltherapie nach C. G. Jung.

Während das Visuelle und die Narrative ihn und seine Schüler zeitlebens intensiv beschäftigten, hatte C. G. Jung zur Musik ein ambivalentes Verhältnis. Dies lag nicht an mangelndem Interesse oder mangelnder Sensibilität, sondern im Gegenteil – er begegnete ihr mit großem Respekt:

> »[...] ich habe alle Werke und alle großen Musiker gehört, aber jetzt höre ich keine Musik mehr: sie erregt und erschöpft mich zu sehr. Weil die Musik mit solch tiefem archetypischen Material zu tun hat und weil diejenigen, die sie spielen, dies gar nicht realisieren« (Hinshaw & Fischli, 1994, S. 88).

Jung wusste also um die mögliche Wucht musikalischer Wirkkräfte und ihre entschieden geringere Kontrollierbarkeit. Es klingt in dem obigen Zitat, als würde Jung von der Fülle der musikalischen Wirkungen eher überschwemmt. Für einen existenziellen Grenzgänger zwischen verschiedenen Bewusstseinszuständen wäre das auch nicht verwunderlich. So war er offenbar in höherem Maße sensibilisiert für die Wirkungen von Musik als die meisten Menschen. Joachim Barz schreibt, *»dass er sich ... in dieses Unbewusste bis nah an die Grenze des Überwältigtwerdens hineinwagte«* (Barz, 1989, S. 7), und an anderer Stelle,

> »dass dessen Bemühungen der ganzen Seele galten. Er begnügte sich nicht mit denjenigen ihrer Ausschnitte, die sich in ein kausalmechanisches System fassen ließen, sondern er stellte sich ihrer ganzen Wirklichkeit, die Irrationales einschließt und akausale Zusammenhänge mit zu umfassen scheint« (Barz, 1988, S. 146).

Es ist davon auszugehen, dass es Jung als Forscher und Psychotherapeuten in hohem Maße interessiert hätte, zu verfolgen, wie sein Weltbild zu klingen beginnt, wie Geräusche und Töne, musikalische Gestaltungen, die ganze akustische Welt, eine neue Dimension in sein Modell bringt. Hier wartet ein großes Potenzial an Aufgaben! Wie begegnete C. G. Jung nun der Musiktherapie?

C. G. Jung war bereits über 80 Jahre alt, als ihn die amerikanische Musiktherapeutin Margaret Tilly besuchte, eine englische Pianistin, die durch eine Jung'sche Analyse zur Musiktherapie gekommen war. Tilly praktizierte an einer Klinik in San Francisco, hatte darüber geschrieben und diese Artikel Jung zukommen lassen. Jung hatte sich bis dahin nicht für Musiktherapie interessiert, weil sie ihm nach seiner bisherigen Lektüre als »*sentimental und oberflächlich*« (Tilly, 1986, S. 87) erschienen war. Die Artikel aber weckten in ihm starkes Interesse und Neugier. Die Begegnung mit Margret Tilly ließ ihn fühlen, »*dass Musik von jetzt an ein wesentlicher Bestandteil jeder Analyse sein muss. Sie gelangt zu tiefem archetypischen Material, zu dem wir in unserer analytischen Arbeit mit Patienten nur selten gelangen*« (ebd., S. 88).

Darüber, mit welcher konkreten Praxeologie Margret Tilly Jung von der Musiktherapie so begeisterte, erfährt man bei Hawk Hitchcock (1987) ein wenig. Als Konzertpianistin spielte sie komponierte Musik in einer engen Beziehung zunächst zur »dominanten«, dann zur »minderwertigen« Funktion (zu dem, was wir unter dem Begriff des »Schattens« noch näher, auch in Beziehung zur Musik, betrachten werden), zum Beispiel, indem sie männliche und weibliche Qualitäten von Musik einsetzte. Dann improvisierte sie mit dem Patienten, in Anlehnung an die von der englischen Musiktherapeutin Mary Priestley entwickelten Improvisationstechniken (siehe weiter unten), um an Gefühle und unbewusstes Material zu gelangen.

Jungianer und Musiktherapie

Die Begegnung Jungs mit der Musiktherapie und seine Begeisterung dafür hatte wenig Folgen, sowohl für die Musiktherapie als auch für die jungianisch orientierte Psychotherapie. Jungianer sind mit den narrativen und visuellen Ebenen der Wahrnehmung beschäftigt. Die akustische Ebene, die ja auch biografisch, und damit für die gesamte tiefenpsychologisch orientierte Psychotherapie, höchst relevant ist, Musik als solche, als therapeutisches Medium – dazu findet man kaum relevante Veröffentlichungen.

Der eingangs erwähnte Jung-Schüler und Psychosomatiker Gustav Richard Heyer (1890–1967) gehörte bereits in den 1920er Jahren in München einem Arbeitskreis an, der sich mit der Integration von Atem, Ton (i. S. v. Stimme), Musik und Bewegung als Zugang zu prä- und nonverbalen Bereichen in die tiefenpsychologische Praxis beschäftigte. Er betrieb mit seinem Mitarbeiter an der Münchner Universitätsklinik, Prof. Dr. Paul Friedrich Scherber, Pionierarbeit in Sachen tiefenpsychologischer Musiktherapie. In seinem 1959 veröffentlichten Beitrag über »Musisches, spezielle Musiktherapie« empfahl er zum Beispiel den Einsatz des Orff'schen Schulwerks, um selbstschöpferische Tätigkeit zu entfesseln.

Hildemarie Streich war eine jungianische Psychotherapeutin, die sich intensiv mit der Musik und ihrem Einsatz in der tiefenpsychologischen Praxis beschäftigte. Jung und die Harmonik als akustische Archetypenstruktur begegnen sich in ihrem Denken. Sie sammelte in ihrer Praxis über 700 Träume, die sich mit Musik beschäftigten, und stellte sie in dem Artikel »Musik im Traum« vor (Streich, 1980).

Um 1970 herum entwickelte die amerikanische Musiktherapeutin Helen Bonny (2002) eine an der jungianischen Psychotherapie und der humanistischen Psychologie orientierte imaginative musiktherapeutische Methode namens *GIM – Guided Imagery and Music*. Bonny war auch beeinflusst von Hans Carl Leuner, der die Methode des »musikalischen katathymen Bilderlebens« oder des »musikalischen Symboldramas« entwickelte, einer Art Tagtraum-Erfahrung mit deutlichem Bezug zu Jungs »Aktiver Imagination« (Leuner, 1974, S. 179). Er vergleicht dies mit dem Einfluss psychedelischer Drogen (ebd., S. 200) wie LSD, an deren therapeutischer Erforschung er ebenso beteiligt war wie Helen Bonny und Stanislav Grof (Grof, 1989, S. 222ff.). Alle drei gingen nach dem Verbot dieser Forschungen dazu über, auch gezielt Musik bewusstseinsändernd psychotherapeutisch einzusetzen.

Ansätze für eine Verknüpfung musiktherapeutisch relevanter Fragen mit der Psychologie C. G. Jungs habe ich in den 1980er Jahren untersucht und formuliert. Dabei ergaben sich als Basis für weitere Untersuchungen folgende Grundstrukturen musikalischer Elemente (Timmermann, 1987, S. 67ff.):

1. Einzelton mit Obertonreihe als Schwingung und Klangfarbe,
2. Intervalle als zahlenmäßig geordnete Beziehung zweier Einzeltonschwingungen und Bausteine für:
3. Skalen, Melodien und Akkorde,
4. Rhythmen und Rhythmuskombinationen als im einzelnen Ton als periodische Schwingung vorhandenes Phänomen,
5. musikalische Grundformen wie Triller, Glissandi, kreisförmige Wiederholungen etc.

Als Ausgangspunkt für eine musikalische Archetypenforschung empfehlen sich monotonale Klänge wie von Monochord (Timmermann, 1989), Gong, Klangschalen usw., da die Klänge um einen Grund- oder Zentralton schwingen und die Komplexität der Musik dadurch optimal reduziert ist. Im Rahmen eines Forschungsauftrags des Freien Musikzentrums München »Zur psychischen Wirkung musikalischer Strukturen« (Timmermann, 1983) sammelte ich in Gruppen damit erste Erfahrungen und stieß bereits ab den Intervallen auf eine Fülle von unterschiedlichen Wirkungen. Wolfgang Strobel und ich setzten vor allem die Arbeit mit den monotonalen Klängen fort und formulierten mögliche archetypische Themenfelder (Strobel & Timmermann, 1991). Strobel wandte dann verstärkt Trancetechniken an und konkretisierte diese Thematik (Strobel, 1988).

Bei jungianischen Autoren findet man bislang nichts wirklich musiktherapeutisch Relevantes. So postuliert Rasche (Rasche, 2014, S. 53), die Psyche lebe in Bildern, zu denen er auch Klänge und Klangbewegungen rechnet. Es stimmt natürlich, dass sowohl Klang als auch Farbe und Form Schwingungen sind, aber eben auf verschiedenen Ebenen. Die akustische Ebene wird wieder nicht als eigene archetypische Ebene beschrieben. Ein *Jung Journal* (März 2015) erscheint mit dem Thema »Musik – Klang der Seele«, ignoriert aber leider die gesamte vorhandene musiktherapeutische Literatur und Forschung. Es geht um Themen wie Musikergesundheit und -psychotherapie, die Handlung der *Zauberflöte*, Orgel, Bach, Beethoven, Tango, Chorsingen, Zahlensymbolik usw.

Es gibt aber durchaus einige interessante Texte, die sich konkret mit Jung und der Musiktherapie beschäftigen. Im englischsprachigen Raum veröffentlichte Mary Priestley, eine der großen Pionierinnen einer tiefenpsychologisch orientierten Musiktherapie (Priestley, 1982, 1983), im Jahre 1987 einen Artikel zum Thema »Music and the shadow«, der sich explizit mit Jungs Schatten-Konzept beschäftigt, gerade auch mit seiner »hellen« Seite, dem unentdeckten kreativen Potenzial. Dorinda Hawk Hitchcock beschreibt die jungianisch orientierte Musiktherapie von Margret Tilly und Mary Priestley in einem Artikel im *British Journal of Music Therapy* (1987). Diane Austin beschreibt ihre tiefenpsychologisch orientierte Arbeit auf der Basis von C. G. Jung bei Erwachsenen mit Instrumental-Improvisationen (Austin, 1996) und mit der Stimme (Austin, 2009). In Kanada arbeitet Joel Kroeker, ein in Zürich ausgebildeter jungianischer Analytiker und akkreditierter Musiktherapeut, mit einem jungianisch orientierten Musiktherapieansatz. In einem Artikel beschreibt er die Arbeit mit freier musiktherapeutischer Improvisation im Sinne von Jungs »Aktiver Imagination« und die Methode der AMP *(»Archetypal Music Psychotherapy«)*. In dieser Arbeit geht es nun tatsächlich um musikalische Symbolisierungsprozesse, die im Sinne der Tiefenpsychologie C. G. Jungs aufgearbeitet werden (Kroeker, 2014).

Eine grobe Skizze der jungianischen Seelenlandschaft und ihrer Beziehungen zur Musik

In diesem Kontext können die jungianische Seelenlandschaft und ihre Beziehung zur Musik vorerst nur in Form einer groben Skizze geschildert werden. Dabei kann man zwischen einem Schichtenmodell und einem Prozessmodell unterscheiden.

a) Das Schichtenmodell

Jung sah im Unbewussten viel mehr als nur unterdrückte, verdrängte und vergessene persönliche Inhalte – er beschreibt es als einen schöpferischen Raum voller archetypischer Muster und Figuren, als die Quelle von Kreativität und Kunst. Jung erweitert den Begriff des Unbewussten, indem er das persönliche Unbewusste (mit seinen biografischen und sozialisationsbedingten Inhalten) um ein kollektives (transpersonales) Unbewusstes ergänzt.

Dies lässt sich am besten durch eine Grafik veranschaulichen, in der die Individuen und ihre Verwurzelung in zunehmend tieferen transpersonalen Bereichen und Schichten im Überblick dargestellt sind (Abb. 1).

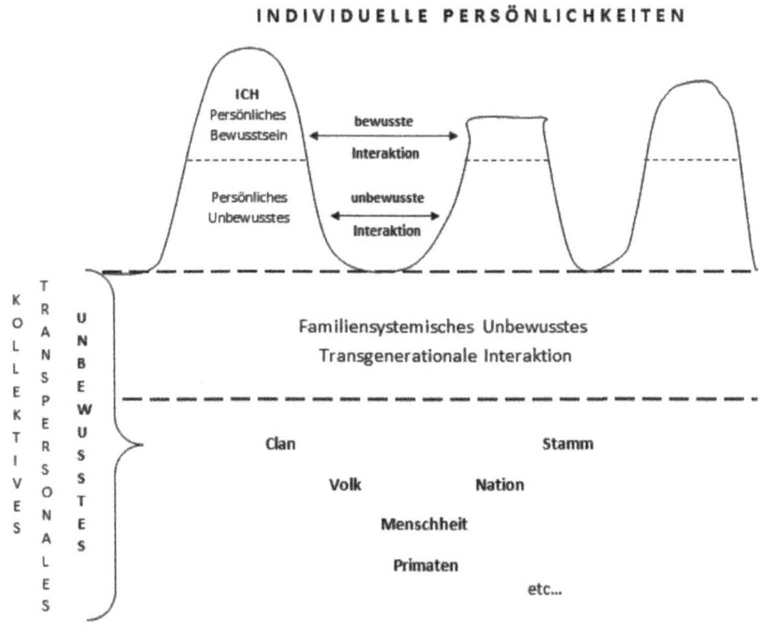

Abbildung 1: Das Schichtenmodell

Wir sehen die Individuen als kleine Inseln aus dem Ozean des Unbewussten ragen. An der Spitze steht ein Bereich, der die bewusste Persönlichkeit im jeweiligen Hier und Jetzt betrifft, darunter das »Persönliche Unbewusste« mit sinnvollerweise vergessenen, aber auch verdrängten und abgespaltenen Inhalten, die von dort aus Befindlichkeit und Schicksal erheblich beeinflussen können. Das »darunter« anzusiedelnde »Kollektive Unbewusste« kann man sich nach heutigem Erfahrungsstand der Psychotherapie, inklusive der Systemischen Therapie, wiederum in verschiedenen Bereichen oder Schichten vorstellen. Direkt unter dem persönlichen Unbewussten begänne dann als erste transpersonale Schicht das »Systemische Unbewusste«, in dem Erfahrungen und Gefühle von Eltern, Großeltern usw. »herumgeistern«. Dies setzt sich fort in der erweiterten Familie, dem Clan, dem Stamm, dem Volk. Erfahrungen euphorischer und traumatischer Art und vor allem auch biografische Drehbücher aus der Familie über mehrere Generationen hinweg können als transgenerationale Interaktionen und Übertragungen hier wirksam und therapeutisch relevant sein. Der Begriff des »Ahnens« bekommt so den Sinn quasi eines Schöpfens aus dem epigenetischen Erbe, den Erfahrungen und Gefühlen der Ahnen, weshalb der Ahnenkult zum Gegenstand der frühesten und über weite Zeiträume gültigen Form von Religion wurde.

Ein musiktherapeutischer Zugang zu dieser Schicht sind die »Klingenden Systeme« (Timmermann, 2003) – musiktherapeutische Systemaufstellungen, in denen die Stellvertreter ihren Gefühlen als solchen folgend in einer musikalisch möglichen sinnvollen Gleichzeitigkeit improvisiert musizieren und dadurch die Interaktionen bzw. Beziehungen in dem aufgestellten System sinnlich erfahrbar machen. Aufgestellt werden dabei Personen, personenbezogene Phänomene wie beispielsweise Krankheiten oder Schuldgefühle, aber auch archetypische Repräsentanzen wie Leben, Tod und Schicksal.

Was die Musik betrifft, so gilt es auf der einen Seite, die von Jung und seinen Schülern gefundenen archetypischen Formen, wie beispielsweise das Männliche und das Weibliche, den Kreis und das Quadrat, die narrativen Muster in Mythen und Märchen, auf ihre akustisch-musikalischen Aspekte hin zu betrachten, auf der anderen Seite die Musik allgemein und als Medium in der Musiktherapie daraufhin zu untersuchen, welche archetypischen Strukturen hier erkennbar werden könnten (vgl. dazu die Ansätze im 3. Abschnitt).

b) Das Prozessmodell

Auch entwicklungspsychologisch passt das Bild von den auftauchenden Inseln des Bewusstseins aus dem Meer des Unbewussten – Inseln, die sich allmählich zu einem Individuum verdichten, das über eine schlaf-wach-rhythmisch organisierte Bewusstseinskontinuität verfügt. Jung verdeutlicht die Entwicklung der Persönlichkeit am Beispiel eines Baumes (vgl. von Franz, 1968, S. 162), dessen

Samenkorn ein sprichwörtlicher Kern innewohnt, der sich je nach den äußeren Gegebenheiten frei entfalten kann oder sich kümmerlich krumm biegen muss. Kein Baum, nicht ein einziges Blatt gleicht einem anderen, so ist das Individuelle in der Natur angelegt. Die Individuation als Suche nach sich selbst ist die geistig-seelische Entsprechung.

Eine genauere Beschreibung der jungianischen entwicklungspsychologischen Theorien ist vor allem durch die Werke von Erich Neumann (1980) bekannt geworden. Dabei geht dieser von einer Einheitswirklichkeit oder »participation mystique« mit der Mutter als ursprünglichem Erleben des Kindes aus. Diese Phase umfasst die intrauterine und sogenannte »postuterine« Embryonalzeit, also Schwangerschaft und das erste Lebensjahr als soziale Uteruszeit, idealerweise als ein Erleben spannungsfreier Sicherheit, Geborgenheit und Selbstgenügsamkeit. Diese positiven Aspekte des Mutterarchetyps finden wir in der Kunst aller Völker vielfach dargestellt. Die »gute Mutter« bedeutet einen Schutzraum, einen »safe place«, der ein sicheres Setting zum Heranreifen bietet.

In seinem Essay »Wo sind wir, wenn wir Musik hören?« schreibt Peter Sloterdijk,

> »dass es zur Natur des Hörens gehört, nie anders zustande zu kommen als im Modus des Im-Klang-seins […,] das Ohr kennt kein Gegenüber […;] eine Philosophie des Hörens wäre daher von Anfang an nur als Theorie des In-Seins möglich – als Auslegung jener Innigkeit, die in der menschlichen Wachheit weltempfindlich wird« (Sloterdijk, 2007, S. 52).

Die »gute Mutter« in der Musiktherapie bedeutet soviel wie einen sicheren Platz und ein gutes Nähren zu erleben. Gerade in so mancher Musik lässt sich dieses frühe wortlose Einheitsgefühl wiedererleben, was sich die Musiktherapie zum Teil bewusst zunutze macht. Ein klassisches Instrument hierfür ist das Monochord, wenn es, alle Saiten auf einen Ton gestimmt, fließend gespielt wird. Nicht immer tauchen dabei die Glücksgefühle des Einsseins auf, sondern unter Umständen auch frühe Störungen dieses Glücks, die, so stimuliert, erinnert und somit bewusst und bearbeitbar werden.

Auch in der freien Gruppenimprovisation bildet sich der mütterliche Raum ab, das mehr oder weniger Aufgehoben- und Gehaltensein, wenn man pausiert und der Gruppenklang weiterträgt, sodass Einssein und Getrenntsein gleichzeitig erfahren werden können.

Mit dem auftauchenden Bewusstsein beginnt die Trennung der »Welteltern« (Neumann, 1980), die Polarisierung der Welt in Bewusstes und Unbewusstes,

Innen und Außen, Ich und Nicht-Ich/Du/Welt, in Grenzenlosigkeit und Realitätsprinzip, in die gute und die böse, furchtbare Mutter, in Angenommen- und Abgelehntsein, in Offensein und Sich-Verschließen, in inniges lustvolles Verbunden-, Umschlungen-, Umhülltsein von der großen Mutter versus Trennung und allmähliche Loslösung in die Selbständigkeit und damit einhergehende Gefühlen von Schutzlosigkeit und Einsamkeit. Zu den negativen Aspekten des Mutterarchetypus gehört die Angst vor dem Wieder-verschlungen-Werden durch das große Unbewusste, symbolisiert durch die »böse Mutter«, aber auch Distanz und Verlust von körperlicher Nähe. Die »böse Mutter« in der Musiktherapie kann beispielsweise ausgelöst werden durch die Ocean Drum, wenn sie die Angst aktiviert, verschlungen oder gestört zu werden, keinen »safe place« mehr zu haben – oder aber man kann es genießen, eins zu werden mit dem Ozeanischen.

Im Verlauf der weiteren Entwicklung wird sich das Ich bei hinreichend guten Bedingungen stärken und festigen, sodass es gegen die Überflutung durch das Unbewusste mehr oder weniger gefeit ist. Die Menschheitsgeschichte zeigt interkulturell eine Fülle von Ritualen, die dieser Ich-Sammlung dienen, der Konzentration und Fokussierung. Musik spielt dabei traditionell eine wichtige Rolle, vor allem das repetitive Element und die Verbindung mit Kreistänzen, quasi von Musik bewegten Mandalas. Beides wird heute in manchen Bereichen der Musiktherapie sinnvoll eingesetzt, wobei nach Möglichkeit ein Wechsel von Erleben und Besprechen angeboten wird.

Während dem Mutterarchetyp, der »großen Mutter« und den weiblichen Gestaltungen des Unbewussten ganze dicke Bücher gewidmet sind (Neumann, 1985 [1956]), war bei meiner Literaturrecherche über den Vaterarchetyp eher wenig zu finden. Auch hier gibt es natürlich den »guten« und den »schlechten« Vater, den Helden, Retter, Befreier und weisen Berater wie den Missbraucher oder Schläger.

Die Individuation als Schicksalsverlauf beinhaltet nach Jung primär zwei Phasen, die sich altersgemäß nicht bei jedem Individuum identisch entfalten. Da die erste Lebenshälfte immer eine Sozialisation und Enkulturation gemäß der jeweiligen Kultur, Subkultur und Familienkultur ist, wird eine mehr oder weniger starke Anpassung gewünscht oder auch gefordert. Dabei muss einiges an Impulsen und Wünschen verdrängt werden. So bilden sich nach Jung die polaren Persönlichkeitsinstanzen »Persona« und »Schatten« sowie die Geschlechtsidentität heraus, indem unerwünschte und gegengeschlechtliche Anteile ins Unbewusste verschoben werden.

Die zweite Lebenshälfte umfasst idealerweise die Individuation, die Auseinandersetzung mit dem Unbewussten als integrativen Vorgang, als Transformation in Richtung Ganzheit des Selbst und Sinnfindung. Dieser Prozess kreist ständig um Fragen wie: Was darf ich an spontanen Impulsen, an Denk- und Verhaltensweisen zulassen und was nicht? Wie will ich mich sehen oder nicht sehen? Während in der ersten Lebenshälfte die Außenwirkung stark im Vordergrund steht, geht es nun um die ganz eigene innere Entwicklung.

Der Begriff »Individuation«, ursprünglich von Jung in die Psychologie eingebracht, bezieht sich bei ihm speziell auf die zweite Lebenshälfte, sozusagen als »Gegenbewegung« zur Sozialisation in der ersten. Während sich durch die Sozialisation ein »Über-Ich« als Orientierung anbietende Stimmenvielfalt der Familie und sonstiger Einflüsse herausbildet, soll im Rahmen der Individuation die »innere Stimme« in den Vordergrund treten, die durchaus andere Orientierungsmöglichkeiten als die erlernten offenbaren kann. Dies ist die Stimme des einmaligen individuellen Selbst als Zielrichtung der Individuation.

Das vom Individuum im Rahmen der Sozialisation Zugelassene formt die »Persona«, der Rest wandert in das persönliche Unbewusste und bildet dort den »Schatten«, den dunklen Teil der Persönlichkeit, der das beinhaltet, was nicht mitleben darf und darüber verstimmt wird. In Christa Wolfs Roman *Stadt der Engel oder The Overcoat of Dr. Freud* spricht die deutsche Protagonistin mit einem amerikanischen Juden über die Frage nach der Herkunft des »Bösen«: »Wie ist es dazu gekommen, fragte ich ihn, dass unsere Zivilisation Monster hervorbringt. Verhindertes Leben, sagte er. Was sonst. Verhindertes Leben« (Wolf, 2010, S. 141).

In diesem Sinne ist der »Schatten« die Personifizierung des verhinderten Lebens, der blockierten Lebendigkeit. Die Schattenseite des guten Dr. Jekyll ist der böse Mr. Hyde, und der einst schöne Prinz wird zum gierigen Monster Gollum. Verdrängt ins Unbewusste, wirkt der »Schatten« von dort als ein autonomes Kraftfeld. Das »Bösegewordene« wird dann umso intensiver auf den oder die Anderen bzw. eine Gruppe von anderen projiziert. Dagegen ist die Auseinandersetzung damit zentraler Inhalt von tiefenpsychologischer Psychotherapie. Sie will Zugang ermöglichen zu den unbewusst gewordenen Problemen, um sie bearbeitbar zu machen.

In vielen archetypischen Narrativen wird das Annehmen des »Schattens« propagiert. Der »Schatten« sehnt sich danach, geliebt zu werden, damit er sich in etwas Positives verwandeln kann. Das hässliche Biest wird, geküsst, zum schönen edlen Prinzen. Die Transformation, die durch die Begegnung mit dem »Schatten« geschieht, ist die Individuation als Weg aus der krankmachenden Selbstentfremdung hin zu einer heilsamen Selbsterfahrung und -verwirklichung.

Aktive Musiktherapie

Fallvignette Beispiel I

Karin, eine Patientin, die unter Depressionen und einem Alkoholproblem leidet, reagiert auf jede Form konfrontierender Begegnung mit weinerlichem Rückzug. Sich zu wehren, selbst auch nur kleine aggressive Reaktionen zu zeigen, macht ihr große Angst. Diesem Teil ihrer Persönlichkeit ist sie entfremdet.

Musiktherapeutisch bietet sich hier in einem ersten Schritt stützendes und haltendes Miteinanderspielen an, um eine vertrauensvolle Beziehung zu ermöglichen. Der nächste Schritt ist ein anscheinend harmloses, aber schon provokatives Spiel mit schrägen Tönen, mit »dirty notes«, das sie inzwischen nicht mehr bedrohlich findet, sondern mit Humor nehmen kann. Was so harmlos beginnt, löst schließlich echte Gefühle aus, sie kann am Ende auch Ärger und Wut spüren und, unterstützt durch mein Mitspielen, diese Gefühle musikalisch ausdrücken, ohne dass ihr etwas Schlimmes widerfährt. Im Gegenteil: Ich heiße diese Seite von ihr willkommen und gebe die Rückmeldung, dass ich sie so viel besser als ganze Persönlichkeit spüren kann. In einem weiteren Schritt lade ich sie zum gemeinsamen Spiel auf einer großen Trommel ein, bei dem ich sie raumgreifend konfrontiere, bis sie es wagt, sich zu wehren und selbst einen angemessenen Spiel- und Klangraum einzunehmen.

Ich nenne das »tiefenpsychologisches Üben«, das heißt, es gibt kein vorgegebenes Lernprogramm, sondern eine Gefühlsarbeit, die bislang verdrängte Gefühle sprichwörtlich »wieder ins Spiel bringt«.

Patientinnen und Patienten in der Musiktherapie können den »Schatten« in allen Aspekten ertönen lassen, auch in extrem dissonanten Tönen und grässlichem Krach. Oft zeigen die ausgeschlossenen Persönlichkeitsaspekte zunächst kein heiteres und freundliches Gesicht, sondern betrauern das Unterdrücken ihrer Lebendigkeit, sind verdreht oder wütend. Aber – und das ist ganz wichtig! – der »Schatten« besteht auch aus den noch nicht entdeckten Räumen, den unentwickelten Begabungen, die entdeckt werden wollen, aus den kulturell abgewerteten Eigenschaften, die aber für den individuellen Menschen als Qualitäten, als »verborgene Schätze«, spürbar werden können. Die Musik in der Musiktherapie ist eine gute Möglichkeit, diese Schattenaspekte auszudrücken, denn Spielen ist oft ausdrucksstärker und dabei nicht so gefährlich wie der sprachliche Ausdruck. Entscheidend ist, dass der Musiktherapeut oder die Musiktherapeutin diesen Ausdruck annimmt, wie er eben kommt, und darauf eine Resonanz gibt, mit der sich der Patient oder die Patientin in seinem oder ihrem Sosein angenommen fühlt. Das musiktherapeutische Angebot der spontanen freien Improvisation, die so viel Raum für das Unbewusste lässt, könnte danach fragen, wie zum Beispiel Aspekte des »Schattens« und der gegengeschlechtlichen Seite klingen? Oder anders herum: Wo ertönen in einer freien Improvisation spontan Aspekte des »Schattens«, ohne dass dies vorher explizit zum Thema gemacht wurde?

Einige Instrumente eignen sich besonders zur akustischen Darstellung dissonanten Erlebens und Fühlens. Kaputte Instrumente können scheppern und knarzen. Die Geige kann kratzen und quietschen. Am Schlagzeug kann man schlagen, auf die Pauke hauen, es ist endlich mal erlaubt, laut zu sein und Krach zu machen. Metall auf Metall kann klirren, dass man eine Gänsehaut bekommt. Und indem man in einem Korb voller kleiner Rhythmusinstrumente wühlt, rasselt und scheppert es – und das kann ganz schön lebendig machen. Es kann dabei helfen, sich wieder als Ganzes zu spüren, um dann beispielsweise am Monochord den entspannten Teil in sich wiederzufinden.

Im Therapie- oder Selbsterfahrungsprozess, auf der Suche nach sich selbst, begegnet man also bisher ungelebten Qualitäten, aber auch unerledigten Problemen. Diese Begegnungen sollten zum Kennenlernen und Integrieren führen. Die Begegnung mit Teilen seiner dunklen Seite wie Wut, Hass, Niedertracht usw., fällt dem Menschen eher schwer, weil sie nicht dem bisherigen Selbstbild entsprechen. Ein nonverbales Medium wie die Musik in der Musiktherapie ermöglicht den unreflektierten, unkontrollierten, »unvorherhörbaren« freien Ausdruck von Gefühlen: durch sprichwörtliches »auf die Pauke hauen«, ein Schreien mit der Geige etc. Dieser Prozess ist ein Kernstück von Jungs therapeutischem Ansatz: Seelisch gesund wird nach seiner Theorie, wer seine widersprüchlichen archetypischen Energien anerkennt und in Ein – Klang (sic!) bringt.

In der Musiktherapie ergeben sich hier neben den genannten persönlichen Themen für die musikalische Improvisation auch musikalische Reflektionen über das archetypisch Weiblich-Mütterliche bzw. Männlich-Väterliche. Gerade bei Störungserfahrungen durch die leibliche oder eigene Mutter oder den Vater können solche Improvisationen und Reflexionen dazu dienen, die inneren Bilder von Mutter und Vater im Hinblick auf gute »Selbst-Beelterung« in Ordnung zu bringen, indem die eigenen Eltern vor dem Hintergrund des jeweiligen archetypischen Imago betrachtet werden. Oft erwies sich in meiner Praxis auch die Vorstellung als kräftigend, für Mutter oder Vater eine Musik zu spielen, wenn diese sich, in einem inneren Bild, an die weibliche bzw. männliche Ahnenreihe anlehnten und von dieser so gestützt und gehalten wurden.

Der Individuationsprozess als persönlicher Weg durch das Labyrinth des komplexen Lebens nach Hause zum Selbst ist der eigentliche Kernbereich der jungianischen Seelenlandschaft. Auch der Begriff des Selbst geht bei Jung über das Persönliche hinaus, ist eine dem Ich übergeordnete, überwiegend unbewusste Größe. Dabei offenbart sich das Selbst in verschiedensten Gestaltungen – so vielen, wie es eben Menschen gibt. Dieser Prozess ist die eigentliche Transformation im jungianischen Sinne: die Integration der im Rahmen der Sozialisation verdrängten, unentwickelten, verkümmerten Persönlichkeitsanteile, um in Einklang mit dem authentischen Selbst zu kommen und damit gesund zu werden.

Individuation im musiktherapeutischen Setting bedeutet, sich auf den Weg ins Unbekannte zu wagen. Improvisation kommt vom lateinischen »improvisus«, was »unvorhersehbar, unvermutet« heißt und das »Unvorherhörbare« einschließt. Beide, Patient oder Patientin und Therapeut oder Therapeutin, lassen sich hierbei auf das Abenteuer der Selbstentdeckung ein und heißen willkommen, was dabei geschehen mag.

Im Therapieprozess geht es darum, das, was das Über-Ich (ich benutze gern das Bild von der »Talkshow der Erzieher und Beeinflusser«), an Modellen vorgegeben hat, zunächst einmal als solche zu erkennen. Wenn »Persona« und »Schatten« – also das, was sein darf, und das, was nicht sein darf – im Widerstreit bleiben und keine Form der Akzeptanz und Integration gefunden wird, kommt der Mensch auf die Dauer nicht wirklich in Einklang mit sich selbst. Um mit einem Bild zu sprechen: Beim stark selbstentfremdeten Menschen ist der Samen aufgegangen, das Bäumchen kommt aus der Erde gewachsen, aber nun wird ihm von der Umwelt, in der er aufwachsen soll, so viel Beton um die Wurzeln gelegt, dass er nur ein verkümmertes Parkplatzbäumchen wird und kein starker Waldbaum.

Wenn ein Mensch leidet und psychotherapeutische Hilfe sucht, kann er im Rahmen eines Therapieprozesses in Kontakt kommen mit jenem anderen Teil des Gewissens, um den Jung das Über-Ich ergänzte: die »innere Stimme«, man könnte auch sagen: die Stimme des wahren Selbst. Der Widerstreit zwischen diesen beiden Formen des Gewissens stellt eine zentrale Quelle menschlicher Konflikte dar.

Im musiktherapeutischen Setting kann zum einen ein gemeinsames Horchen nach den Tönen und Klängen dieser »inneren Stimme« des Selbst stattfinden. Andererseits kann symbolisches und reales Handeln in diesem Sinne dazu führen, wichtige Aspekte der Persönlichkeit, ihres systemischen und transpersonalen Hintergrundes, ans Licht zu bringen. Wenn sie als nicht zu einem selbst, sondern als zu einem anderen Angehörigen des Familiensystems gehörig erkannt werden, sollten sie bei diesem gelassen werden bzw. dahin zurückgegeben werden. Oder sie werden als zu sich gehörig anerkannt und es wird für sie eine Form des Mitlebens in der Persönlichkeit gefunden. Eine dadurch verursachte zunehmende Ganzheit des Selbst ist, nach Jung, die Quelle psychosozialer Gesundheit.

Rezeptive Musiktherapie: Akustische Symbolisierung – Gibt es Klangarchetypen und was bedeutet das für die Musiktherapie?

Entwicklungspsychologisch steht am Beginn des Lebens die frühe Erfahrung, dass etwas für mich getan wird, das keinerlei Gegenleistung verlangt, das heißt rezeptiv-musiktherapeutisch: Es wird für mich gespielt. Die Tatsache, dass dies getan wird, die Wirkung bestimmter Klänge, Rhythmen, Musiken und die persönlichen Assoziationen aufgrund akustischer Symbolisierungsprozesse – dies alles wirkt dabei zusammen.

Akustische Symbolisierungen spielen bislang in der Psychotherapie noch keine explizite Rolle. Dabei prägen uns auf dem persönlichen Lebensweg die Geräusche der Kindheit und rufen Assoziationen und Gefühle hervor. Manche dieser Geräusche oder Klänge sind mit bestimmten Situationen verknüpft, mit freudigen Ereignissen, aber auch mit traumatischen. Es hängt weitgehend von der Beziehung zum Vater oder zur Mutter ab, ob das Geräusch des Schlüssels in der Haustür, wenn er oder sie heimkommt, Freude oder Angst auslöst.

Natürlich lässt sich letztlich nicht steuern, ob solche Gefühle durch akustische oder musikalische Ereignisse in der Musiktherapie ausgelöst werden – aber es geschieht immer wieder. In akustischen Phänomenen kann sich also eine Situation oder ein Zustand symbolisieren, die dann bei entsprechenden akustischen Phänomenen wieder präsent werden. Für die Musiktherapie gelten die akustischen Erfahrungen und Prägungen in besonderer Weise. Entlang der Lebensgeschichte können immer neue akustische Symbolisierungen auftauchen, die individuell sind, manchmal aber auch kollektive Übereinstimmungen aufweisen. Beim Klang des Monochords erfahren viele Menschen etwas, das mit dem Phänomen Wasser zu tun hat. Oder: Beim Ton der tiefen Klangschale erleben manchmal Menschen, die als Kleinkinder in den Luftschutzkellern waren, das damalige Herannahen der Flugzeuge und die Stimmung einer großen Panik. Oder: Zu seinem großen Erschrecken hört jemand in der Ratsche die Stimme seiner Mutter.

An diesen Erfahrungen kann nun in der Musiktherapie verbal und musikalisch weitergearbeitet werden. Wasser kann tragendes Element sein oder todesbedrohlich. Eine Improvisation mit dem Thema »Der Krieg ist aus« kann aus der Paniksituation in das sichere Gehaltensein durch den Therapeuten oder die Therapeutin bzw. die Gruppe im Hier und Jetzt führen. Andere Aspekte der Mutter und des Mütterlichen können mit anderen Instrumenten ausgedrückt werden und ein ganzheitlicheres Erleben des Mutterfeldes bewirken. So wird das Wiedererleben negativer akustischer Symbolisierungen zugelassen, dann aber auch an einer guten Lösung gearbeitet.

Bestimmte Arten von Symbolen stellen eine Universalsprache dar, deren Bedeutung in allen Kulturen und zu allen Zeiten gleich ist: Die Archetypen des kollektiven Unbewussten sind das gemeinsame Erbe aller Menschen. Sie sind ihrem Wesen nach rein energetische Muster, schwingende Grundstrukturen. Sie werden sinnlich wahrnehmbar in Formen, Farben, Klängen usw., und sie werden oft instinktiv-intuitiv verstanden. In der Musiktherapie wird das offensichtlich, wenn in einer Gruppe Studierender aus verschiedenen Ländern Europas, Asiens und Afrikas in einer Improvisation alle an derselben Stelle lachen und aufhören – dann wissen sie: Es ist komisch und jetzt ist Schluss!

Die eigene Erfahrung mit der Musiktherapie ließ Jung schließlich euphorisch behaupten, »dass Musik von jetzt an ein wesentlicher Bestandteil jeder Analyse sein muss. Sie gelangt zu tiefem archetypischen Material, zu dem wir in unserer analytischen Arbeit mit Patienten nur selten gelangen« (Hinshaw & Fischli, 1994, S. 88).

Fallvignette Beispiel II

Im Hintergrund von Karins Problemen lauert auch eine sehr instabile Beziehung zur Mutter. Sie fühlt sich nicht sicher gehalten. Um diesen Aspekt ihrer Problematik anzugehen, wähle ich in einer Sitzung ein rezeptives Setting. Dabei lade ich Karin ein, in eine bequeme Körperposition zu gehen; am stärksten regressionsfördernd ist dabei natürlich das Liegen auf einer Decke oder Matte. Wenn, wie in diesem Fall, eine instabile Mutterbeziehung vorliegt, gebe ich noch das Bild mit, dass die Mutter von ihren Großmüttern und Urgroßmüttern gestützt wird, sodass noch mehr mütterliche Kraft im Hintergrund anwesend ist. Dann spiele ich für sie auf dem Monochord. Sie schafft es, sich auf das Bild und den Klang einzulassen, und strahlt hinterher über diese positive Erfahrung.

Als Musiktherapeut oder Musiktherapeutin kann man die Wirkungen musiktherapeutischer Interventionen nicht voraussehen. Mit den bisherigen Messinstrumenten der musikpsychologischen Forschung ist eine generelle Objektivierung von Musikwirkung nicht nachweisbar (Gembris, 1996). Die empirische Wirkungsforschung ist auf eine solche Fülle von Variablen gestoßen, dass man, jedenfalls beim Vorspielen von Musikstücken in ihrer großen Komplexität, zu keinen sinnvollen Ergebnissen kommt.

Eine andere Frage ist, ob der moderne Musiktherapeut/die moderne Musiktherapeutin überhaupt an einem solchen Beweis interessiert ist oder ob ihm/ihr die subjektiven, persönlichen Erfahrungen seiner/ihrer Patienten/Patientinnen nicht schon an sich ausreichend wertvolles Material für seine/ihre Arbeit sind. Gleichzeitig nutzt natürlich auch die moderne Musiktherapie ein intuitives oder funktionales Wissen über zum Beispiel anregende oder entspannende Musikwirkung.

Aktive Musiktherapie: Musikalische Symbolisierung und musiktherapeutische Interaktion

Der frühe Kontakt mit den ersten Bezugspersonen, speziell der Mutter-Kind-Dialog, jener »Baby-talk« der Mutter, in den sie intuitiv verfällt, und den Lautmalereien des Kindes, sowie der akustischen Resonanz, die zwischen den beiden entsteht, indem die Mutter nicht imitiert, sondern einfühlsam als eine verstehende Andere antwortet, hat dagegen viele Parallelen zur aktiv-musiktherapeutischen Improvisation.

Zentraler Bestandteil der Musiktherapie ist die »Freie Improvisation« als ein Austausch mehr oder weniger spontaner musikalischer Symbolisierungsprozesse. Alle bekannten psychotherapeutischen Techniken können dabei situationsadäquat auf musikalischem Wege zur Anwendung kommen. Die gelungene musikalische Kommunikation und die darin zum Ausdruck kommende Beziehung hält, stützt, spiegelt, nährt, konfrontiert und provoziert den Patienten. Sie hilft bei der Bearbeitung von Problemen, der »Einübung« neuer Erlebens- und Handlungsmöglichkeiten und ihrem Transfer in das alltägliche Leben – im besten Fall in einem Zusammenwirken von nonverbalen und verbalen Interaktionen (vgl. Timmermann, 2012 [2008], S. 58). Transformation findet hier über das Medium Musik statt.

Im Unterschied zur künstlerischen Musikaufführung, bei der jeder Ton wie geplant erklingen soll, ist es für die Musiktherapie gerade interessant, was spontan an nicht geplanten, »unvorherhörbaren« und manchmal auch gar nicht gewollten Klängen und Geräuschen im improvisierten Musizieren ertönen kann.

Fallvignette Beispiel III

Mit Karin ergab sich aus dem rezeptiven Angebot des Monochordspiels im anschließenden Gespräch das Thema »Schutz im mütterlichen Raum«. Dies möchte sie jetzt aktiv musikalisch gestalten. Sie wählt eine große Rahmentrommel und spielt mit einem weichen Schlegel einen langsamen Rhythmus. Der Therapeut begleitet sie achtsam mit einer tiefen Basslinie. Daraus entwickelt sich eine gemeinsame Musik, in der einer auf den anderen reagiert. Die Erfahrung von Stabilität in der Beziehung wird dadurch vertieft und hilft wiederum bei der Arbeit, den »Schatten« in Form von Wut und Trauer musikalisch auszudrücken und zunehmend zu integrieren.

Perspektiven

»Transformation« meint in der Psychotherapie einen sukzessiven Übergangsprozess, das Hindurchgehen durch eine oft schmerzhafte Verwandlung der seelischen Form. Man könnte auch von einer Art »Überprüfung« sprechen, inwieweit der im Rahmen der Sozialisation geleistete Anpassungsprozess an Kultur, Subkultur und Familienkultur und die damit verbundene Persönlichkeitsbildung wirklich dem jeweiligen individuellen Menschen entspricht. Durch ein oft schmerzhaftes Hindurchgehen durch diese Wandlung wird die bisherige Form der Persönlichkeit idealerweise transformiert in Richtung dessen, was Jung »Selbst« nennt. Aus Sozialisation wird Individuation.

Bei der Individuation handelt es sich jedoch keinesfalls um das private Privileg einer Elite, wenn eine Gesellschaft als Ganzes gut funktionieren soll. Selbstverwirklichung bedeutet eben nicht Ichverwirklichung im Sinne narzisstischer Wunschbefriedigung, sondern sie findet immer in Beziehung, im Kontext von Mitmensch und Mitwelt statt. Die Vorstellung von Menschen als Kollektiv ist Theorie; in der Praxis gibt es nur Individuen, die sich transformieren und verwirklichen können. Je mehr Menschen dies können, desto besser können sich auch die notwendigen Transformationen einer Gesellschaft vollziehen. Heute heißt dies: vom vermeintlich unbegrenzten Wachstum auf Kosten derer, die nun an unsere Türen klopfen, zu einem partizipatorischen Miteinander auf unserem Planeten.

»Transformation« meint also aktuell gesellschaftlich, die Menschen auf einen Wandel im Denken und Handeln vorzubereiten, indem der notwendigerweise zu reduzierende Konsum durch andere Lebensqualitäten ersetzt wird. Eine solche Transformation ist vor allem durch Bildung im weitesten Sinne und über alle

Medien und Sinneskanäle zu bewerkstelligen. Dazu gehört eine möglichst frühe Schulung in Empathie und Beziehungsfähigkeit.

Musiktherapeutische Vorgehensweisen, insbesondere die Freie Improvisation und das gemeinsame Singen bieten über das Klinische hinaus einen Zugang zu psychosozialen Lernerfahrungen – einzeln und in Gruppen. Gerade in unserem einseitig, an sogenannten Kompetenzen orientierten Bildungssystem, in dem die künstlerischen Fächer zunehmend in den Hintergrund gedrängt werden, böte sich damit ein noch viel zu wenig genutztes lustvoll-partizipatorisches Lern- und Übungsfeld ab dem Kindergartenalter an. Hier gibt es ganz praktische Möglichkeiten der Selbstverwirklichung in der Gemeinschaft: die Entwicklung eines eigenrhythmischen Maßes von spürbar werden und sich zurücknehmen in der sinnvollen Gleichzeitigkeit des Gruppenklanges, sich integrieren, sich in ein größeres Ganzes einschwingen, nicht haben wollen, sondern Teilhabe als Glück erfahren – das könnte transformative Prozesse im Einzelnen und damit der Gesellschaft fördern.

Literatur

Andritzky, W. (Hrsg.). (1990–1999). *Jahrbuch für Transkulturelle Medizin und Psychotherapie.* Berlin: Verlag für Wissenschaft und Bildung.

Austin, D. (1996). The Role of Improvised Music in Psychodynamic Music Therapy with Adults. *Music Therapy, 14*(1), 29–43.

Austin, D. (2009). *The Theory and Practice of Vocal Psychotherapy: Songs of the Self.* London: Kingsley.

Barz, H. (1988). *Vom Wesen der Seele.* Düsseldorf: Econ.

Barz, H. (1989). *Selbstverwirklichung.* Düsseldorf: Econ.

Bonny, H. (2002). *Music Consciousness: The Evolution of Guided Imagery and Music.* Gilsum: Barcelona Publishers.

von Franz, M. (1968). Der Individuationsprozess. In C.G. Jung, M. von Franz, J.L. Henderson, J. Jacobi & A. Jaffé (1968), *Der Mensch und seine Symbole* (S. 158–229). Olten, Freiburg: Walter.

Gembris, H. (1996). Rezeptionsforschung. In H.-H. Decker-Voigt (Hrsg.), *Lexikon Musiktherapie* (S. 321–326). Paderborn: Hogrefe.

Görnitz, T. & Görnitz, B. (2002). *Der kreative Kosmos. Geist und Materie aus Information.* Heidelberg, Berlin: Spektrum.

Grof, S. (1989). *Das Abenteuer der Selbstentdeckung. Heilung durch veränderte Bewusstseinszustände.* München: Kösel.

Heyer, G.R. (1959). Künstlerische Verfahren. In V.E. Frankl, V.E. von Gebsattel & J.H. Schulz (Hrsg.), *Handbuch der Neurosenlehre und Psychotherapie*, Bd. IV (S. 295–296). München, Berlin: Urban und Schwarzenberg.

Heyer, G.R. (1959). Musische, speziell Musiktherapie. In V.E. Frankl, V.E. von Gebsattel & J.H. Schultz (Hrsg.), *Handbuch der Neurosenlehre und Psychotherapie*, Bd. IV (S. 290–298). München: Urban und Schwarzberg.

Heyer, G.R. (1960). Zur Musiktherapie. Prax. Psychoth., 5.

Hinshaw, R. & Fischli, L. (Hrsg.). (1994). *C.G. Jung. Ein großer Psychologe im Gespräch. Interviews, Reden, Begegnungen.* Freiburg: Herder.

Hawk Hitchcock, D. (1987). The influence of Jung's psychology on the therapeutic use of music. *British Journal of Music Therapy. 1*(2), 17–21.

Jacoby, M. (1985). *Individuation und Narzissmus. Psychologie des Selbst bei C.G. Jung und H. Kohut.* München: Pfeiffer.

Jaffé, D. (Hrsg.). (1971). *Erinnerungen, Gedanken und Träume von C.G. Jung.* Olten: Walter.

Jung, C.G., Franz, M. von, Henderson, J.L., Jacobi, J. & Jaffé, A. (1968). *Der Mensch und seine Symbole.* Olten, Freiburg: Walter.

Jung, C.G. (1991). *Wandlungen und Symbole der Libido.* München: dtv.

Jung, C.G. (1992). *Aion. Beiträge zur Symbolik des Selbst.* Olten, Freiburg: Walter.

Jung, C.G. (2010). *Das Rote Buch.* Düsseldorf: Patmos.

Kroeker, J. (2014). Jungian Music Therapy: A Method for Exploring the Psyche through Musical Symbols. *Canadian Journal of Music Therapy, 20*(2), 180–204.

Langer, S. (1965 [1942]). *Philosophie auf neuen Wegen. Das Symbol im Denken, im Ritus und in der Kunst.* Berlin: Fischer.

Leuner, H.C. (1974). Die Bedeutung der Musik in imaginativen Techniken der Psychotherapie. In W.J. Revers, G. Harrer & W.C.M. Simon (Hrsg.), *Neue Wege der Musiktherapie.* Düsseldorf, Wien: Econ.

Meier, C.A. (1992). (Hrsg.). *Wolfgang Pauli und C.G. Jung. Ein Briefwechsel 1932–1958.* Berlin: Springer.

Müller, L. & Müller, A. (Hrsg.). (2015). Musik – Klang der Seele. *Jung-Journal, 33.*

Neumann, E. (1980). *Das Kind. Struktur und Dynamik der werdenden Persönlichkeit.* Stuttgart: Bonz.

Neumann, E. (1985 [1956]). *Die große Mutter. Der Archetyp des großen Weiblichen.* Olten: Walter.

Priestley, M. (1982). *Musiktherapeutische Erfahrungen.* Stuttgart: Gustav Fischer.

Priestley, M. (1983). *Analytische Musiktherapie. Vorlesungen am Gemeinschaftskrankenhaus Herdecke.* Stuttgart: Klett-Cotta.

Priestley, M. (1987). Music and the Shadow. *Music Therapy, 6*(2), 20–27.

Rank, O. & Sachs, H. (1913). *Die Bedeutung der Psychoanalyse für die Geisteswissenschaften.* Wiesbaden: Bergmann.

Rasche, J. (2014). *Das Lied des grünen Löwen. Musik als Spiegel der Seele.* Gießen: Psychosozial-Verlag.

Riedel, I. (1992). *Maltherapie. Eine Einführung auf der Basis der Analytischen Psychologie von C.G. Jung.* Mit Beiträgen von Christa Henzler. Stuttgart: Kreuz.

Schavernoch, H. (1981). *Die Harmonie der Sphären.* Freiburg, München: Karl Alber.

Sloterdijk, P. (2007). Wo sind wir wenn wir Musik hören? In ders., *Der ästhetische Imperativ. Schriften zur Kunst* (S. 50–83). Hamburg: Philo & Philo Fine Arts.

Streich, H. (1980). Musik im Traum. *Musiktherapeutische Umschau, 1*(1), 9–19.

Strobel, W. (1988). *Klang – Trance – Heilung. Die archetypische Welt der Klänge in der Musiktherapie. Musiktherapeutische Umschau, 9*(2), 119–139.

Strobel, W. & Timmermann, T. (1991). Ethnotherapeutische Elemente in der musiktherapeutischen Praxis. Klanggeleitete Trance als Weg zum Unbewußten. In W. Andritzky (Hrsg.), *Jahrbuch für Transkulturelle Medizin und Psychotherapie* (S. 113–148). Berlin: Verlag für Wissenschaft und Bildung.

Tilly, M. (1994). Musiktherapie. In R. Hinshaw & L. Fischli (Hrsg.), *C. G. Jung. Ein großer Psychologe im Gespräch. Interviews, Reden, Begegnungen* (S. 87–89). Freiburg: Herder.

Timmermann, T. (1983). *Klangstrukturen und ihre psychische Wirkung.* München: Freies Musikzentrum.

Timmermann, T. (1987). *Musik als Weg. Das Erfahren des Seins mit dem Klang.* Zürich: Pan-Verlag.

Timmermann, T. (1989). Das Monochord – Eine Wiederentdeckung. *Musiktherapeutische Umschau, 10*(4), 308–320.

Timmermann, T. (1998). *Die Musen der Musik. Stimmig werden mit sich selbst.* Zürich, Stuttgart: Kreuz.

Timmermann, T. (2003). *Klingende Systeme. Aufstellungsarbeit und Musiktherapie.* Heidelberg: Carl-Auer-Verlag.

Timmermann, T. (2012 [2008]). Praxeologie. In H.-H. Decker-Voigt, D. Oberegelsbacher & T. Timmermann (Hrsg.), *Lehrbuch Musiktherapie* (2., aktual. Aufl.). München: Reinhardt/UTB.

Timmermann, T. (2012). C. G. Jungs archetypische Symbolik und die akustische Welt der Musik und der Musiktherapie. In T. Timmermann & U. Schmidt (Hrsg.), *Symbolisierungen in Musik, Kunst und Therapie* (S. 129–156). Wiesbaden: Reichert Verlag.

Wolf, C. (2010). *Stadt der Engel oder The Overcoat of Dr. Freud.* Berlin: Suhrkamp.

Transformation and individuation. The significance of C. G. Jung for music therapy

Abstract: C. G. Jung is presented as an important pioneer of psychotherapy with artistic mediums. He accompanied his own inner process as well as the therapeutic process of his patients with creative design. He had great respect for music, because it has to do with deep archetypal material. Encountering the Jungian music therapist Margret Tilly he also recognized its therapeutic potential. Approaches for a musical archetypal research are explained. The relevance of the Jungian model of psyche for music therapeutic treatment is described.

Keywords: C. G. Jung, Music, Music Therapy, archetypal structures in music, Jungian model of psyche and music therapeutic treatment

Der Autor

Tonius Timmermann, Prof. Dr., hat Pädagogik (Dipl.-Päd.) in Münster und Musiktherapie in Wien studiert. Seit 1981 ist er in München und Wessobrunn in freier Praxis nach dem Heilpraktikergesetz psychotherapeutisch tätig. Nach der Tätigkeit in Kliniken von 1981 bis 1987 (Psychiatrie, Psychotherapie und Psychosomatik) war er wissenschaftlicher Mitarbeiter an der Universität Ulm, Abteilung Psychotherapie, wo er zum 1990 zum Dr. rer. biol. hum promovierte. Er leitete von 1995 bis 2003 die berufsbegleitende Weiterbildung Musiktherapie am Freien Musikzentrum München. Von 2003 bis 2015 war er Professor für Musiktherapie an der Universität Augsburg, Leopold-Mozart-Zentrum, wo er den berufsbegleitenden Masterstudiengang und die Forschungsstelle Musik und Gesundheit von 2003 bis 2015 konzipierte und leitete. Seit 1983 ist er Autor zahlreicher Publikationen.

E-Mail: www.timmermann-domain.de

Musik und Kulturtheorie

Transformation oder/und Stagnation

Eine Debatte über Wagners *Parsifal*

Sebastian Leikert & Karin Nohr

Jahrbuch für Psychoanalyse und Musik • Band 3 (2019), 171–191
https://doi.org/10.30820/9783837982596-171
www.psychosozial-verlag.de/pum

Zusammenfassung: Richard Wagners *Parsifal* wird hinsichtlich der Frage untersucht, ob es sich auch dann um einen Entwicklungs- und Transformationsprozess, wie er auf der Bühne ostentativ inszeniert wird, handelt, wenn man in psychoanalytischer Perspektive die Tiefenstruktur offenlegt. Dazu wird zunächst eine psychoanalytische Ästhetik beschrieben, welche zeigt, wie fundamental der ästhetische Prozess auf Individualisierung und die Anerkennung von Konflikt, Sexualität und Sterblichkeit angelegt ist, während die konservative Religion Konflikte begütigt, Sexualität ausschließt und Sterblichkeit verleugnet. *Parsifal* ist hier ein interessantes Studienobjekt, da die Oper einerseits ein neuzeitliches Kunstwerk ist, gleichzeitig aber in den Hafen des Religiösen zu fliehen scheint. Die Autoren zeigen einen beginnenden Transformationsprozess der psychosexuellen Entwicklung Parsifals, der aber im zweiten Akt scheitert und im dritten Akt zu einer regressiven Reorganisation der Beziehungswelt führt. Parallelen zur musikalischen Struktur werden diskutiert.

Schlüsselworte: Psychoanalyse, Oper, Kunstwerk, Transformation, Ästhetik, Musik, Richard Wagner

Einleitung

Richard Wagners Werke lösen immer wieder kontroverse Debatten aus. Hier wird der Versuch unternommen, das letzte seiner Werke – *Parsifal* – in seiner Widersprüchlichkeit zu beleuchten. Der Text ist die Überarbeitung eines Vortrags, den wir – Sebastian Leikert und Karin Nohr – auf Einladung des Freud Museums in London 2016 zu einer *Parsifal*-Tagung beisteuerten. Dabei suchten wir das Werk an seiner eigenen Messlatte zu messen, die mit dem Begriff der Transformation umrissen werden kann. Das Kunstwerk insgesamt, nicht zuletzt aber dasjenige Wagners, tritt mit dem Anspruch an, den Betrachter in eine Welt hineinzuziehen, die er verändert wieder verlässt. In eine Welt, die etwas im Rezipienten transformiert. Das Werk zeigt auf der Bühne eine Handlung, in die der Rezipient identifikatorisch eintritt, indem er sie mit allen Sinnen mitvollzieht. Seine innere Bühne wird umgestaltet, neu organisiert, sie wird transformiert. Gelingt dies, so gelingt das Kunstwerk; scheitert die Transformation, so bleibt das Werk hinter seinem Anspruch zurück.

Gerade Wagners *Parsifal* stellt das Thema der Transformation ins Zentrum seiner Bühnenhandlung. Parsifal tritt als unmündiges Kind auf die Bühne und wird zuletzt als neuer König und Erlöser überhöht und gefeiert. Das Werk reiht Szenen aneinander, die im Helden Veränderung bewirken, indem sie Schuld und Leid darstellen, die im Verlauf aufgelöst und überwunden werden sollen. Vollzieht sich hier Veränderung im Sinne von Progression? Eben dies wird von vielen Rezipienten in Frage gestellt. Dabei wird nicht selten die musikalische von der szenischen Ebene abgelöst. Während es an der Handlung Kritik gibt, wird die Musik gefeiert.

Was aber kann die Psychoanalyse hier beitragen? Hat sie Kategorien entwickelt, welche die Fragen von Entwicklung und Transformation beschreiben und einordnen können? Gibt es Argumente für oder gegen einen gelungenen Transformationsprozess in Wagner *Parsifal*? Dabei geht Psychoanalyse nicht von der manifesten Handlung aus, sondern eruiert zuallererst das zugrunde liegende Entwicklungsthema, das sich hinter den Symbolen und Metaphern verbirgt, und beleuchtet dessen Veränderung.

Hat die Psychoanalyse weiterhin eine ästhetische Theorie entwickelt, die etwas über den transformativen Prozess des Werkes aussagen könnte? Was, darüber hinaus, fängt sie mit den unterschiedlichen Ebenen des Werkes an? Kann die Verwobenheit der Ebenen von Text und Musik dargestellt werden? Wie trägt die musikalische Struktur zur Transformation bei, wo stellt sie sich ihr entgegen?

Um einige dieser Fragen zu beantworten, soll eine psychoanalytische Auffassung ästhetischer Prozesse vorgestellt werden, die den Rahmen für unsere Überlegungen bereitstellt. Dann wird der Handlungsinhalt der Oper dargestellt und interpretiert. Transformative Prozesse, vor allem zwischen Parsifal und Kundry werden herausgearbeitet und mit Transformationsprozessen in psychoanalytischen Behandlungen verglichen.

Ausgehend von diesen Beobachtungen wird die Frage nach der Struktur der Musik gestellt und, gestützt auf die musikwissenschaftliche Analyse von Claus-Steffen Mahnkopf, diskutiert. Weitgehende Parallelen in der musikalischen und szenischen Tiefenstruktur lassen sich zeigen. In der Einschätzung der transformativen Leistung allerdings ergeben sich Unterschiede zwischen den Ebenen.

Die kinästhetische Semantik – Eine Semantik jenseits der Sprache

Sebastian Leikert

Das Kunstwerk ist ein ästhetisches Objekt. Was aber ist damit bezeichnet? Es ist ein Objekt, das sich auf die ästhetischen Fähigkeiten des Menschen bezieht, das heißt, auf seine Wahrnehmung. Aisthesis bedeutet auf Griechisch Wahrnehmung, das Kunstwerk ist also zunächst einmal ein Objekt, bei dem die Wahrnehmung das psychische Geschehen bestimmt. Was man also zunächst über die Musik sagen kann ist, dass sie ein Objekt ist, das in unserer Wahrnehmung auftaucht. Musik kann als eine Kette akustischer Wahrnehmungen beschrieben werden, die uns »verführt« und unsere Aufmerksamkeit fesselt. Diese spezifische Kette von Wahrnehmungen, die als Musik bezeichnet wird, ist so verführerisch, dass wir ihr erlauben, in die tiefsten und am besten geschützten Bereiche unseres persönlichen und subjektiven Lebens einzutauchen. Wir erlauben ihr, unser emotionales körperliches Selbst zu berühren und unser Kernselbst und unsere Identifizierungen zu verändern. Wir öffnen uns für die Botschaft der Musik und willigen ein, für kurze Zeit in eine Verschmelzung mit dieser klingenden Welt einzutreten, in der keine Interpretation oder Rationalität zwischen uns als erlebender Person und dem Kunstwerk steht. Wir können festhalten, dass Musik in vielerlei Hinsicht von Sprache verschieden ist. Neben der Sprache als semantisches System, in dem Bedeutung erzeugt wird, haben wir also ein zweites semantisches System, in dem Bedeutung durch Musik erzeugt wird.

Als Begriff für dieses zweite semantische System, das keine Worte benötigt, habe ich nach einem Wort gesucht, das beide Seiten des Prozesses abdeckt (Leikert, 2012). Sowohl die Kette der Wahrnehmungen als auch das emotionale Körperselbst, das in eine intensive und tiefe Synchronisierung mit der Kette der Wahrnehmungen eintritt, sollte benannt werden. Diese nonverbale Semantik habe ich als kinästhetisch bezeichnet: Als ästhetisch, weil sie sich auf die hoch organisierte Kette der Wahrnehmungen bezieht, und als kinetisch, da die beteiligten subjektiven Strukturen körperlich-kinetischer Natur sind. Wir beziehen uns auf die Musik nicht durch unsere reflexiven Kapazitäten, sondern durch unsere kinetische Subjektivität, das heißt, unser Kernselbst, das durch Innervationsmuster organisiert ist (Leikert, 2019).

Ich schlage also vor, die verbale Semantik der Sprache von der kinästhetischen Semantik zu unterscheiden. Diese Unterscheidung ist deckungsgleich mit der bekannten Differenzierung zwischen dem verbalen und dem präverbalen Feld. Es macht Sinn, diese Unterscheidung neu zu benennen, denn die Unterscheidung von verbal und präverbal impliziert die Dominanz des Sprachlichen und verdunkelt die Wirklichkeit des kinästhetischen Feldes. Dies als kinästhetisch zu bezeichnen erhellt die Struktur des Präverbalen: die Kette der Wahrnehmungen auf der einen Seite und die kinetische Seite des Körperselbst auf der anderen.

Formwiederholung, Seduktion und Ritualisierung

In einem nächsten Schritt können wir nun die Regeln der ästhetischen Welt beschreiben, ihre Grammatik also. Die Vielfalt der Verbindungen, die einzelne Wahrnehmungselemente untereinander eingehen können, lässt sich auf drei Grundprozesse zurückführen, nämlich auf Formwiederholung, Seduktion und Ritualisierung.

Das erste Prinzip ist leicht zu erklären. Es ist klar, dass wir in der Musik Wiederholung auf jeder Ebene antreffen. Der Rhythmus etwa ist eine regelmäßige Wiederholung eines akustischen Ereignisses in der Zeit. Das Prinzip der Wiederholung findet sich aber auch auf komplexeren Ebenen wieder, so ist die Fuge durch die Wiederholung eines einzigen Themas strukturiert. Die Spannung der Sonate entspringt aus dem Umstand, dass zwei Themen unterschiedlichen Charakters sich entgegenstehen und das dieses Spannungsverhältnis wiederholt und entwickelt wird. Wagner wiederum ist bekannt für eine spezifische Form der Wiederholung, die seine Partituren durchzieht, nämlich die Technik des Leitmotivs, die eine emotionale und szenische Orientierung in der fließenden Welt seiner Opern vermittelt.

Es ist jedoch klar, dass die Wiederholung allein nicht ausreicht um zu beschreiben, was in der Kunst vor sich geht. In der Kunst erwarten wir einerseits, wiederzufinden, was wir lieben; andererseits erwarten wir aber auch, überrascht zu werden. Wir erwarten die Schaffung neuer Formen und das Ermöglichen neuer Perspektiven. Die Grundlage dieses Effektes nenne ich Seduktion. Seduktion in der Kunst meint, etwas zu zeigen, indem man es versteckt, eine Erwartung aufzubauen und sie dann in einer überraschenden Weise zu enttäuschen.

Wagner ist ein Meister der Seduktion. Wieder und wieder erzeugt er einen Erwartungshorizont, um ihn dann zu überschreiten. Ein Beispiel dafür ist die sogenannte »unendliche Melodie«, die uns eine Melodie anbietet, von der wir annehmen, dass sie an einem bestimmten Zeitpunkt, nach acht oder sechzehn Takten, endet, die aber stattdessen weiter und weiter geführt wird. So werden wir verführt, über unsere Erwartungen hinauszugehen, und werden in einen Bereich geführt, der uns erlaubt andere Erfahrungen zu machen als bisher.

Auf diese Weise funktioniert Kunst. Sie stellt Regeln auf und verführt uns, uns in einer Bewegung zu engagieren, die diese Regeln überschreitet. Dadurch transformiert sie unsere innere Welt. Wagner aber ist, wie wir später zeigen werden, diesem Grundvorgang der Kunst nicht treu. In der Kunst von Wagner finden wir eine Paradoxie. Obwohl er sehr verführerisch ist, bleibt seine Intention im Kern konservativ. Ich glaube, dass Wagner der Wiederholung mehr dient als der Seduktion. Aber diese Überlegungen müssen sorgfältig diskutiert werden. Stellen wir für den Moment Schlussfolgerungen zurück, die an diesem Punkt voreilig wären.

Ritualisierung – Rahmen für psychisches Wachstum oder Garant für Stabilität und Stagnation

Neben Formwiederholung und Seduktion ist der dritte Aspekt der kinästhetischen Semantik die Ritualisierung. Was ist damit gemeint? In der Musik finden wir neben der Wiederholung und dem Überraschenden auch architektonische Prinzipien, die den Aufbau größerer Zeitstrecken beschreiben. Ein Lied etwa besteht aus Strophe und Refrain. Dies ist die ritualisierte Form der meisten Lieder. Andere Ritualisierungen finden wir in der Form der Sonate oder der Fuge. Die Ritualisierung garantiert, dass die Beziehung von Werk und Körperselbst wachsen und sich vertiefen kann. Dies ist bedeutsam, da die Synchronisierung zwischen den beiden Seiten des kinästhetischen Prozesses Zeit benötigt. Wenn dies gewährleistet ist, kann eine starke Bindung zwischen Kernselbst und Kunstwerk entstehen. Dieser Vorgang kann durch viele Faktoren gestört werden. Es ist bekannt, dass die ungewöhnliche Länge der Wagner'schen Opern die Zuhörerschaft polarisiert. Ein Teil beginnt, sich zu langweilen, ein anderer Teil entwickelt eine starke und enthusiastische Bindung an das Werk.

Ritualisierung ist ein weitreichendes Konzept. Ritualisierung spielt eine bedeutsame Rolle im Feld des Religiösen oder in anderen Bereichen des sozialen Lebens. Wir finden Ritualisierung überall, im Fußball, in bestimmte Formen der Narration oder in den Kriminalgeschichten, die wir täglich im Fernsehen schauen.

Ritualisierung ist eine machtvolle Größe in der Organisation der emotionalen Welt subjektiven Lebens. Ritualisierung verfolgt allerdings keineswegs immer das gleiche Ziel. Wenn wir verschiedene Ritualisierungen vergleichen, erkennen wir einen entscheidenden Unterschied. In der Religion und in vielen anderen Formen sozialer Ritualisierung besteht das Ziel nicht darin, etwas Neues zu erzeugen, sondern darin, eine Gruppe in ihrer Struktur und ihrem Werthorizont zu affirmieren. Der Teilnehmer eines religiösen Rituals erwartet nicht, überrascht zu werden, er möchte in seinen Werten bestätigt werden und sich als Teil einer Gruppe fühlen, die durch diese Rituale konstituiert wird. Religion wird also von der Wiederholung dominiert, während die Ritualisierung in der Kunst vom Mechanismus der Seduktion beherrscht wird, das heißt, von dem Ziel, zu überraschen, zu verwirren und etwas Neues zu erzeugen.

Neben den formalen Unterschieden von Religion und Kunst können wir einen Unterschied der ethischen Orientierung ausmachen. Die Religion ist konservativ und normorientiert. In psychotherapeutischer Hinsicht sucht sie, das Selbst zu stabilisieren. Die andere ethische Orientierung, die der Kunst also, ist konfliktorientiert: Mit ihren kreativen Kräften fordert sie uns heraus und ermutigt dazu, unsere autonomen Kräfte zu mobilisieren und die Kenntnis unserer inneren Welt, einschließlich der konflikthaften und tragischen Aspekte, zu vertiefen.

Hinsichtlich der Themen der Sexualität und der Sterblichkeit zeichnet sich dieser Unterschied deutlich ab. Religion verleugnet die Sterblichkeit durch das Verspechen des ewigen Lebens, während die Kunst sich mit der unattraktiven Tatsache der Sterblichkeit herumschlägt. Religion sucht sexuelle Konflikte durch die Einführung hierarchischer Normen männlicher Überlegenheit zu lösen, während die Kunst sexuelle Konflikte – Verlust, Untreue, Rivalität – beschreibt und uns dadurch ermutigt, mit diesen Aspekten des menschlichen Lebens aktiv umzugehen.

Parsifal im Spannungsfeld zwischen Kunst und Religion

Da es unmöglich ist, meine ästhetische Theorie hier in Gänze zu entwickeln, hoffe ich, dass diese Einblicke zumindest ausreichen, um die Grundmechanismen zu erkennen und die ethische Ausrichtung der Kunst soweit zu beschreiben, dass eine Untersuchung von Wagners Oper *Parsifal*, die der Komponist selbst als »religiöse Oper« bezeichnet hat, möglich wird. Wagner sah vor, dass dieser Kunst-Gottesdienst gänzlich ohne Applaus und nur in Bayreuth, seinem persönlichen Jerusalem, aufzuführen sei. Er benutzte violette Tinte für die Reinschrift der Partitur und schuf den Mythos, dass er den *Parsifal* an einem Karfreitag entworfen habe. Die Handlung verwendet christliche Ideen und webt eine weibliche Figur zu der des Erlösers hinzu, die Figur der Kundry, einer Frau, die alle desaströsen Effekte zeigt, welche die christliche Religion auf die Beziehung von Mann und Frau hat. Nachdem der Inhalt der Oper kurz dargestellt wurde, werden wir unter Einbeziehung der szenischen Entwicklung, aber auch der musikalischen Textur die Frage aufwerfen, ob diese letzte Oper Wagners »konservativ« genannt werden kann.

Parsifals Weg und Sinopolis Spaziergang

Karin Nohr

In seinem »Bühnenweihfestspiel« – seit *Tannhäuser* vermied Wagner die Bezeichnung »Oper« für seine Werke, sprach lieber von »Drama« oder »Wort-Ton-Drama« oder gab ihnen Bezeichnungen wie »Handlung« (vgl. Breig, 1986) – sprechen Musik und Handlung auf den ersten Blick eine sehr unterschiedliche Sprache, ein Umstand, der von zahlreichen Wagner-Forschern kommentiert worden ist. Die meisten geben angesichts der wahrgenommenen Diskrepanz der Musik den Vorzug, manche sehr pointiert. Besonders Friedrich Nietzsche, der Wagner abwechselnd idealisierte und entwertete, vertrat die Ansicht, die Musik sei göttlich und unübertroffen, während das wie alle anderen seiner Bühnenwerke von Wagner selbst verfasst Libretto nichts anderes darstelle als Wagners schuldgefühlinduzierte Überanpassung an den Katholizismus seiner Frau Cosima, Franz Liszts Tochter, der er Liebesbeweise schuldig gewesen sei, da sie immer wieder Wagners leidenschaftliche Hinwendung zu anderen Frauen erdulden musste, auch in der *Parsifal*-Zeit.

Ganz anders Thomas Mann, ein anderer intimer Verehrer, Kenner und Kritiker Wagners. Mann bezeichnet *Parsifal* bewundernd als sein »interessantestes«, »theatralischstes« Werk (zit. n. Vaget, 2005); ein »Oratorium der Erlösung« (ebd., S. 203), mit dem sich Wagner zum »Theaterdionysos« und Schöpfer von Kunst als rituellem Kult mache. Das Auseinanderdividieren von Text und Musik lässt er nicht gelten: »Seine Texte sind als Dichtungen nicht haltbar [...], seine Musik nicht als Musik. Jene sind nicht ohne Musik möglich, diese ist literarisch.« (ebd., S. 33).

Bei so prominentem Widerspruch kann man *Parsifal* nicht einfach als einen Fall von »dummer Text, überwältigende Musik« abtun.

Auch den Dirigenten Giuseppe Sinopoli beschäftigt die unterschiedliche Bewertung von Musik und Handlung. Sein Buch *Parsifal in Venedig* (Sinopoli, 2001 [1993]) mischt persönliche Erfahrungen um ein Dirigat der Oper am Teatro La Fenice mit Gedanken, die einer lebenslangen Beschäftigung mit *Parsifal* entspringen und die den Gesamtcharakter dieser letzten Oper Wagners zu erfassen versuchen. Ähnlich wie Adorno, der das »Statische« der Musik im ersten und dritten Akt betont (Adorno, 1952), beschreibt Sinopoli, wie die Musik in den umrahmenden Akten scheinbar stillstehe, Ewigkeit ausmale und einen kaum stärker zu denkenden Kontrast biete zum hochdramatisch gestalteten Mittelakt mit den heftigen und schwierigen Mann-Frau-Begegnungen. Durch die subtile Variation und Verbindung der immer wiederkehrenden Leitmotive in den beiden umrahmenden, sakralisierenden Akten bekomme die Musik hier den Charakter eines sich ewig drehenden Rades, die Handlung dagegen verfolge die ganze Zeit eine Richtung, erstrecke sich wie ein unendlicher Pfad weiter und weiter (ebd., S. 11). Aus dem Verhältnis der unterschiedlichen »Bewegungen« von Kreis und Gerade resultiere eine merkwürdige Spannung.

Sinopoli erzählt, wie er sich einmal nach der Oper in den Straßen seiner Heimatstadt verloren habe, ziellos vor sich hin schreitend, im Kopf die soeben dirigierte Musik und seine Assoziationen dazu. Stundenlang habe er sich so treiben lassen, bis ihm die plötzliche Einsicht gekommen sei, dass der Weg des jungen Helden in der Oper kein gerader sei. Er erstrecke sich nur scheinbar gerade, in Wahrheit aber in einer weiten Ellipse und habe somit im weitesten Sinn etwas ähnlich Kreisförmiges an sich wie die Musik, woraus sich eben doch eine Konkordanz von Handlung und Musik ergebe.

Durch die Analyse der ausführlichen Regieanweisungen Wagners untermauert er diese These: Zunächst lasse Wagner Parsifal von West nach Norden in den Gralsbereich geraten. Nach seinem Hinausauswurf aus dem Schloss am Ende des ersten Akts wende sich Parsifal nach Süden in Klingsors Zaubergarten, von wo er schließlich ostwärts-aufwärts zum Gralsbereich zurückkehrt, in dem er an einem Karfreitag ankommt. Traditionell werde ja die Weisheit im Osten gesucht, Parsifal sei also auf einem Initiationsweg zu erleben, der sich in weitem Bogen um ein Zentrum schlängele, den Berg Montsalvat, und das Ziel dieses Weges sei, wie in dem Namen des Berges angedeutet, Erlösung.

Folgt man Thomas Manns Gedanken zur »Synthesis der Künste« bei Wagner (Vaget, 2005, S. 100) und Sinopolis Ausführungen insbesondere zu den Regieanweisungen Wagners, dann wird deutlich, dass Wagner in *Parsifal* musikalisch wie inhaltlich einen besonderen Entwicklungsgang in Szene setzt, der aus einer »statischen« Situation in eine »dramatische« übergeht und dann auf einer neuen Ebene, die das Vorherige in sich aufnimmt, wieder »statisch« wird. In seelische Ausdrücke übersetzt: Die in sich abgeschlossene, Autonomie verhindernde Mutter-Sohn-Dyade wird unter Entwicklungsdruck aufgekündigt; eine »dramatische«, die Grenzen der Personen auslotenden, neue, aber keine Symmetrie erlangende Mann-Frau-Begegnung wird durchlebt, aber in ihren autonomiefördernden Potenzen nicht weiterentwickelt; sie wird im dritten Akt aufgegeben zugunsten einer neuen, wiederum dyadischen Statik innerhalb der Gralsgesellschaft. Dieser Prozess wird von Wagner als unabgeschlossen und auch unabschließbar konzeptualisiert im Sinne von Pindars bei Nietzsche zitierten Gedanken »Werde, der du bist« (Nietzsche, 2005 [1888/89]). Denn Parsifals Entwicklung und Aufstieg vom naiven Jungen aus dem Wald zum Gralskönig ist mit seiner Krönung nicht abgeschlossen, wie es die berühmten letzten Wort der Oper, »Erlösung dem Erlöser«, ebenso geheimnisvoll wie deutlich ausdrücken: Der Weg des »Erlösers« ist nicht zu Ende.

Annäherung an *Parsifal* – Der Bücherschrank meines Opas

Erstmals kam ich mit dem *Parzival*-Stoff in Berührung, als ich mich durch die großväterlichen Bücherregale las. Mein Großvater – ein Autodidakt, der sich nach acht Jahren Volksschule in Klassen mit 40 Kindern Englisch, Notenlesen und später auch klassischen Gesang selbst beibrachte – war ein großer Freund der Musik. Mit seiner wunderbaren Stimme sang er uns Kindern Lieder von Franz Schubert und Hugo Wolf vor. In dieser Zeit – ich war ungefähr elf Jahre alt – entdeckte ich bei ihm ein schwarzes Buch mit einem in Rot gehaltenen, stilisierten Ritter darauf – eine Prosafassung von Wolfram von Eschenbachs *Parzival*. Was mich an der Geschichte interessierte, war etwas völlig anderes als das, was die Parzival-Forschung beschäftigt: das Geheimnis vom Schweigen des Helden angesichts Amfortas' Leiden – eine Frage, die ungefähr so berühmt ist wie die, warum Orpheus sich gegen ausdrückliches Verbot fatalerweise doch nach Eurydike umschaut. Ich dagegen interessierte mich für genau das, was auch Parzival fasziniert: nämlich die visionsartige Erscheinung, die eines Tages am Rande des Waldes auftaucht, in dem er bei seiner Mutter aufwächst: Diese geheimnisvollen Wesen in glänzenden Rüstungen, verborgen hinter metallenen Visieren, auf geschmückten Pferden mit ihren Schildern und Speeren. Ohne weiteres konnte ich nachvollziehen, dass Parzival nicht begreifen kann, dass die Erscheinung aus zwei unterschiedlichen Wesen bestand, Mensch und Tier – woher soll er es wissen? Sie wirken wie *ein* Wesen, und zwar ein höheres, ein göttliches. Dass die Erscheinung einen Entwicklungsschub in ihm auslöst, er ihnen unmittelbar nacheifert und nachstrebt, erschien mir selbstverständlich, und dass das seine Mutter Herzeloyde wenig begeistert, mit der er so lange notgedrungen eine Art eintöniger Zweieinheit hatte bilden müssen, überraschte mich ebenfalls nicht.

Die Szene am Waldesrand, Archetyp einer Schwellensituation, blieb vom *Parzival*-Stoff über Jahre in mir lebendiger als alles andere, Klingsor und Amfortas inklusive. Heute denke ich, dass sich diese Szene so in meine Erinnerung eingebrannt hat, weil sie überaus einprägsam die entwicklungsfördernde Potenz von Kunst bebildert. Kunst mit ihren überraschenden, ungewöhnlichen und verstörenden Bildern, Szenen und Tönen kann im Sinne einer »Erscheinung« und des totalen »Andersseins« den Weg aus der Kindheit weisen wie die Ritter Parzival aus dem Wald – einer Kindheit, die in meinem Fall unter den Bedrückungen unausgesprochener Schuld und unsagbaren Entsetzens stattfand, die der Krieg den Eltern meiner Generation auferlegt hatte. Alle damaligen Erwachsenen waren Herzeloydes, und als Kinder verstanden wir davon ebenso wenig wie Parzival von der Traurigkeit seiner Mutter.

Vor diesem Hintergrund ist es nicht überraschend, dass meine erste Begegnung mit der Oper *Parsifal*, die durch die Bayreuth-Karten eines Musikstudenten ermöglicht wurde, enttäuschend war: Es traten keine Ritter auf! Bizarre Mönche bevölkerten die Bühne, dazu langweilte Gurnemanz mit seinen belehrenden Erläuterungen von etwas, das ja jeder längst wusste. In der Prosafassung hatte es allerlei interessante Frauen gegeben – hier traten in fünf Stunden nur ein paar Blumenmädchen auf und dann eine sich unbegreiflich verhaltende Dame, die es nicht schaffte, Parsifal zu verführen. Außerdem war das Geld für die Würstchen in der Pause knapp ... kurz: Ich war noch nicht reif für die Oper, was auch mit dem mütterlichen Einfluss auf mein Leben und Urteilen zu tun hatte: Sie bewunderte Bach, aber für Wagner hatte sie nur Verachtung übrig: »Nichts als Gefühlsduselei.« Ihre Ablehnung Wagners fußte keinesfalls auf dessen Antisemitismus, der später von meinen politisch korrekten Peers immer angeführt wurde, wenn sie die unter Achtundsechzigern grassierende Wagner-Abneigung begründeten. Inwieweit sie dieses politische Argument rationalisierend nutzten, um das ihnen zu banale Urteil »Gefühlsduselei« zu kaschieren, steht dahin.

Ich brauchte einige Jahre, bis ich Zugang zu Wagners Musik fand, und hierbei halfen mir der oben erwähnte Großvater auf der einen und die Psychoanalyse auf der anderen Seite.

Mein Großvater sang nicht nur Schubert- und Schumann-Lieder, begleitet von meiner Großmutter am Klavier, sondern er hatte auch eine Musiktruhe mit Plattenschätzen, darunter Wagner-Musik. Erst in der Zeit meiner Lehranalyse ging mir auf, dass er seine Liebe zu Wagner stets verheimlichte wie eine Affäre. So war meine Großmutter nie dabei, wenn er die Wagner-Platten auflegte. Im Allgemeinen waren wir beide dann allein und verschwanden in dem schön polierten Grundig-Apparat wie im Venusberg, um mit roten Köpfen daraus wieder ans Tageslicht zu treten. Oft sang er Arien mit. Seine Lieblingsdarbietung war die Gralserzählung. In der Familienöffentlichkeit pflegte der Großvater die Ansicht zu vertreten, die Matthäuspassion sei das größte Kunstwerk auf Erden, in den Grundig-Momenten zeigte er eine andere Seite. Mir war klar, dass irgendetwas daran nicht koscher war, nur was? Auf jeden Fall hielten sich diese Szenen sublimierter Grenzüberschreitungen in meinem Unbewussten durch die Jahre der Wagner-Abstinenz frisch und bekamen erst dann eine Bedeutung, als ich mich in der psychoanalytischen Ausbildung auf den Weg zu all dem hin machte, was es noch so zwischen Himmel und Erde gab, das aber in der Familie nie ansprechbar gewesen war.

Je mehr ich meine Wünsche und Abwehrmechanismen verstehen lernte, desto mehr wuchs die Liebe zur romantischen Musik und insbesondere zu Wagners Opernkunst. Ich lernte ihn als Meister des Unbewussten kennen, das er von *Rienzi* bis zu seinem letzten Werk *Parsifal* in vielfacher Gestalt auf die Bühne und zu Gehör bringt: Der *Ring* lässt praktisch keine der zentralen inneren Szenen des Menschen aus – Gier, Machtstreben, Loyalität, Abschied, Selbstzerstörung und Liebe, um nur einige zu nennen. *Holländer* und *Tannhäuser* fokussieren auf narzisstische Themen, *Lohengrin* kreist um das Problem der Identität, die *Meistersinger* um die Entwicklung von Kreativität.

Und *Parsifal*?

Parsifals Sitzung bei Dr. Kundry

In der Oper *Parsifal* geht es um Schuld und Erlösung durch echte Anteilnahme, wie es sich im zentralen Leitmotiv ausdrückt: »Durch Mitleid wissend der reine Tor«. Vielfältig gespiegelt und variiert wird eine Apotheose von Mitleid entfaltet, modern gesagt, von Empathie. Nun beschäftigt sich Wagner in allen seinen Werken mit der Schuldfrage: »[...] irgendjemand muss bei Wagner immer erlöst werden« (Sinopoli, 2001 [1993]); in *Parsifal* jedoch ist Erlösung das Hauptthema. Das zeigt sich in seiner – im Vergleich zur thematisch ausufernden *Ring*-Narration – auf Fokussierung bedachten Nutzung und Auswahl der ihm gut bekannten, vielfältigen Stoff-Quellen über Wolfram von Eschenbach hinaus: Alles wird auf das eine Thema der Erlösungsbedürftigkeit des Menschen bezogen.

Wie oben erwähnt, waren Text und Handlung in Adornos Augen langweilig und in Nietzsches lächerlich. Dieses Urteil klebt jedoch an der christlichen Einkleidung der Handlung, die mit dem Gehalt gleichgesetzt wird. Es berücksichtigt die grundlegende menschliche Szene hinter der christlichen Oberfläche nicht. In *Parsifal* nutzt Wagner meiner Auffassung nach christliche Symbolik in ähnlicher Weise wie im *Ring* die nordische Mythologie: All die symbolisch aufgeladenen Gegenstände und Figuren – Gral und Speer hier, Zwerge, Riesen und Lindwurm dort – bilden jeweils ein buntes Glasmosaik, in dem die Umrisse grundlegender menschlicher Konflikte aufscheinen. In seinen theoretischen Texten nennt Wagner diese Einkleidung »Mystifizierung« (Wagner, zit. n. Breig, 1986). Er sah sich zunehmend nicht als Opernkomponist, sondern als Schöpfer und Umbildner von Mythen, die – ähnlich wie es Freud später tat – genutzt werden, um menschliche Entwicklungskonflikte zu veranschaulichen.

Der erste Akt fungiert als Exposition des Schuldthemas in seinen verschiedenen Facetten. So wird der Zuschauer zu Beginn zum Zeugen der Leiden des Amfortas, wenn gezeigt wird, wie er nach einer weiteren Nacht der Agonie auf einer Trage zum Bad gebracht wird. Man hört sein Stöhnen, sein Seufzen und erlebt die Ohnmacht seiner Entourage – gegen Amfortas' Leiden hilft keine Medizin. Nur Kundrys von fern hergebrachter Balsam vermag es zeitweise zu lindern. Mit diesem dramatischen Trick unterstreicht Wagner von Beginn an die zentrale Bedeutung der von ihm selbst dem *Parzival*-Stoff hinzugefügten Protagonistin.

Der Zuhörer wird also zu Beginn der Oper einer ähnlichen Situation wie Parsifal ausgesetzt – als nichts ahnender Zeuge. Durch Gurnemanz, den Wissenden, wird er im weiteren ebenso wie die jungen Gralsknappen, den Unwissenden, zu Anteilnahme und Identifikation eingeladen. In ihren fragenden, mitfühlenden Reden über den geliebten König wird das Leiden des Amfortas gespiegelt, erläutert, ja lang und breit auf seinen Ursprung zurückgeführt: die Sünde der Sexualität, zu der Amfortas durch seinen Antagonisten Klingsor und dessen »Medium« verführt worden ist. Ein Verstehensprozess wird so auf die Bühne gebracht. Dass Amfortas' Wunde nicht verheilen kann, ist, wie unmittelbar erschlossen werden muss, gleichermaßen Ausdruck von Sünde wie von Selbstbestrafung. In dieser Doppelfunktion gleicht sie einem quälenden psychosomatischen Symptom. Wie Prometheus und andere berühmte Sünder kann Amfortas nur erlöst werden, nicht medizinisch geheilt. Er wartet auf seinen Retter, eine, wie Gurnemanz durch eine Vision mitgeteilt wurde, unschuldige, im wahren Wortsinn naive Persönlichkeit (der »reine Tor«), die von einer höheren Art der Empathie geleitet wird. Charakterisiert wird der Retter durch den mit überirdisch wirkenden, aufsteigenden Klängen vertonten Satz »Aus Mitleid wissend – der reine Tor«.

Nach der Exposition von Amfortas' Leiden, einmal direkt durch sein Stöhnen, einmal indirekt durch die Reaktion und das Mitleiden seiner Entourage, betritt Parsifal die Bühne mit einem aggressiven Akt: Mit seinem Pfeil erlegt er in unmittelbarer Nähe des Gralsbades einen Schwan, Symbol von Leben und Unschuld. (In der nordischen Mythologie, die Wagner gut kannte, leben zwei Schwäne an den Wurzeln der Weltesche Yggdrasil, die Wachstum und Entwicklung verkörpert.) Er betritt also den Schauplatz als Sünder, auch wenn er sich dessen nicht bewusst ist, ja, sich unbekümmert seiner Treffsicherheit rühmt. Aber binnen Kurzem öffnet ihm Gurnemanz – nach der »Rittererscheinung« der erste Mann, dem Parsifal überhaupt begegnet – die Augen über das Schuldhafte seines Tuns, und zwar indem er Parsifal auf das Leiden in dem gebrochenen Auge des Schwans hinweist. Er leistet also eine Mentalisierungshilfe, die sofort fruchtet, denn Parsifal kommen die Tränen; in einer spontanen Geste schleudert er den Bogen weg. Dem Zuschauer wie Gurnemanz ist augenfällig klar: Hier kommt der Held der Vision. Er ist ein Tor ohne jede Weltläufigkeit – noch nicht einmal seinen Namen, Aushängeschild der Identität, kennt er –, und er ist fähig zu spontanem Mitleid.

Als er jedoch von Kundry in lakonischen, harten Worten im nächsten Moment erfährt, dass seine Mutter aus Gram über seinen Weggang gestorben ist, stürzt er sich aggressiv auf die Überbringerin der schlechten Botschaft, und es ist Gurnemanz' Eingreifen zu verdanken, dass er sie nicht niederschlägt. In ausführlichen Bühnenanweisungen beschreibt Wagner die Reaktionen des jungen Mannes: sein Erstarren, Zittern, Mundtrockenheit Trotz dieser Anzeichen der akuten Traumatisierung erhält der Schockierte von Gurnemanz statt Anteilnahme Vorwürfliches, wenn der ihm sagt, er solle sich wie ein Mann benehmen.

Man sieht hier, wie Wagner das Thema des Mitleids auffächert: Gurnemanz verweigert Parsifal genau das, was er sich von ihm für Amfortas erhofft, dem er in Liebe und Treue ergeben ist, während er in Parsifal nur ein Instrument sieht, das gestimmt werden muss. Nicht nur Naivität kann Einfühlung verhindern: Narzisstische, andere ausschließende Bindung kann das auch.

Parsifal, in tiefem Schock über den Tod der Mutter und seine »Trennungsschuld«, lässt sich willenlos von Gurnemanz führen. In einem Zustand der Dissoziation vertraut er sich einer Vaterfigur an und merkt nicht, dass diese ihn nicht beschützt und stützt. Stattdessen wird der von Geburt an vater- und jetzt auch mutterlose junge Mann nun ohne jede Erklärung einem todkranken Leidenden zugeführt und einer bizarren Zeremonie ausgesetzt. Parsifal hat verständlicherweise so sehr mit sich zu tun, dass er zu der Zeremonie schweigt und sich nicht zu verhalten weiß, und es erstaunt ebenso wenig, dass er von dem enttäuschten Gurnemanz nach seinem »Versagen« ruppig aus dem Schloss entfernt wird. Wagner führt hier plastisch und drastisch ebenso sehr die Verhinderung von Mitleid vor wie die Sehnsucht danach.

Was ist Einfühlung? Bei Fonagy und Kollegen (2017) kann man nachlesen, welche Mentalisierungs- und Sozialisierungsschritte für die Entwicklung dieser Fähigkeit vonnöten sind und unter welchen Umständen sie nicht oder schwer zustande kommt. Wagners Lieblingsmärchen war eines der Brüder Grimm, *Von einem, der auszog, das Fürchten zu lernen*, das beschreibt, wie nichts den Helden berühren kann, wie fürchterlich und angsteinflößend es auch ist, bis ihn schließlich seine Frau nachts plötzlich mit einem Eimer Wasser übergießt. Nun schaudert es ihn. Kälte, früh und von der zentralen Beziehungsperson ausströmend, erschwert zentral die Entwicklung von Einfühlung und geht oft Hand in Hand mit dem Gefühl grundlegender Schuld, der Schuld, überhaupt am Leben zu sein, den nahen Anderen mit seiner Existenz zu belasten (Fonagy et al., 2017). Parsifal, der als das Selbstobjekt der bedürftigen und depressiven Mutter Herzeloyde ohne jede Triangulierungsmöglichkeit aufwuchs, hat in punkto Empathie großen Nachholbedarf, wird hierin aber nicht von Gurnemanz erkannt und gerät von einer ausnutzenden Beziehung in die nächste: die zu Klingsor, die zu Kundry.

Es war Wagners sensationelle Idee einige Jahre, bevor die Redekur erfunden wurde, den mittleren Akt seines Bühnenweihfestspiels mit der Begegnung Kundry – Parsifal als eine Art therapeutische Sitzung zu gestalten. Kundry, die »Höllenrose«, ist eine von Wagners kompliziertesten Rollen (Mann, 2005), eine Mixtur aus weiser Erda, verführerischer Venus und dem ruhelosem Wanderer Wotan, wie Letzterer teils frei, teils gebunden, gefüllt bis an den Rand der Seele mit Gefühlen von Schuld, Scham und Selbstbestrafungswunsch. Sie ist die einzige Person, die Parsifal emotional erreicht, ihn beim Namen nennt. Musikalisch und inhaltlich stellt ihr gebrochener Dreiklangsruf »Parsifal« den Höhepunkt des Stücks dar – jedem unvergesslich, der ihn je gehört hat. Der erschütternde Ruf beendet abrupt und endgültig die endlos-schmiegenden Melodien der namen- und bedeutungslosen Blumenmädchen mit ihren narzisstischen Beziehungsangeboten und öffnet Parsifal eine neue Tür.

Jemanden beim Namen zu nennen ist ein »göttlicher«, ein kreativer Akt, ebenso ein höchst intimer, von Wagner in der Wiederbegegnungsszene von Siegmund und Sieglinde in der *Walküre* ausführlich gestaltet, aber auch in *Lohengrin*, dessen Name ja nicht genannt werden darf. Der Namensruf, ähnlich dem Gottes im 1. Buch Mose an Adam, ist ein Individuationsangebot: »Es geht um dich. Du bist gemeint.« Im Namensruf verdichtet sich die Tätigkeit des Analytikers – immer wieder und wieder werden die Patienten bei ihrem wahren Namen genannt, oft gegen ihr eigene Selbstverleugnung.

Wie ein Analytiker ist Kundry bestens vertraut mit Parsifals Familiengeschichte, die sie besser kennt als er selbst, ebenso wie es uns als Therapeuten geht, wenn die Patienten beispielsweise von frühen Klinikaufenthalten oder Verlusten berichten, ohne wirklich zu wissen, was diese Erfahrungen für ihre Entwicklung bedeutet haben. Und ebenso wie ein Analytiker nutzt Kundry die Macht der Übertragung, wenn sie sich ihm als frühe gute Mutter präsentiert, von der er jahrelang vollkommen abhängig war und die er sehnlichst vermisst. Zunächst ist sie erfolgreich: Parsifal fühlt sich zu ihr hingezogen und ist tief bewegt. Aber ihrerseits schwer traumatisiert, agiert Kundry unter dem Druck ihrer eigenen Bedürfnisse, will Parsifal mehr und sexuell an sich binden, da sie ihn braucht: Sie betrügt ihn, während sie vorgibt, authentisch zu sein.

Unter dem sexuellen Feuer, das Kundry entfacht, spürt Parsifal ihre Kälte. Anders als bei seiner Mutter, anders auch als bei Gurnemanz, gelingt es ihm, sich ihr zu widersetzen. Ermöglicht wird ihm dies durch die Identifikation mit dem leidenden Amfortas. Schlagartig enthüllt sich ihm in der Kundry-Begegnung das Geheimnis von Amfortas' Leiden; und so entzieht er sich Kundry aus Selbstschutz (und nicht etwa, weil er, wie Nietzsche andeutet, ein prüder Katholik ist).

Dieser aktive Rückzug stellt einen wichtigen Schritt seines Initiationswegs dar, dennoch ist die Amfortas-Identifikation letztlich nicht als förderliche Triangulierung zu betrachten, sondern hebt lediglich die frühere Dualunion auf eine neue Ebene: Aus dem Muttersohn wird nun ein Vatersohn. Erkauft wird der Fortschritt durch das Opfer der Sexualität, der Parsifal entsagt. Er lässt sich am ehesten als eine Veränderung beschreiben, vergleichbar mit dem von Rohde-Dachser beschriebenen »strategischen Ödipus« (Rohde-Dachser, 1987, S. 796), ein Autonomieschritt voran in etwas Ähnliches: Von nun an wird Parsifal Teil einer idealisierten Männergesellschaft, die Frauen ausschließt und sie zu Objekten der Erlösung degradiert.

Parsifals Entwicklung ist wie die aller anderer Helden Wagners (Daland, Tannhäuser, Lohengrin, Siegfried, Tristan und sogar Wotan) unvollendet, da sie im präödipalen Bereich verharrt. Die einzige Ausnahme bei Wagners Helden stellt Hans Sachs dar, auch er ein Entsagender, aber ein Gereifter, dem es vergönnt ist, mehr Stufen der Individuation zu durchlaufen und auch anderen (Stolzing) dazu zu verhelfen. Parsifals Entwicklung bleibt stecken, denn weitere Individuation, die letztlich nur in einer nichts ausschließenden nahen Beziehung stattfinden könnte, ist ihm nicht gegeben. Er muss sie aus Selbstschutzgründen meiden, da die verinnerlichte mächtige Mutter projektiv im nahen Gegenüber aufersteht und seine so mühsam errungene Autonomie bedrohen würde. Insofern bleibt er erlösungsbedürftig, auch als Gralskönig. Das Ende der Oper konfrontiert den

Zuhörer mit Wagners Hoffnung auf die Lösung unüberwindlicher innerer Konflikte, wie sie erst einige Jahre später in Wien erfunden wurde. Eine tatsächliche Konfrontation und Aussöhnung mit Kundry findet nicht statt; entwertet und sich selbst zur »Sünderin« entwertend, stirbt sie als mitleiderregende, ehemals mächtige Person – wie eine Analytikerin, die über ihre eigenen ungelösten Konflikte gefallen ist.

Die Handlung des Dramas und die musikalische Struktur

Sebastian Leikert

Wir haben den Kollaps einer zwischenmenschlichen Situation zwischen Kundry und Parsifal beschrieben, die zunächst therapeutische Qualitäten hatte, die dann aber durch die impulsive Sexualität Kundrys zerstört wurden. Es wurde gezeigt, dass die Angst vor einer archaisch-mächtigen Mutter zu einer Haltung des Selbstschutzes vor der Frau durch einen engen Kontakt in einer Männergruppe führte. Es resultiert die asexuelle männliche Identität. In homoerotischen Bund der Gralsritter werden Frauen mit Sexualität gleichgesetzt und ihrer eigenständigen Persönlichkeit beraubt. Trotzdem Parsifal zum König wird, verbleibt er ein Knabe, der von der Ritterwelt fasziniert ist. Wir werden also nicht Zeugen einer Entwicklung und eines Persönlichkeitsfortschritts, sondern einer psychischen Veränderung, die innerhalb eines zirkulären Prozesses liegt. Im Kollaps der Begegnung zwischen Kundry und Parsifal erkennen wir den Zusammenbruch eines Entwicklungsprozesses in Richtung einer reifen männlichen Identität, welche die Fähigkeit beinhaltet, archaische Ängste vor der Weiblichkeit zu überwinden, sexuelle Konflikte zu bearbeiten und eine reife heterosexuelle Beziehung zu genießen.

In der Bühnenhandlung wird dies offensichtlich. Aber lassen sich Beziehungen zwischen der dramatischen Handlung auf der Bühne und der musikalischen Struktur ausweisen? Zwei Elemente sind festzuhalten: Was sich in Kürze über die komplexe Textur des musikalischen Gewebes sagen lässt ist, dass zwischen den drei Akten ein fundamentaler Unterschied in der musikalischen Atmosphäre besteht. Im zweiten Akt, demjenigen, in dem die Begegnungen von Parsifal und sowohl Kundry als auch den Mädchen in Klinsors Garten stattfinden, ist die Musik lebhaft, expressiv und, vor allem in der Begegnung mit Kundry, hoch dramatisch. Die Musik bildet einen Container für intensive Emotionen verschiedenster Qualitäten – Emotionen der Zärtlichkeit, der Wut, der Verführung, der Liebe und des Hasses. Der erste und dritte Akt zeigen demgegenüber eine vollkommen andere emotionale Atmosphäre. Ich möchte sie als langsam, klebrig, langweilig und stickig qualifizieren. Es riecht nach Hemmung. Es ist eine Atmosphäre, die ich als Gefängnis erlebe. Sicherlich ist dies nicht die einzige Möglichkeit, diese musikalische Atmosphäre zu empfinden. So mögen andere Hörer hier eine dichte und heilige Atmosphäre wahrnehmen, mit der sie willig verschmelzen.

Blicken wir nun auf ein Detail der musikalischen Struktur. Steffen Mahnkopf, ein kreativer und genauer Musikwissenschaftler, zeigt in seiner Analyse des *Parsifal*, wie Wagner die grundlegende Struktur dieses musikalischen Kunstwerks erarbeitet. Er lenkt die Aufmerksamkeit auf den Umstand, dass Wagners große Meisterwerke sich im Kern auf ein spezifisches Intervall beziehen, das sowohl die melodische wie auch die harmonische Struktur des Werkes dominiert. In der Oper *Tristan und Isolde* entspringt alles dem Intervall der Sekunde. Das Intervall der Sekunde wurde zu dieser Zeit und wird auch heute noch als dissonantes Harmonieintervall erlebt und ist dazu angetan, psychische Spannung zu produzieren. Es eignet sich, Emotionen des Schmerzes und Konflikts im Körperselbst des Hörers zu evozieren. Die Reibung des Intervalls wird körperlich empfunden.

Bezüglich des *Parsifal*, so zeigt Mahnkopf an vielen Beispielen, entspringt alles aus der Terz. Die Terz ist, im Kontrast zur Sekunde, das Intervall der Harmonie. Die beiden Töne des Intervalls verschmelzen und bilden eine Einheit. Mahnkopf betont, dass insbesondere der erste und der dritte Akt von harmonischen Strukturen gekennzeichnet sind, die sich aus Akkordfolgen zusammensetzen, die Spannung vermeiden und in harmonischer Weise fortschreiten. Wagner nutzt nicht die starke Spannung zwischen der Dominante und der Tonika, die durch das dissonante Intervall der Sekunde gekennzeichnet ist, sondern eine Akkordverbindung, die von der Subdominante zur Tonika fortschreitet, eine Verbindung, die Ruhe und Gleichklang ausstrahlt. Um Mahnkopf zu zitieren: »Der Schluss des Parsifal ist eine Apotheose der Subdominante, eine Potenzierung des Plagalen« (Mahnkopf, 1990, S. 119). Plagalharmonie ist ein musikwissenschaftlicher Ausdruck für eben jene Form der Akkordverbindung (Kadenz), die von der Subdominante zur Tonika fortschreitet (z. B. F-Dur => C-Dur). Die Plagalharmonie wird oft in religiösen Kontexten verwendet und wird deshalb – vielleicht spöttisch – in der Musikwissenschaft auch als »Amen-Kadenz« bezeichnet.

Wir erkennen, dass Wagners Ziel, im ersten und letzten Akt seines *Parsifal* eine religiös-harmonische Atmosphäre zu erzeugen, bis in die Einzelheiten der Melodie und Harmonieführung verfolgt wird. Wir finden es in jedem Detail der Komposition. Gleichzeitig ist Wagners Kreativität ungebrochen. Innerhalb der Plagalharmonie lassen sich neuartige Akkordverbindungen finden, die auf den

Impressionismus vorausdeuten. Dies lässt Mahnkopf von »Wagners letzter Innovation sprechen, an die Débussy nur anzuknüpfen brauchte« (ebd., S. 121). Ein letztes Mal erweiterte Wagner die musikalischen Verbindungsmöglichkeiten und erarbeitete Klänge, an die sich Komponisten erst Generationen später heranwagten.

Wie zuvor ausgeführt, stimuliert die Musik die körperliche Einschreibung der Emotion und ist hier in genialer Weise parallel zur Bühnenhandlung. Musik hüllt unser Körperselbst ein und schleudert die emotionale Botschaft in die zentralen Bereiche unseres psychischen Lebens.

Für mich geht der Kollaps der Beziehung von Kundry und Parzival mit einem Kollaps des ästhetischen Raums einher. Hier ist der entscheidende Augenblick: Wir werden Zeugen, wie die ästhetische Orientierung an diesem präzisen Moment durch eine religiöse Orientierung ersetzt wird. Der Wunsch nach Erlösung durch einen Retter siegt über den Wunsch zu reifen, indem Konflikte durchquert und überwunden werden. Für mich ist der Zusammenbruch des ästhetischen Raums durch die Idealisierung dieser Einstellung bedingt. Es resultieren Abwehr und Verdrängung, die einen konfliktfreien und harmonischen Raum herstellen. Er ist nicht lebendig, scheint aber sicher zu sein. Nirgendwo finden wir ein Bedauern über die Tatsache, dass psychisches Wachstum und eine liebende und erfüllte sexuelle Beziehung unmöglich für Parsifal bleiben. Im Gegenteil, wir bemerken, wie Frauen entwertet und ausgeschlossen werden, während der gehemmte und homoerotische Ritterbund idealisiert wird. Nur symbolisch wird das eigentliche Ziel der reifen sexuellen Beziehung angedeutet: Im zentralen Ritual der Oper vereinigen sich Speer und Kelch – der Gral enthüllt seine unbewusste Bedeutung als weibliches Genital.

Erlösung ist in dieser Perspektive die Idealisierung eines Abwehrprozesses und fällt zusammen mit dem Freud'schen primären Krankheitsgewinn, der Vermeidung der konflikthaften Begegnung der Geschlechter. Wir alle lieben Frieden und Harmonie. Wir alle suchen nach Orten, an denen wir vor Konflikten sicher sind. Wenn es jedoch um Kunst und um Psychoanalyse geht – zwei Projekte, die derselben Quelle entspringen –, können wir diesem Wunsch nach Harmonie nicht folgen. Wenn wir es dennoch tun, verraten wir den ethischen Kern dieses Projekts, der auf das Erkunden und Überwinden von Konflikten zielt. Ich stimme Cioran zu, wenn er schreibt: »Ein Dichter, der nach Erlösung strebte, beginge Verrat an sich selbst« (Cioran, 1978, S. 38). Man empfindet ein starkes ethisches Engagement in den Zeilen Ciorans. Der Ausruf – ein Dichter, der nach Erlösung strebte, beginge Verrat an sich selbst – zeigt an, dass kein Künstler dieser Linie folgen sollte. Erlösung bedeutet, folgt man Cioran, die Aufgabe der künstlerischen Ethik.

Schlussbemerkung

Wagners *Parsifal* polarisiert und fordert unterschiedliche Lesarten heraus. Im Kern kommen wir zu einer Einschätzung, die der von Nietzsche nahesteht, wenn wir auch andere Maßstäbe anlegen. Das heißt, wir kommen zu einer unterschiedlichen Einschätzung des Bühnengeschehens und der musikalischen Transformationsprozesse.

In psychoanalytischer Einschätzung beginnt ein Transformationsprozess in Gestalt einer symbolisch dargestellten psychosexuellen Reifung des Protagonisten. Bereits in den Prozessen der frühen Triangulierung – der Beziehung zu Gurnemanz – sind manipulative Aspekte zu erkennen: Parsifal wird benutzt und nicht in seiner Eigenart und Geschichte gesehen. Die Ablösung von der Mutter, die Überwindung archaisch gefährlicher Aspekte des Mutterintrojekts und die liebende Hinwendung zum anderen Geschlecht werden in der Begegnung mit Kundry angesteuert. Aufgrund des Übergriffs von Kundry, die nicht in der entwicklungsförderlich distanzierten, also abstinenten Rolle verbleibt, sondern selbst sexuelle Befriedigung sucht, scheitert diese Entwicklung. An dieser Stelle bricht der Transformationsprozess ab, und eine regressive Reorganisation des Beziehungsgeflechts beginnt. Der homoerotische Männerbund ist regressiv organisiert, insofern er das grundlegende Thema der Sexualität weder in homosexueller noch in heterosexueller Variante löst. Vielmehr bleibt die persönliche und sexuelle Begegnung ausgeschlossen. Die Frau wird gefürchtet und entwertet und der Mann auf eine ritualisierte, unpersönliche Rolle festgelegt. Auf dieser Ebene ist nicht Fortschritt, persönliches Leben und das Genießen der Geschlechterdifferenz, sondern eine regressive und starre soziale Organisation, die ihre Abwehr idealisiert, zu beschreiben.

Der Keim von Stagnation und Zirkularität ist jedoch bereits im ersten Akt deutlich angelegt. Die berühmte Bemerkung Gurnemanz' zu Parsifals Eindruck, er komme, obwohl er sich doch bemüht, nicht von der Stelle, weist in diese Richtung. »Du siehst, mein Sohn«, lässt Gurnemanz den Eleven wissen, »zum Raum wird hier die Zeit«. Diese Bemerkung verdichtet die Struktur von Verleugnung und Zirkularität: Raum ist reversibel – man kann von A nach B gehen und wieder zurück nach A –, die Zeit jedoch ist strukturell irreversibel. Vergangenes ist vergangen, anders als der Raum, ist die Zeit mit Verlust und der Notwendigkeit der Entwicklung und Veränderung geschlagen. Der Versuch, Zeit und Raum miteinander kurzzuschließen, führt zu eben der Stagnation, die wir vor uns sehen.

Auf der Ebene der Musik findet dies zunächst eine deutliche Parallele, insofern im ersten und im dritten Akt eine ähnliche langsame, feierliche und differenzabgewandte musikalische Textur erkennbar ist, während der zweite Akt – der Akt der Begegnung mit verschiedenen Aspekten der Weiblichkeit, der Akt des Versuchs einer Ablösung von der archaischen Mutter und der Hinwendung zu Sexualität und Begegnung – eine lebhafte und facettenreiche musikalische Struktur aufweist. Die musikwissenschaftliche Analyse zeigt, dass die Betonung der Terz in den harmonischen Bezügen des ersten und des dritten Aktes für die spannungsfreie und einheitsorientierte Atmosphäre verantwortlich ist. Objektiv wird dabei neues Terrain betreten. Wagner erschafft hier Modulationsfolgen, die in dieser Weise erst wieder im Impressionismus, zum Beispiel bei Débussy, aufgegriffen werden.

Objektiv haben wir in Wagners letzter Oper eine musikalische Innovation vor uns. Subjektiv wird dieser Atmosphäre unterschiedlich erlebt: Während im Autor (Leikert) eine starke Aversion gegenüber dem statischen Aspekt auch auf der Ebene der Klanglichkeit aufkommt, erlebt die Autorin (Nohr) hier Aspekte der Innerlichkeit und des Aufgehens im Einen im Sinne eines Zwischenschritts zu einer sich zum Schluss hin nur andeutenden Weiterentwicklung, die Wagner noch nicht konzipieren konnte oder wollte. Dies führt zur unterschiedlichen Bewertung der Oper: Wagner polarisiert eben und wird es immer tun.

Literatur

Adorno, T.W. (1952). *Versuch über Wagner*. Frankfurt a.M.: Suhrkamp.

Breig, W. (1986). Wagners kompositorisches Werk. In U. Müller & P. Wapnewski (Hrsg.), *Wagner-Handbuch* (S. 353–470). Stuttgart: Kröner.

Chasseguet-Smirgel, J. (1987). *Das Ich-Ideal*. Frankfurt a.M.: Suhrkamp.

Cioran, E.M. (1978). *Lehre vom Zerfall*. Stuttgart: Klett-Cotta.

Fonagy, P., Gergely, G., Jurist, E.L. & Target, M. (2017). *Affektregulierung, Mentalisierung und die Entwicklung des Selbst*. Stuttgart: Klett-Cotta.

Leikert, S. (2012). *Schönheit und Konflikt – Umrisse einer allgemeinen psychoanalytischen Ästhetik*. Gießen: Psychosozial-Verlag.

Leikert, S. (2019). *Das sinnliche Selbst – Das Körpergedächtnis in der psychoanalytischen Behandlungstechnik*. Frankfurt a.M.: Brandes & Apsel.

Mahnkopf, C.-S. (1990). Tristan-Studien – Wagners Philosophie des Eros. In ders. (Hrsg.), *Richard Wagner – Konstrukteur der Moderne* (S. 67–128). Stuttgart: Klett-Cotta.

Mann, T. (2005). Leiden und Größe Richard Wagners. In R. Vaget (Hrsg.), *Im Schatten Wagners. Thomas Mann über Richard Wagner. Texte und Zeugnisse 1895–1955*. Frankfurt a.M.: Fischer.

Nietzsche, F. (2005 [1888/89]). *Ecce Homo – Wie man wird, was man ist*. München: Deutscher Taschenbuch Verlag.

Rohde-Dachser, C. (1987). Die ödipale Konstellation bei narzisstischen und Borderline-Störungen. *Psyche, 41*, 773–799.
Rohde-Dachser, C. (2004). *Das Borderline-Syndrom*. Göttingen: Hans Huber.
Sinopoli, G. (2001 [1993]). *Parsifal in Venedig*. München: List.
Vaget, H. R. (2005). *Im Schatten Wagners. Thomas Mann über Richard Wagner. Texte und Zeugnisse* (2. Aufl.). Frankfurt am Main: Fischer.

Transformation and/or stagnation. A debate on Wagners *Parsifal*

Abstract: Wagners *Parsifal* shows a process of development and transformation on stage. Psychoanalytical investigation, however, brings up the questions if we rather witness development or stagnation on the unconcious level. As a precondition of this question, a psychoanalytical aesthetics is lined out, which shows, that the aesthetical process fundamentally is directed to the recognition of individuality, sexual conflicts and mortality, whereas religion avoids conflicts, excludes sexuality and denies mortality. Concerning this question, *Parsifal* is an interesting object of investigation, because it is a modern piece of art which, at the same time, tries to escape into the habour of regligiousness. The authors show a beginning process of psychosexual transformation in *Parsifal*, which fails in the second act of the drama and leads to a regressive reorganisation of the relational world of the protagonist in the third act. Parallel structures between the drama on stage and the musical texture are analysed.

Keywords: psychoanalysis, opera, work of art, transformation, aesthetics, music, Richard Wagner

Der Autor

Sebastian Leikert, Dr. en Psychanalyse (Paris), Dipl.-Psych., affiliiertes Mitglied der Deutschen Psychoanalytischen Vereinigung, arbeitet als Psychoanalytiker in eigener Praxis in Saarbrücken. Er ist Dozent und Lehranalytiker am Institut für Psychoanalyse und Psychotherapie Heidelberg sowie Vorsitzender der Deutschen Gesellschaft für Psychoanalyse und Musik. Er publiziert zu ästhetischen und klinischen Fragestellungen. Seine letzte Publikation ist *Das sinnliche Selbst – Das Körpergedächtnis in der psychoanalytischen Behandlungstechnik* (2019).
E-Mail: www.sebastian-leikert.de

Die Autorin

Karin Nohr, Dr. phil., geboren in Hamburg, studierte Literaturwissenschaft und Psychologie und promovierte über die Musiker-Instrumenten-Beziehung. Nach

jahrelanger Therapietätigkeit als Psychoanalytikerin in eigener Praxis und vielen Fachveröffentlichungen entschied sie sich, ihre Zeit ganz dem Schreiben von Romanen zu widmen. Von Karin Nohr sind bisher vier Romane erschienen: *Herr Merse bricht auf* (2012), *Vier Paare und ein Ring* (2013) –beide auch als Taschenbücher –, *Eastern Sittichs* (2017) und *Stummer Wechsel* (2018).
E-Mail: karin.nohr@gmail.com